U0802937

放射学家掌中宝

PocketRadiologist®

Temporal Bone Top 100 Diagnoses

颞骨百例疾病影像诊断精粹

放射学家掌中宝系列丛书

产科百例疾病影像诊断精粹
儿科百例疾病影像诊断精粹
儿科百例神经疾病影像诊断精粹
妇科百例疾病影像诊断精粹
腹部百例疾病影像诊断精粹
肌肉骨骼百例疾病影像诊断精粹
急诊创伤影像诊断百例精粹
脊柱百例疾病影像诊断精粹
介入技术百例精粹
脑部百例疾病影像诊断精粹
颞骨百例疾病影像诊断精粹
乳腺百例疾病影像诊断精粹
头颈百例疾病影像诊断精粹
心脏百例疾病影像诊断精粹
胸部百例疾病影像诊断精粹
血管百例疾病影像诊断精粹

Pocket Radiologist® 英文版系列丛书

Abdominal，Top 100 Diagnoses
Brain，Top 100 Diagnoses
Breast，Top 100 Diagnoses
Cardiac，Top 100 Diagnoses
Chest，Top 100 Diagnoses
ER Trauma，Top 100 Diagnoses
Gynecology，Top 100 Diagnoses
Head & Neck，Top 100 Diagnoses
Musculoskeletal，Top 100 Diagnoses
Obstetrics，Top 100 Diagnoses
Pediatrics，Top 100 Diagnoses
PedsNeuro，Top 100 Diagnoses
Spine，Top 100 Diagnoses
Temporal Bone，Top 100 Diagnoses
Vascular，Top 100 Diagnoses
and
Interventional，Top 100 Diagnoses

放射学家掌中宝
PocketRadiologist®
Temporal Bone Top 100 Diagnoses
颞骨百例疾病影像诊断精粹

H Ric Harnsberger MD
Professor of Radiology
R C Willey Chair in Neuroradiology
University of Utah School of Medicine
Salt Lake City, Utah

Richard H Wiggins III MD
Assistant Professor of Radiology
Head and Neck Imaging
University of Utah School of Medicine
Salt Lake City, Utah

Joel D Swartz MD
Medical Director
National Medical Imaging
Philadelphia, Pennsylvania

Patricia A Hudgins MD
Professor of Radiology/Neuroradiology
Head and Neck Imaging
Emory University Hospital
Atlanta, Georgia

With contribution by: *Mingqian Q Huang MD*
Matthew B Morgan

With 200 *drawings and radiographic images*

Drawings: *Lane R Bennion MS*
Richard Coombs MS
James A Cooper MD

Image Editing: *Cassie Dearth*
Mingqian Q Huang MD
Danielle Morris
Melissa Petersen

Medical Text Editing: *Richard H Wiggins III MD*

译 者 名 单

主译　鲜军舫　王振常
译者　鲜军舫　王振常　梁晨阳　付　琳
　　　于文玲　张征宇　李　勇

AMIRSYS®
ELSEVIER
北京大学医学出版社

AMIRSYS®
A medical reference publishing company
PocketRadiologist®
Temporal Bone Top 100 Diagnoses

First Edition

Text - Copyright H Ric Harnsberger 2003

Drawings - Copyright Amirsys Inc 2003

Compilation - Copyright Amirsys Inc 2003

All rights reserved. No part of this publication may be reproduced, stored in a retrieval system, or transmitted, in any form or media or by any means, electronic, mechanical, photocopying, recording, or otherwise, without prior written permission from Amirsys Inc.

First Printing: April 2003

Composition by Amirsys Inc, Salt Lake City, Utah

Printed by K/P Corporation, Salt Lake City, Utah

ISBN: 0-7216-0436-6

Authorized translation from English language edition published by the Proprietor.
ISBN: 981-259-486-8

Copyright© 2006 by Elsevier (Singapore) Pte Ltd. All rights reserved.

Elsevier (Singapore) Pte Ltd
3 Killiney Road, #08-01 Winsland House I, Singapore 239519
Tel: (65) 6349-0200, Fax: (65) 6733-1817
First Published 2007
2007 年初版

Printed in China by Peking University Medical Press under special agreement with Elsevier (Singapore) Pte Ltd. This edition is authorized for sale in China only, excluding Hong Kong SAR and Taiwan. Unauthorized export of this edition is a violation of the Copyright Act. Violation of this Law is subject to Civil and Criminal Penalties.

本书简体中文版由北京大学医学出版社与 Elsevier (Singapore) Pte Ltd 在中国大陆境内合作出版。本版仅限在中国境内(不包括香港特别行政区及台湾)出版及标价销售。未经许可之出口,视为违反著作权法,将受法律之制裁。

北京市版权局著作权合同登记号:图字:01-2006-0379

图书在版编目（CIP）数据

颞骨百例疾病影像诊断精粹/（美）汉斯伯格等著；鲜军舫，王振常译．—北京：北京大学医学出版社，2007.6

书名原文：Temporal Bone Top 100 Diagnoses

ISBN 978-7-81071-980-3

Ⅰ.颞…　Ⅱ.①汉…②鲜…③王…　Ⅲ.颞骨—骨疾病—影像诊断　Ⅳ.R681.04

中国版本图书馆 CIP 数据核字（2007）第 001686 号

颞骨百例疾病影像诊断精粹

主　　译： 鲜军舫　王振常
出版发行： 北京大学医学出版社（电话：010-82802230）
地　　址：（100083）北京市海淀区学院路 38 号　北京大学医学部院内
网　　址： http://www.pumpress.com.cn
E - mail： booksale@bjmu.edu.cn
印　　刷： 莱芜市圣龙印务有限责任公司
经　　销： 新华书店
责任编辑： 冯智勇　**责任校对：** 金彤文　**责任印制：** 张京生
开　　本： 889mm×1194mm　1/32　**印张：** 16.25　**字数：** 411 千字
版　　次： 2007 年 6 月第 1 版　2007 年 6 月第 1 次印刷
书　　号： ISBN 978-7-81071-980-3
定　　价： 103.00 元
版权所有，违者必究（凡属质量问题请与本社发行部联系退换）

前　言

放射学家掌中宝系列手册丛书是一套以创新、速查为特点的参考书，其形式简洁、内容新颖，能够指导放射学专业医师的临床实践。本系列各个分册均为全球著名专家所著，由这些世界级的专家分别就人体各个主要部位选定“100 种最重要的”诊断或介入技术专题予以讲解。每个专题的讲解以事实为基础涵盖了各种疾病诊断的精华，并都配有高清晰度、极具参考价值的影像学图像或示意图，及方便您进一步阅读的参考资料。各个分册还提供了很多计算机制作的彩色解剖学、病理学图像模拟真实的疾病。您拥有这套手册，就好像您拥有一位近在咫尺的咨询专家。

放射学家掌中宝各个分册的格式统一，以圈点的方式表述各种疾病的要点，任何时候同类信息归集在相同的标题下——从要点到影像学表现，从鉴别诊断、病理学表现、临床要点到参考文献，有利于您快速地获取您需要的信息。介入分册提供给您的则是重要介入技术的基本要点和“操作方法”，包括介入技术实施前后的核查单、常见的问题和并发症。

放射学家掌中宝系列目前已出版的有：脑部、头颈、骨骼肌肉、儿科、脊柱、胸部、心脏、血管、腹部、乳腺、产科、妇科、颞骨、儿科神经、急诊创伤和介入技术分册，以后还会有更多相关科目的分册，希望您喜欢！

Anne G Osborn MD
Executive Vice President
Editor-in-Chief，Amirsys Inc

H Ric Harnsberger MD
Chairman and CEO，Amirsys Inc

注意及声明

本书读者对象为临床相关执业医生，仅供参考。不允许直接引用于其他形式医学诊断、治疗及其他用途。全部或者部分应用本书内容并不代表Amirsys公司与使用者之间构成或存在医一患关系、治疗师一患者、或健康职业关联。本书可能没有反映全部当前医学发展，且Amirsys公司没有对本书及其相关信息的准确性、适当性、完整性进行声明、承诺。本书不是对于医药专业判断力的代替物，Amirsys公司及其附属机构、作者、投资者、合作伙伴及其赞助者否认对基于本书信息所造成的任何人员或财物的伤害、损失负有任何责任。

当开毒麻药或其他药物处方时，患者均被告知检查制造商提供的产品生产信息，来证实建议剂量、服用方法和服药时间，及其禁忌证。治疗医师的责任在于根据临床经验及患者情况来决定药物剂量大小和对于患者最佳治疗手段。

放射学家掌中宝

颞骨百例疾病影像诊断精粹

本手册中所包括的诊断精粹按照下列顺序分为 10 个部分：

外耳道
中耳
内耳
岩尖
面神经
桥小脑角-内耳道
外伤
颅中窝底
颅后窝底
颅底弥漫性病变

目　录

外耳道

外耳道闭锁 …………………………………………… (3)
Patricia A Hudgins MD
坏死性外耳道炎 ……………………………………… (8)
Richard H Wiggins III MD
EAC 胆脂瘤 ………………………………………… (13)
Richard H Wiggins III MD
阻塞性角化病 ………………………………………… (17)
Richard H Wiggins III MD
外耳道内侧部纤维化 ………………………………… (22)
Richard H Wiggins III MD
EAC 外生骨疣 ………………………………………… (27)
Richard H Wiggins III MD
EAC 骨瘤 ……………………………………………… (31)
Richard H Wiggins III MD
EAC 鳞状细胞癌 ……………………………………… (35)
Richard H Wiggins III MD

中耳

先天性中耳胆脂瘤 …………………………………… (43)
Patricia A Hudgins MD
卵圆窗闭锁 …………………………………………… (48)
Joel D Swartz MD
面神经脱出 …………………………………………… (52)
Joel D Swartz MD
听小骨固定-融合 …………………………………… (56)
Patricia A Hudgins MD

骨疡性中耳乳突炎 …………………………………… (61)
Joel D Swartz MD
炎症后听小骨侵蚀 …………………………………… (66)
Joel D Swartz MD
鼓室硬化症 ……………………………………………… (71)
Joel D Swartz MD
鼓膜松弛部获得性胆脂瘤 …………………………… (76)
Patricia A Hudgins MD
鼓膜紧张部获得性胆脂瘤 …………………………… (81)
Patricia A Hudgins MD
鼓室壁胆脂瘤 …………………………………………… (86)
Joel D Swartz MD
中耳胆固醇肉芽肿 …………………………………… (90)
H Ric Harnsberger MD
颈内动脉异位 …………………………………………… (94)
H Ric Harnsberger MD
颈内动脉外位 …………………………………………… (99)
Patricia A Hudgins MD
永存镫骨动脉 ………………………………………… (103)
Richard H Wiggins III MD
中耳腺瘤 ……………………………………………… (107)
Joel D Swartz MD
中耳脑膜瘤 …………………………………………… (112)
Richard H Wiggins III MD
中耳神经鞘瘤 ………………………………………… (117)
Joel D Swartz MD
鼓室球瘤 ……………………………………………… (122)
H Ric Harnsberger MD
颞骨横纹肌肉瘤 ……………………………………… (127)
Patricia A Hudgins MD
术后脑膨出 …………………………………………… (131)
Richard H Wiggins III MD

窗型耳硬化症 …………………………………………………… (135)
H Ric Harnsberger MD
听小骨假体（人工听小骨） ………………………………… (140)
Joel D Swartz MD

内耳

迷路未发育 …………………………………………………… (147)
Patricia A Hudgins MD
耳蜗未发育 …………………………………………………… (151)
Patricia A Hudgins MD
共腔畸形 ……………………………………………………… (156)
Patricia A Hudgins MD
囊性耳蜗前庭畸形 …………………………………………… (161)
Patricia A Hudgins MD
大内淋巴囊 …………………………………………………… (165)
H Ric Harnsberger MD
半规管发育不良 ……………………………………………… (169)
Patricia A Hudgins MD
膜迷路炎 ……………………………………………………… (174)
Joel D Swartz MD
骨化性迷路炎 ………………………………………………… (179)
H Ric Harnsberger MD
耳梅毒 ………………………………………………………… (184)
Joel D Swartz MD
内耳神经鞘瘤 ………………………………………………… (189)
H Ric Harnsberger MD
内淋巴囊肿瘤（ELST） ……………………………………… (194)
H Ric Harnsberger MD
耳蜗型耳硬化症 ……………………………………………… (199)
H Ric Harnsberger MD
上半规管骨质缺损 …………………………………………… (204)
Mingqian Huang MD

迷路内出血 ………………………………………………………… (208)
Joel D Swartz MD
人工耳蜗植入 ……………………………………………………… (213)
Richard H Wiggins III MD

岩尖

岩尖假病变 ………………………………………………………… (221)
Richard H Wiggins III MD
弓下管 ……………………………………………………………… (225)
Richard H Wiggins III MD
岩尖脑膨出 ………………………………………………………… (229)
H Ric Harnsberger MD
岩尖胆脂瘤 ………………………………………………………… (234)
Patricia A Hudgins MD
岩尖潴留液 ………………………………………………………… (238)
Richard H Wiggins III MD
岩尖炎 ……………………………………………………………… (243)
H Ric Harnsberger MD
岩尖胆固醇肉芽肿 ………………………………………………… (248)
H Ric Harnsberger MD
颈内动脉岩骨段动脉瘤 …………………………………………… (253)
H Ric Harnsberger MD
岩尖转移瘤 ………………………………………………………… (258)
Joel D Swartz MD

面神经

正常面神经强化 …………………………………………………… (265)
Richard H Wiggins III MD
Bell 氏麻痹 ………………………………………………………… (269)
H Ric Harnsberger MD
面神经血管瘤 ……………………………………………………… (274)
H Ric Harnsberger MD

面神经鞘瘤 …………………………………………………………… (278)
H Ric Harnsberger MD
腮腺恶性肿瘤沿面神经周围扩散 ……………………… (283)
Richard H Wiggins III MD

桥小脑角-内耳道
内耳道内神经缺如 ………………………………………………… (291)
Richard H Wiggins III MD
桥小脑角脂肪瘤 ……………………………………………………… (296)
Richard H Wiggins III MD
桥小脑角表皮样囊肿 ……………………………………………… (301)
H Ric Harnsberger MD
桥小脑角蛛网膜囊肿 ……………………………………………… (306)
H Ric Harnsberger MD
NF2 的内耳道-桥小脑角表现 ………………………………… (310)
H Ric Harnsberger MD
Ramsay Hunt 综合征 ……………………………………………… (315)
Joel D Swartz MD
桥小脑角-内耳道神经结节病 ………………………………… (319)
Joel D Swartz MD
听神经鞘瘤 …………………………………………………………… (324)
H Ric Harnsberger MD
CPA 脑膜瘤 …………………………………………………………… (329)
H Ric Harnsberger MD
桥小脑角脉络丛乳头状瘤 ……………………………………… (334)
H Ric Harnsberger MD
CPA-IAC 转移瘤 ……………………………………………………… (339)
Joel D Swartz MD
CPA 动脉瘤 …………………………………………………………… (344)
H Ric Harnsberger MD
CPA 表面铁质沉着症 ……………………………………………… (348)
H Ric Harnsberger MD

半面痉挛（HFS） …………………………………………… (353)
Joel D Swartz MD
三叉神经痛 ……………………………………………………… (357)
H Ric Harnsberger MD

外伤

颞骨骨折 ………………………………………………………… (365)
Joel D Swartz MD
颞骨外伤后听小骨脱位 ………………………………………… (370)
Joel D Swartz MD
外伤后脑脊液耳漏 ……………………………………………… (375)
Joel D Swartz MD

颅中窝底

巨大垂体腺瘤 …………………………………………………… (381)
Richard H Wiggins III MD
三叉神经鞘瘤 …………………………………………………… (386)
Matthew B Morgan
恶性肿瘤沿下颌神经周围扩散 ………………………………… (391)
Richard H Wiggins III MD

颅后窝底

斜坡脑膜瘤 ……………………………………………………… (399)
H Ric Harnsberger MD
斜坡脊索瘤 ……………………………………………………… (404)
H Ric Harnsberger MD
斜坡浆细胞瘤 …………………………………………………… (408)
H Ric Harnsberger MD
颅底软骨肉瘤 …………………………………………………… (412)
H Ric Harnsberger MD
颈静脉球假病变 ………………………………………………… (416)
Richard H Wiggins III MD

颈静脉球骨质缺损 ………………………………………………… (421)
Richard H Wiggins III MD
颈静脉球憩室 ……………………………………………………… (426)
Richard H Wiggins III MD
颈静脉鼓室球瘤 …………………………………………………… (431)
H Ric Harnsberger MD
颈静脉孔神经鞘瘤 ………………………………………………… (436)
H Ric Harnsberger MD
颈静脉孔脑膜瘤 …………………………………………………… (441)
H Ric Harnsberger MD
舌下神经管内神经鞘瘤 …………………………………………… (446)
H Ric Harnsberger MD
蛛网膜颗粒 ………………………………………………………… (451)
Patricia A Hudgins MD
硬脑膜窦血栓形成 ………………………………………………… (456)
Patricia A Hudgins MD
硬脑膜动静脉瘘 …………………………………………………… (461)
H Ric Harnsberger MD

颅底弥漫性病变

颞骨骨纤维异常增殖症 …………………………………………… (469)
H Ric Harnsberger MD
颞骨 Paget 病 ……………………………………………………… (474)
Joel D Swartz MD
石骨症 ……………………………………………………………… (479)
Patricia A Hudgins MD
颅底多发性骨髓瘤 ………………………………………………… (484)
Patricia A Hudgins MD
Langerhans 细胞组织细胞增生症 ………………………………… (489)
Patricia A Hudgins MD
颞骨放射后改变 …………………………………………………… (493)
Joel D Swartz MD

索引 ……………………………………………………………… (498)

外耳道

外耳道闭锁

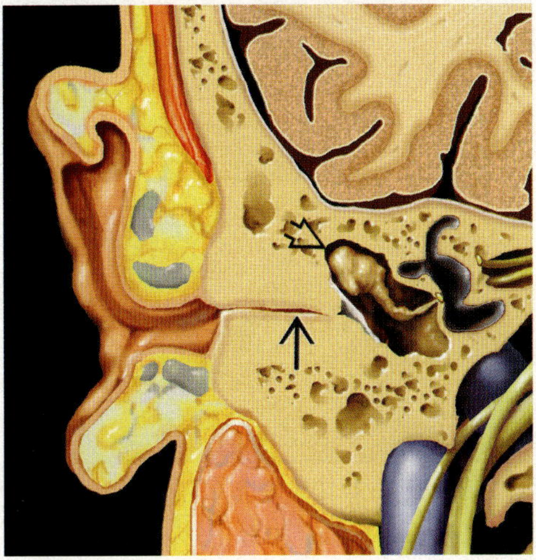

外耳道闭锁。右侧颞骨冠状面示意图示外耳道闭锁。外耳畸形及外耳道狭窄提示临床医师患者可能存在异常。骨性闭锁使外耳道仅留一条骨缝（箭）。可见听小骨融合和旋转（空箭）

要点

- 同义词：先天性外耳发育不良，小耳
- 定义：外耳道（EAC）狭窄或闭锁，同时伴有外耳畸形
- 可以是单独的畸形，也可能是 Crouzon 综合征、Goldenhar 综合征或 Pierre Robin 综合征等颅面综合征的一部分
- 典型影像学表现（CT）
  - EAC 骨性或膜性狭窄或闭锁
  - 乳突蜂房发育不良和鼓室小
  - 锤骨与砧骨畸形常见

影像学表现

一般影像特征

- 最佳影像线索：EAC 缺如（骨性或膜性闭锁）

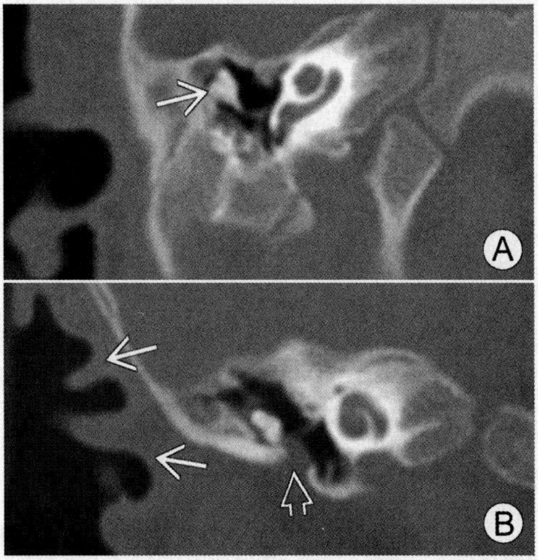

EAC 闭锁。（A）右耳横断面 CT 示锤骨与砧骨为一骨性融合的肿块（箭）。内耳正常。（B）冠状面 CT 示外耳道缺如伴外耳畸形（箭）。通向中耳鼓室的小开口内可见软组织密度影（空箭）

- 外耳发育不良
- 不伴综合征的外耳道闭锁常为单侧
- 伴综合征的外耳道闭锁常为双侧
- 内耳与内耳道一般正常
- EAC 闭锁＝临床诊断
  - CT 提供术前路程图

CT 表现

- 骨性、膜性或混合性闭锁板
- 中耳表现多样，包括
  - 鼓室小，伴锤骨、砧骨与中耳腔外壁融合
  - 锤砧关节融合
  - 面神经管乳突段前位
  - 可伴卵圆窗闭锁
- 镫骨形态和位置正常对恢复听小骨功能的手术重建非常重要
- 闭锁板后或鼓室内可发生先天性胆脂瘤；检查这里有无软组

织肿块

MR 表现

- MR 可明确膜迷路和内耳道是否正常
- 一般没必要使用

推荐的影像学检查

- 高分辨率横断面和冠状面 CT 是最佳影像学检查方法

鉴别诊断：外耳道狭窄

获得性外耳道狭窄（冲浪运动员耳）

- 一般发生较晚，有冷水游泳或其他 EAC 局部外伤病史
- 外耳正常

EAC 胆脂瘤

- 软组织肿块突入 EAC
- 其下方的 EAC 骨质凹陷
- 软组织肿块内可有骨碎片
- 外耳正常

病理

概况

- 一般病理特征
  - 膜性闭锁、骨性闭锁或二者混合
  - 外耳道狭窄或完全闭锁
- 遗传学
  - 14%患者有家族史
  - 可伴遗传性综合征
    - Crouzon 综合征、Goldenhar 综合征或 Pierre Robin 综合征
- 胚胎学-解剖学基础
  - 在胚胎发育过程中，第一鳃弓、第二鳃弓和第一咽囊同时发育
    - 外耳发育不良和 EAC 闭锁常伴中耳和乳突畸形
  - Meckel 软骨/第一鳃弓形成锤骨头和体、砧骨短脚、鼓膜张肌及肌腱

  - Reichert 软骨/第二鳃弓形成锤骨柄、砧骨体和长脚、镫骨（除镫骨底板以外）、镫骨肌及肌腱
  - 胚胎期内耳发育较早，因此 EAC 闭锁很少伴迷路和内耳道异常
- 病因及发病机制
  - 据推测畸形的病因为宫内损伤
  - 第一鳃沟的上皮细胞不能分裂或形成管道，导致 EAC 闭锁
- 流行病学：每 10 000 新生儿中发生 1 例

临床要点

临床表现

- 主要症状：传导性听力下降
- 主要体征：外耳发育不良伴 EAC 狭窄或闭锁
- 外耳发育不良：外耳发育不良的严重程度与中耳和听小骨受累程度一致
  - 轻度外耳发育不良伴轻度中耳畸形
  - 重度外耳发育不良伴重度中耳畸形

自然病程

- 出生时的状态一生保持不变
- 对于未手术的单侧 EAC 闭锁患者，后来伴发胆脂瘤是行颞骨 CT 检查的适应证

治疗

- 术前应采用 CT 评估面神经走行、卵圆窗的状况和内耳是否正常
- 如果单侧 EAC 闭锁患者的对侧耳正常，则不需治疗
- 常在青少年时期对外耳发育不良进行美容性重建
- 在 5～6 岁时对双侧闭锁的患者进行治疗，此时头部已达到成年人头颅大小的 90%
  - 外耳重建在中耳和听小骨畸形手术治疗前进行
  - 在 EAC 闭锁较轻的一侧进行手术重建
  - 出于美容的原因对双耳进行重建

预后

- 单侧 EAC 闭锁患者的另一耳听力正常

- 双侧 EAC 闭锁患者表现为双侧传导性耳聋
  - 术后听力足够使用，但一般低于正常
- 外耳重建可能需要 4～5 期手术

参考文献

1. Benton C et al: Imaging of congenital anomalies of the temporal bone. Neuroimaging Clin N Am 10:35-53, 2000
2. Mehra YN et al: Correlation between high-resolution CT and surgical findings in congenital aural atresia. Arch Otolaryngol Head Neck Surg 114:137-41, 1988
3. Swartz JD et al: Congenital malformations of the external and middle ear: High-resolution CT findings of surgical import. Am J Roentgenol 144:501-6, 1985

坏死性外耳道炎

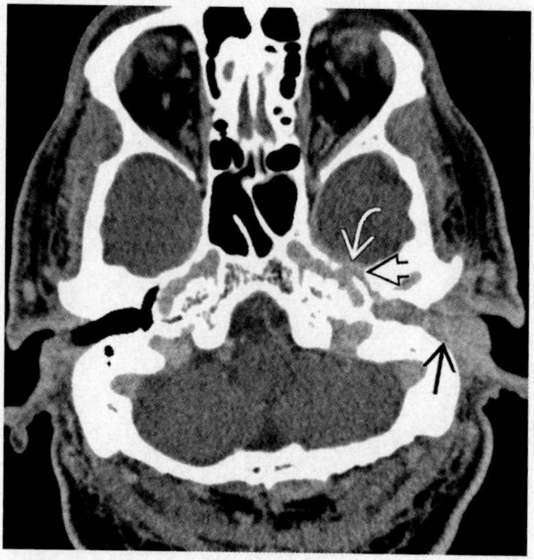

坏死性外耳道炎。EAC层面横断面增强CT示左侧EAC内充填着肿胀、感染的软组织（箭）。感染播散到中耳，并通过骨缺损（空箭）累及中颅窝的脑膜（弯箭）

要点

- 缩写：NEO（Necrotizing External Otitis）
- 同义词：恶性外耳道炎
- 定义：EAC及邻近软组织的严重感染性疾病
- 典型影像学表现：EAC软组织炎性肿胀、EAC骨质破坏和局部软组织蜂窝织炎或脓肿
- 其他要点
    - 发生在老年糖尿病患者
    - 如果不治疗有潜在死亡的危险

影像学表现

一般影像特征

- 最佳影像线索：EAC软组织肿胀、骨质侵蚀及邻近深部间隙

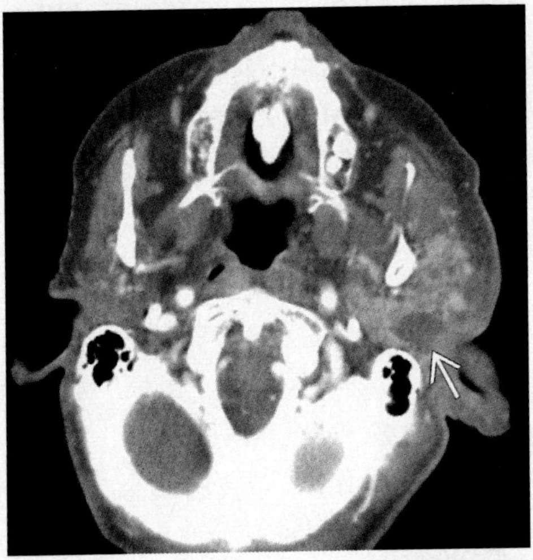

坏死性外耳道炎。左侧外耳道下一层面的横断面增强CT示腮腺炎和腮腺内脓肿（箭）。该糖尿病患者患有NEO，最近有腮腺肿胀和面神经麻痹

蜂窝织炎或脓肿

CT表现

- NECT：骨算法重建CT显示骨髓炎最佳
- CECT：EAC感染的软组织强化并向下延伸

MR表现

- 增强后T1WI：不均匀性强化（蜂窝织炎）伴邻近面部深部间隙内边缘强化的液性病变（脓肿）
- T2WI：弥漫高信号（蜂窝织炎）和/或局灶性高信号（脓肿）

核医学表现

- 镓-67柠檬酸和锝-99m（Tc-99）亚甲基二磷酸盐扫描为感染的病灶定位提供信息
  - 特异性低
  - 病变静止后镓扫描可恢复正常
  - Tc-99m闪烁扫描成像改变要滞后数个月
- 采用SPECT提高解剖定位准确率
- SPECT铟-111标记白细胞检查有助于诊断骨髓炎

推荐的影像学检查

- 早期诊断用 CT 较好，显示小的皮质侵蚀最佳
- CT 或 MRI 可用于软组织感染追踪随访
  - MR 显示脑膜强化和骨髓水肿较好
- 核医学有助于 NEO 早期诊断
  - 不能进行解剖定位

鉴别诊断：EAC 肿块

EAC 胆脂瘤

- 常继发于炎症或感染
- 单侧 EAC 软组织肿块伴其下方骨质破坏
- EAC 壁骨质呈“层状”改变（～50%）

炎症后外耳道内侧部纤维化

- 外耳道内侧部为纤维组织阻塞，无骨质侵蚀
- 慢性外耳道炎或手术操作所致

EAC 鳞状细胞癌

- 骨质侵犯和 EAC 肿块与 EAC 胆脂瘤类似
- 已知有 EAC 皮肤鳞状细胞癌的老年患者

病理

概况

- 一般病理特征
  - EAC 及邻近软组织结构的严重感染性疾病
- 胚胎学-解剖学基础
  - 病变一般通过 Santorini 裂隙从 EAC 向下延伸
    - EAC 软骨内的这些垂直走行的裂隙使 EAC 较柔软，但也是感染向下播散的路径
  - 可侵及茎突、乳突和颞下窝软组织
  - 感染播散的其他路径少见
    - 向后：侵入乳突气房
    - 向内：侵入中耳腔/岩尖
    - 向前：侵入颞下颌关节

- 流行病学
  - 男女发病率之比为 2∶1
  - 95％的 NEO 成年患者有糖尿病

大体病理及手术所见

- 免疫缺陷或 AIDS 患者可没有肉芽组织

镜下特点

- EAC 皮下组织内严重的炎症伴坏死
- 对糖尿病患者，蓝绿色假单胞菌是最常见的致病因子
  - 革兰阴性需氧杆菌
- 对免疫缺陷/AIDS 患者，曲霉菌和其他微生物可能是致病因子

临床要点

临床表现

- 常见症状：严重的持续性耳痛
- 其他症状
  - 持续性耳漏
  - 面神经麻痹（少见）：感染向下播散
  - 第 9～12 对脑神经病变：病变向后内延伸到颈静脉孔
  - EAC 骨部-软骨部联合处可见持续存在的肉芽组织

自然病程

- 病变可进展为颅底骨髓炎
- 现认为 NEO 开始表现为软组织感染，随着病变进展，晚期可扩散到周围骨质结构

治疗

- 对肉芽组织进行仔细的侵袭性的清理，局部和全身抗生素治疗
- 颅底骨髓炎和霉菌性 NEO 与恶性病变类似，有时需要病理活检确诊
- 对能见到的任何面部深部脓肿进行手术引流

预后

- 如果不给予治疗，有潜在死亡的危险，成人患者死亡率达 50％
- 颅内播散可导致乙状窦血栓形成、脑膜炎以及颅内积脓

- 复发率 20％

参考文献

1. Grandis JR et al: Necrotizing (malignant) external otitis: Prospective comparison of CT and MR imaging in diagnosis and follow-up. Radiology 196(2):499-504, 1995
2. Guy RL et al: Computed tomography in malignant external otitis. Clin Radiol 43(3):166-70, 1991
3. Gold S et al: Radiographic findings in progressive necrotizing "malignant" external otitis. Laryngoscope 94(3):363-6, 1984

EAC 胆脂瘤

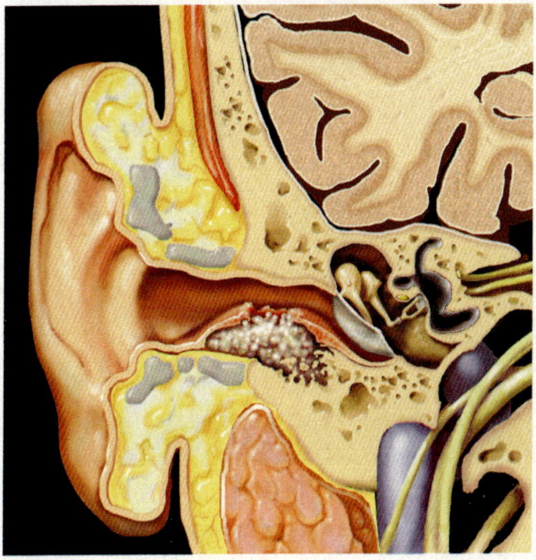

冠状面示意图示外耳道胆脂瘤。胆脂瘤肿块突破EAC上皮层，也可见EAC下壁骨质侵蚀和管腔狭窄。EAC壁内常可见骨碎片，为标志性表现

要点

- 同义词：EAC 获得性胆脂瘤
- 定义：由层状鳞状上皮内鳞片状脱落的角蛋白构成的 EAC 肿块
- 典型影像学表现：EAC 局灶性软组织肿块、骨碎片和邻近骨质侵蚀
- 其他要点
  - 常累及 EAC 后下壁

影像学表现

一般影像特征

- 最佳影像线索：EAC 侵蚀性肿块伴壁内骨碎片
- 最常见部位：外耳道后下壁

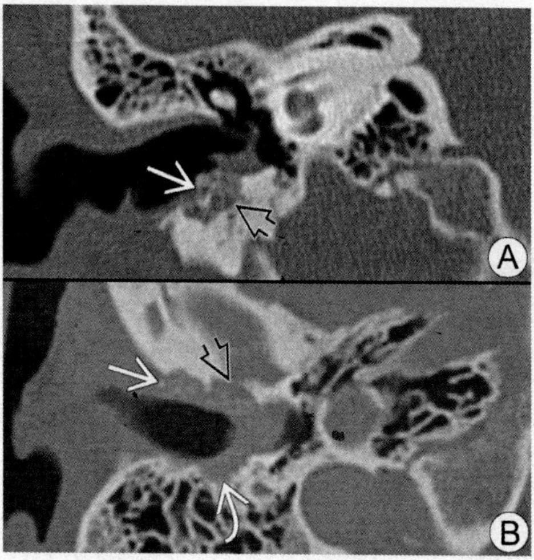

EAC 的 CT 表现。(A) 冠状面 CT 示 EAC 肿块伴明显的壁内骨碎片(箭)。EAC 底骨质侵蚀较明显(空箭)。(B) 横断面 CT 也显示了骨质碎片(箭),向前侵蚀颞颌下关节(空箭),向后侵蚀乳突气房(弯箭)

CT 表现

- EAC 内侵蚀性软组织肿块
- 肿块内常有骨碎片
- 局部可延伸到邻近骨结构
- 大多数患者鼓膜完整
- 放射科医生必须评估病变周围解剖标志
  - 中耳鼓室/听小骨
  - 面神经管乳突段
  - 颞下颌关节

MR 表现

- 增强后 T1WI 示 EAC 内边缘强化的低信号肿块
- 与炎性肉芽组织相比,T2WI 呈等信号

推荐的影像学检查

- 颞骨的薄层骨算法重建 CT 横断面和冠状面是首选

鉴别诊断：EAC 肿块

良性 EAC 碎片

- EAC 内软组织影，无骨侵蚀

EAC 阻塞性角化病

- 角蛋白充填双侧 EAC 内
- EAC 弥漫性扩张，但无骨质侵蚀
- 伴鼻窦炎和支气管扩张的年轻患者

炎症后 EAC 内侧部纤维化

- EAC 内侧部为纤维组织阻塞，无骨质侵蚀
- 慢性外耳炎或手术操作所致

坏死性 EAC 炎

- EAC 及邻近结构的感染性病变
- 可能发生骨髓炎及深部组织脓肿
- 锝-99m 或镓扫描确诊
- 蓝绿色假单胞菌感染的老年糖尿病患者

EAC 鳞状细胞癌

- EAC 肿块及骨质侵蚀与 EAC 胆脂瘤类似
- 已知有 EAC 皮肤鳞状细胞癌的老年患者

病理

概况

- 一般病理特征
  - 最常发生于 EAC 下壁和后壁
  - 单侧病变
- 病因及发病机制
  - 先天性：EAC 胆脂瘤（EACC）是来源于 EAC 壁内残留的外胚层组织
  - 自发性：目前最好的假设是 EACC 继发于 EAC 外胚层组织的异常移行
  - 获得性 EACC
    - 术后、外伤后或继发于 EAC 阻塞
  - 在所有类型中，EACC 肿块持续增大，邻近骨侵蚀

- 流行病学
  - 新发病的耳科患者中，发病率为 0.1%
  - 年龄较大的人群，常发生于 40～75 岁

大体病理及手术所见

- 与其他胆脂瘤不同；不是“珍珠白”
- 粘膜下柔软蜡样物质，由于炎性改变而变色
- 可能有 EAC 壁内骨碎片

镜下特点

- 与表皮植入性囊肿类似
- 鳞状上皮呈层状改变，伴进行性的角化物脱落
- 病变内容物富含胆固醇结晶

分期标准（Holt EACC 分期系统）

- Ⅰ期：EAC 壁浅表的碟形缺损；小的局灶性凹陷
- Ⅱ期：病变局限于耳袋内
- Ⅲ期：病变延伸至乳突内

临床要点

临床表现

- 常见体征/症状：耳漏和耳痛
- 其他症状：传导性耳聋

自然病程

- 病变持续增大伴 EAC 骨壁侵蚀
- 小病变常可完全切除而治愈
- 随着病变增大和周围骨结构受侵，容易复发

治疗

- 自发性的 EACC 可通过分期的清除病灶和保守性的药物治疗而被控制
- 对于较大的有骨质侵蚀的病变需行手术切除

参考文献

1. Heilbrun ME et al: External auditory canal cholesteatomas: Clinical and imaging spectrum. AJNR submitted for publication, 2002
2. Martin DW et al: External auditory canal cholesteatoma with erosion into the mastoid. Otolaryngol Head Neck Surg 121:298-300, 1999
3. Holt JJ: Ear canal cholesteatoma. Laryngoscope 102:608-13, 1992

阻塞性角化病

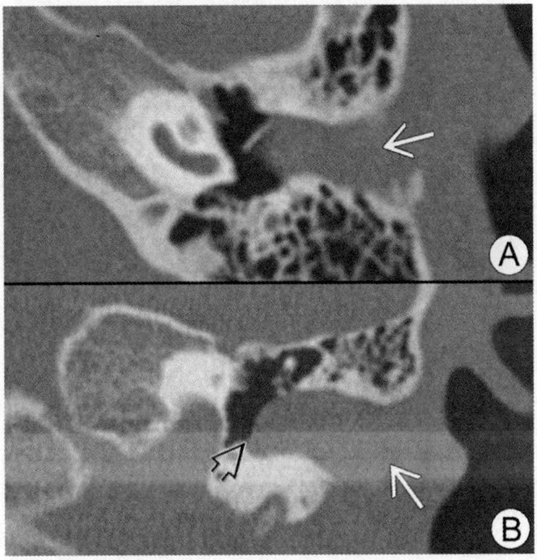

阻塞性角化病。（A）左侧颞骨横断面 CT 显示阻塞性角化病变充填整个 EAC（箭）。（B）颞骨冠状面 CT 显示阻塞性角化的软组织（箭）致 EAC 略增宽。注意充填 EAC 的病变达鼓膜外缘（空箭）

要点

- 同义词：胆固醇沉着性变性，传染性软疣
- 定义：脱落的角化物异常堆积阻塞骨性 EAC 的少见病变，无侵袭性骨改变
- 典型影像学表现
  - 阻塞性角化病（KO）表现为 EAC 内充填密度均匀软组织影并轻微增宽，但无明显骨侵蚀
- 其他要点
  - 见于慢性鼻窦炎和支气管扩张的患者
  - KO 及外耳道胆脂瘤（EACC）名称易混淆
    - KO 是 EAC 腔内病变，无骨侵蚀改变
    - EACC 的病变主要位于粘膜下伴骨侵蚀改变
    - 两个名称都指脱落的角化物构成的病变

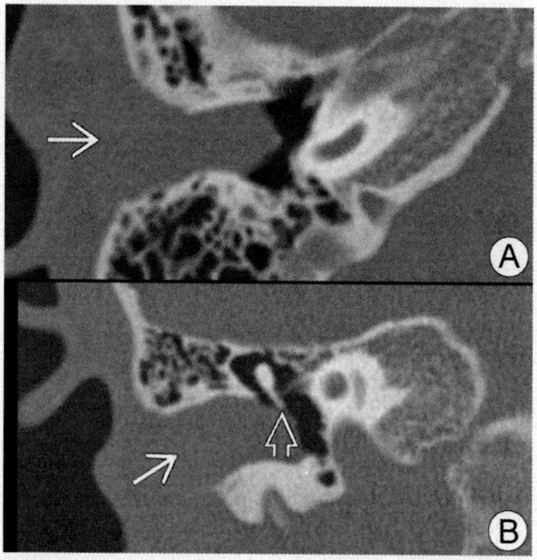

阻塞性角化病。(A) 右耳横断面 CT 显示 KO 病变充填整个 EAC (箭),鼓膜受压向内移位呈帐篷样改变。(B) 颞骨冠状面 CT 显示 EAC 由于 KO 软组织影 (箭) 充填增宽。患者有传导性耳聋,继发于 EAC 阻塞并锤骨受压 (空箭)

影像学表现

一般影像特征

- 最佳影像线索
  - EAC 内充填密度均匀的软组织影,无骨侵蚀
- 大多数为双侧病变
- 不累及中耳腔

CT 表现

- NECT:呈良性生长表现的软组织影充填 EAC,无骨侵蚀
- CECT:软组织无明显强化

MR 表现

- 平扫 T1WI:均匀低信号
- 增强后 T1WI:壁内无强化;可有边缘强化
- T2WI:与炎性组织相比,呈等或低信号

推荐的影像学检查

- 颞骨薄层骨算法重建 CT 平扫是首选检查方法

鉴别诊断：EAC 肿块

良性 EAC 碎片

- 软组织密度影充填部分 EAC，无骨侵蚀

EAC 胆脂瘤

- CT：单侧 EAC 软组织肿块伴骨破坏
    - 50%肿块内可见“层状”骨碎片
- 部位：EAC 后下壁最常见
- 临床：老年患者有耳漏和 EAC 肿块

炎症后 EAC 内侧部纤维化

- CT：纤维组织阻塞 EAC，无骨侵蚀
- 部位：靠近鼓膜的 EAC 内侧
- 临床：外耳炎或者手术后

坏死性外耳道炎

- CT：EAC 粘膜肿胀，伴或不伴骨侵蚀和/或深部间隙脓肿
    - 应用锝-99m 或镓扫描确诊
- 临床：EAC 蓝绿色假单胞菌感染的老年糖尿病患者

EAC 骨瘤

- CT：局灶性骨质增生，被覆的软组织正常

EAC 鳞状细胞癌

- CT：不规则肿块伴骨侵蚀
    - 与 EAC 胆脂瘤极相似
- 临床：老年患者 EAC 溃疡性病变

病理

概况

- 一般病理特征
    - 骨性 EAC 内充填良性角化物，无骨侵蚀
    - 相对地讲，EAC 软骨部不受累
- 病因及发病机制

- 两个常用理论
  - 上皮组织异常移行，角化物碎片形成
  - 继发于支气管扩张，EAC 耵聍腺交感反射刺激导致 EAC 充血和表皮填塞
- 慢性放射性皮炎也可能是其病因（放射性角化病）
- 皮下组织有明显炎症，无骨侵蚀

• 流行病学
  - 罕见 EAC 病变，只有病变较严重时才行影像学检查

大体病理及手术所见

• 鼓膜（TM）常增厚
  - EAC 胆脂瘤患者的 TM 一般正常

• 骨性 EAC 常呈环形扩大

• EAC 骨-软骨连接处可有肉芽肿

镜下特点

• 脱落的角化物组织

• KO 角化物紧密排列，呈层状
  - EAC 胆脂瘤的角化物排列紊乱

临床要点

临床表现

• 常见症状：急性发生的严重耳痛

• 其他临床症状
  - 常为双侧病变（～50%）
  - 传导性耳聋
  - 耳漏罕见

• 人口统计学
  - 年轻患者（<20 岁）

自然病程

• EAC 角化物逐渐增多导致管腔扩大

治疗

• 机械切除角化物

• 如继发剧烈疼痛，可能需要麻醉

- 如果有肉芽组织，直接对肉芽组织进行治疗
  - 手术切除
  - 烧灼
  - 局部应用类固醇激素

预后

- 定期随访并进行 EAC 常规冲洗
- 要经常清除再堆积的角化物碎片

参考文献

1. Shire JR et al: Cholesteatoma of the external auditory canal and keratosis obturans. Am J Otol 7(5):361-4, 1986
2. Naiberg J et al: The pathologic features of keratosis obturans and cholesteatoma of the external auditory canal. Arch Otolaryngol 110(10):690-3, 1984
3. Piepergerdes MC et al: Keratosis obturans and external auditory canal cholesteatoma. Laryngoscope 90(3):383-91, 1980

外耳道内侧部纤维化

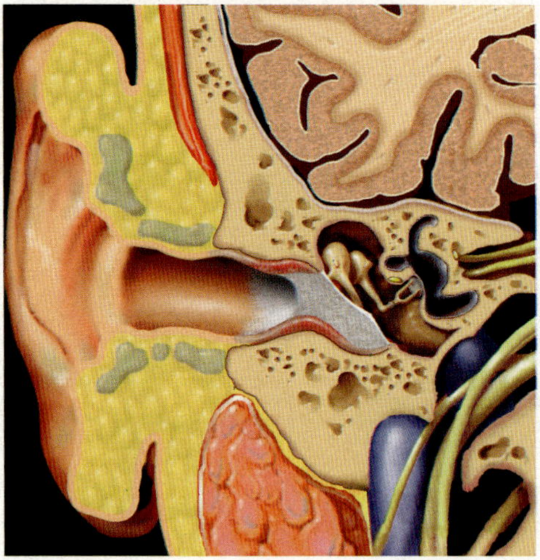

外耳道内侧部纤维化晚期。EAC 冠状面示意图示纤维化组织充填 EAC 内侧部。注意病变完全覆盖鼓膜表面，用耳镜不能观察中耳。沿着充填软组织的边缘可见慢性炎症改变

要点

- 同义词：炎症后外耳道内侧部纤维化，获得性外耳道内侧部纤维化，慢性狭窄性外耳炎
- 常用缩写：外耳道内侧部纤维化（MCF）
- 定义：临床病理学上为散在少见病变，特点是骨性外耳道内侧部有纤维组织形成
- 典型影像学表现：双侧 EAC 内侧部新月形纤维组织覆盖鼓膜外面
- 其他要点
  - 慢性外耳炎是最常见的病因
  - 仅手术治疗才能纠正传导性耳聋

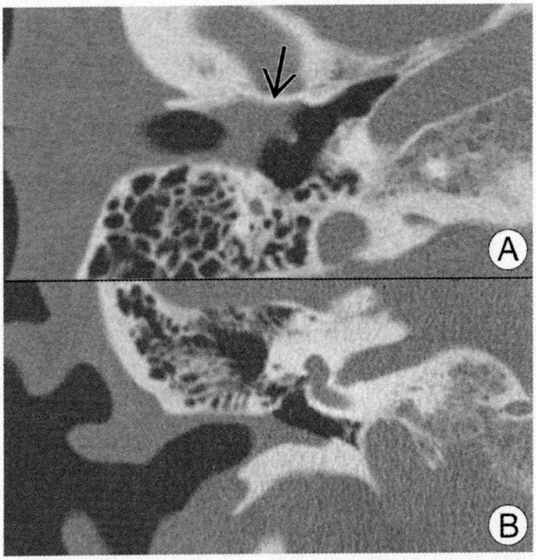

外耳道内侧部纤维化。(A) 右侧颞骨横断面薄层 CT 骨窗示 EAC 内侧部纤维组织附在鼓膜上。(B) 冠状面 CT 显示“新月形”纤维组织病变更好。中耳腔正常

影像学表现

一般影像特征

- 最佳影像线索：双侧新月形纤维组织覆盖鼓膜（TM）外面
- ～60％的患者双侧受累
- 最常见的部位：EAC 内侧部

CT 表现

- NECT
    - 单侧或双侧 EAC 内侧部狭窄
    - 早期
        - EAC 轻至中度狭窄
    - 晚期
        - 常为 3～6mm 厚的“新月形”纤维组织覆盖 TM 外面
        - TM 与 MCF 纤维组织肿块不能分开
        - 无骨质改变
        - 中耳正常

推荐的影像学检查

- 颞骨薄层（1mm）CT 横断面及冠状面平扫
  - 放大的图像上要包括整个 EAC
- CT 增强扫描无作用
- MRI 对 MCF 无作用

鉴别诊断：EAC 病变

良性 EAC 碎片

- CT：EAC 腔内软组织，无骨侵蚀
  - EAC 碎片内裂隙或间隙内常有气体
- 临床：常在检查 EAC 时偶然发现

阻塞性角化病

- CT：双侧 EAC 充填角化物
  - EAC 弥漫性扩大，无骨侵蚀
- 临床：患鼻窦炎和支气管扩张的年轻患者

EAC 胆脂瘤

- CT：单侧 EAC 内有软组织影伴骨破坏
  - 50%患者肿块内可见“层状”骨碎片
- 临床：老年患者有耳漏和 EAC 肿块

坏死性外耳道炎

- CT：EAC 粘膜肿胀，伴或不伴骨侵蚀和/或深部间隙脓肿
  - 应用锝-99m 或镓扫描确诊
- 临床：EAC 蓝绿色假单胞菌感染的老年糖尿病患者

EAC 鳞状细胞癌

- CT：不规则肿块伴骨侵蚀
  - 与 EAC 胆脂瘤极相似
- 临床：老年患者 EAC 溃疡性病变

病理

概况

- 病因及发病机制
  - EAC 内侧的慢性炎症通过形成肉芽组织而治愈

        - 肉芽组织慢慢成熟，形成成熟的纤维组织
    - MCF 是 EAC 几种损伤最后共同的病理生理路径
        - 慢性外耳炎
        - 继发于手术操作或外伤
        - 化脓性中耳炎
- 流行病学
    - 非常少见

大体病理和手术所见

- 覆盖鼓膜的纤维组织填充物边缘呈炎性和水肿改变

镜下特点

- 早期：肉芽组织
- 晚期：层状纤维组织

临床要点

临床表现

- 常见症状/体征：传导性耳聋
- 早期
    - 慢性中耳炎伴耳漏和传导性耳聋
- 晚期
    - 成熟纤维组织形成并伴有传导性耳聋
- 人口统计学
    - 年龄：平均年龄为 50 岁
    - 男∶女＝1∶2

治疗

- 早期
    - 局部使用抗生素和类固醇激素
- 晚期
    - 只有手术治疗才能纠正传导性耳聋
    - 切除所有的纤维组织及受累的皮肤，行 EAC 扩大成形术和耳道成形术，然后进行皮瓣移植

预后

- 手术并发症

- EAC狭窄复发（<5%）

参考文献

1. el-Sayed Y: Acquired medial canal fibrosis. J Laryngol Otol 112:145-9, 1998
2. Slattery WH et al: Postinflammatory medial canal fibrosis. Am J Otol 18:294-7, 1997
3. Magliulo G et al: Medial meatal fibrosis: Current approach. J Laryngol Otol 110:417-20, 1996

EAC 外生骨疣

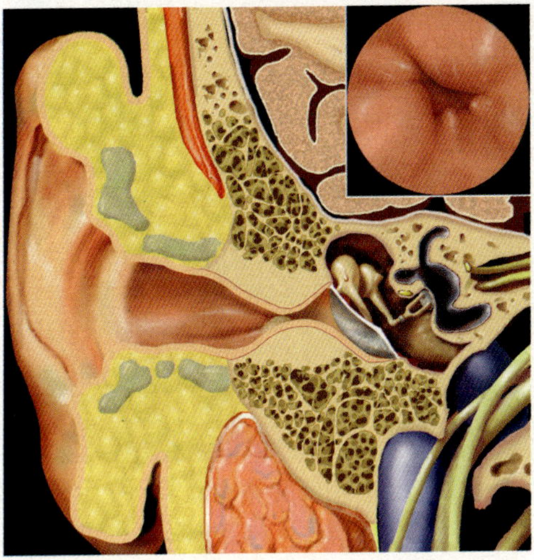

EAC 外生骨疣。右侧 EAC 冠状面示意图示外生骨疣引起的 EAC 获得性狭窄，是对接触冷水的反应。右上角插入的图像是耳镜显示的 EAC 粘膜下外生骨疣的典型表现

要点

- 同义词：冲浪运动员耳；冷水耳
- 定义：EAC 骨质呈良性、宽基底的过度生长，表面覆盖的软组织正常
- 典型影像学表现：EAC 骨质呈良性、宽基底的过度增生，表面覆盖的软组织正常，没有侵袭性生长的特点
- 其他要点
  - EAC 最常见的实性肿瘤
  - 只发生于 EAC 曾受冷水刺激的患者
  - 通常从 EAC 内侧部开始

影像学表现

一般影像特征

- 最佳影像线索：双侧 EAC 骨质呈良性、宽基底的过度生长

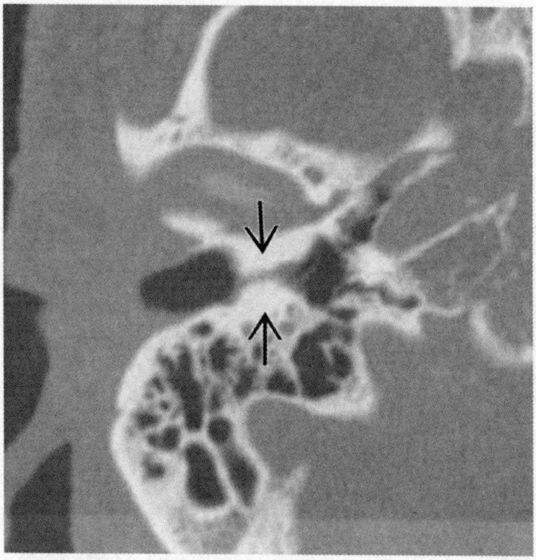

EAC 外生骨疣。右侧颞骨横断面 CT 显示外生骨疣（箭）环形生长导致骨性 EAC 狭窄。残腔内少量软组织继发于正常皮肤移行受阻形成的鳞状上皮碎屑

CT 表现

- NECT：骨算法重建图像显示骨性 EAC 呈宽基底的骨性膨大，但没有侵袭性生长的特点
- CECT：骨性膨大表面的软组织正常，没有异常强化

MR 表现

- 与正常的骨质信号一致
- T1WI 及 T2WI 均表现为低信号

推荐的影像学检查

- 颞骨高分辨率骨算法重建 CT 平扫
- MR 对诊断该病没有帮助

鉴别诊断：EAC 肿块

良性 EAC 碎片

- EAC 内软组织密度，无骨侵蚀

EAC 骨瘤

- 局部骨质的过度生长，有蒂，表面覆盖的软组织正常，没有

侵袭性生长的特点
- 单侧、孤立性病变

EAC 胆脂瘤
- 单侧 EAC 内软组织肿块伴骨质破坏
- 肿块内可有“鳞片状”骨质碎片

炎症后 EAC 内侧部纤维化
- 正常 TM 外侧的纤维组织充填 EAC
- 骨性 EAC 扩大，无局部骨侵蚀
- 通常继发于外耳炎、中耳炎或手术后

坏死性外耳道炎
- EAC 及周围结构的严重感染性病变
- 老年糖尿病患者，继发铜绿假单胞菌感染
- 有肉芽组织并可伴 EAC 下部的骨-软骨接合部骨侵蚀
- 应用锝-99m 或镓扫描确诊

病理

概况
- 一般病理特征
  - 通常起源于鼓环附近的鼓乳裂或鼓鳞裂
  - 病变常位于 EAC 峡部内侧（骨瘤常位于 EAC 峡部外侧）
- 病因及发病机制
  - 冲浪运动员发生外生骨疣与接触冷水的量直接相关
- 流行病学
  - 大多数为双侧病变
  - 男性多见，继发于易患因素
  - 非裔美国人没发现此病，原因不清
  - 冲浪运动员中发病率为 73％

大体病理及手术所见
- 骨性 EAC 骨质呈良性过度生长

镜下特点
- 病理与骨瘤类似
- 平行、向心性层状排列的骨膜下骨

临床要点

临床表现

- 最常见的症状：传导性耳聋
- 常为双侧病变，但 80%患者表现为单侧症状
  - 传导性耳聋
  - 外耳炎
  - 耳痛
  - 耳鸣
- 大多数患者有长时间接触冷水的慢性病史
  - 游泳、冲浪、潜水

自然病程

- EAC 完全闭塞罕见

治疗

- 外生骨疣一般是良性病变，不需治疗
- 药物治疗如果不缓解，则需要手术切除
- 沿着 EAC 上壁钻孔可导致并发症
  - 鼓膜穿孔
  - 颞下颌关节骨质缺损
- 沿着 EAC 后壁、下壁和上壁切除，产生并发症的几率较小
  - 可保留 EAC 皮肤，病变可永久性治愈

预后

- 术后听力正常以及上皮移行方式正常
- 手术并发症的发生率为 5%
  - EAC 管腔狭窄，颞下颌关节脱位，感音神经性耳聋或持续性鼓膜穿孔

参考文献

1. Wong BJ et al: Prevalence of external auditory canal exostoses in surfers. Arch Otolaryngol Head Neck Surg 125(9):969-72, 1999
2. Whitaker SR et al: Treatment of EAC exostoses. Laryngoscope 108:195-9, 1998
3. Sheehy JL: Diffuse exostoses and osteomata of the external auditory canal: A report of 100 operations. Otolaryngol Head Neck Surg 90:337-42, 1982

EAC 骨瘤

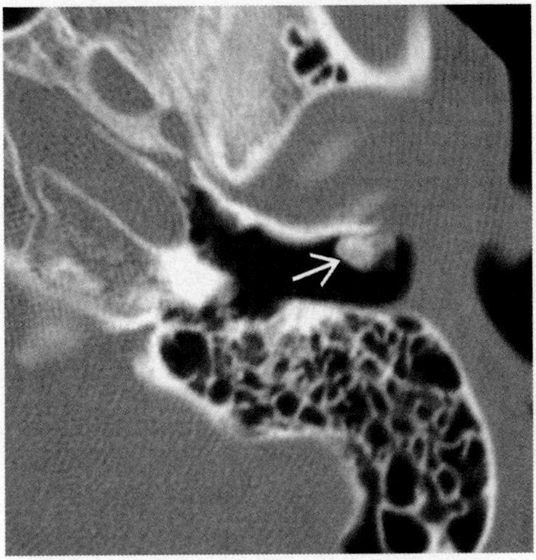

EAC 骨瘤。下鼓室层面的颞骨横断面 CT 示 EAC 骨瘤，表现为位于 EAC 前外侧壁的卵圆形骨性高密度肿块。病变与其下方的 EAC 骨壁之间可见一小裂隙

要点

- 定义：骨性 EAC 的少见、良性、局灶性、有蒂的骨质过度生长，覆盖的软组织正常
- 典型影像学表现：局灶性、带蒂的骨质过度生长，覆盖的软组织正常，没有侵袭性生长的特点
- 其他要点
  - 典型表现为单侧单个病灶
  - EAC 骨瘤较外生骨疣少见

影像学表现

一般影像特征

- 最佳影像线索：单个带蒂的骨质过度生长，覆盖的软组织正常，没有侵袭性生长的特点

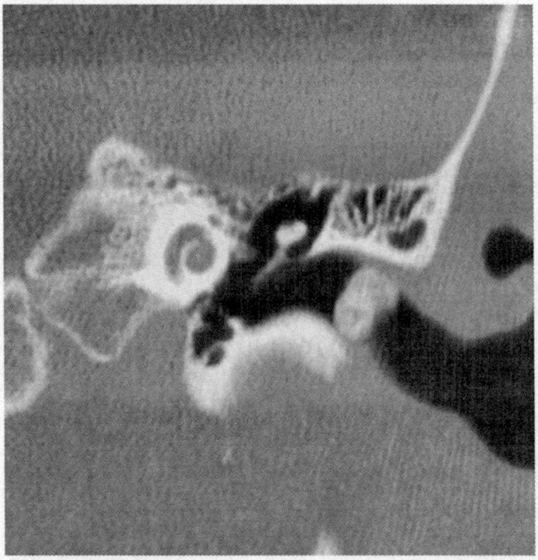

EAC 骨瘤。经过 EAC 前部层面的颞骨冠状面 CT 示位于 EAC 外侧的骨瘤呈边界清楚的单个骨密度肿块。对侧耳正常

CT 表现

- NECT：单个带蒂的呈良性生长的骨质过度生长，覆盖的软组织正常
- CECT：覆盖骨膨大处的软组织正常，没有异常强化

MR 表现

- 与正常骨质信号一致
- T1WI 及 T2WI 均呈低信号

推荐的影像学检查

- 颞骨骨算法重建的 CT 平扫
- MRI 对诊断没多大帮助

鉴别诊断：EAC 肿块

良性 EAC 碎片

- EAC 内软组织密度肿块，无骨质改变

外生骨疣（冲浪运动员耳）

- EAC 最常见的实性肿瘤

- 双侧 EAC 骨质呈良性、宽基底的过度生长
- 是对接触冷水的反应

EAC 胆脂瘤

- 单侧 EAC 内软组织肿块
- 骨破坏是特征性表现
- 50%的壁内骨质呈“鳞片状”改变

炎症后 EAC 内侧部纤维化

- EAC 内侧部增厚的纤维肿块，无骨侵蚀
- 继发于外耳炎、中耳炎或手术后

坏死性外耳道炎

- EAC 严重的感染，向邻近结构播散
- 老年糖尿病患者；继发铜绿假单胞菌感染
- 有肉芽组织并可伴 EAC 下方的骨-软骨接合部骨侵蚀
- 应用 Tc-99m 或镓扫描确诊

病理

概况

- 一般病理特征
  - 在颞骨的其他部位也有骨瘤，尤其是乳突区
- 胚胎学及解剖学基础
  - 骨瘤常位于 EAC 峡部的外侧
    - 与外生骨疣相比，外生骨疣常位于 EAC 峡部内侧
  - 病变可附着于鼓鳞裂或鼓乳裂
  - 大多数见于 EAC 骨-软骨接合部
- 病因及发病机制
  - EAC 骨瘤可能与以前的 EAC 手术有关
  - 另外可能是骨质的自发性生长
- 流行病学
  - 常为单侧和单个病变
  - 冲浪运动员中发病率为 20%（可能有早期外生骨疣形成）

大体病理及手术所见

- 骨瘤与 EAC 及中耳胆脂瘤相关

- 骨瘤常与其下方的 EAC 骨质没有联系

镜下特点

- 病理与外生骨疣相似
- 在大量散在的纤维血管性管道周围有不规则排列的薄片状骨质

临床要点

临床表现

- 常见的症状/体征：无症状，体检时意外发现
- 同侧头痛罕见
- 如伴胆脂瘤可有浆液性中耳炎

治疗

- 对于有症状的患者，常采用药物治疗就足够了，不需要手术切除
- 在局麻下通过 EAC 进行手术切除

预后

- 如手术切除足够的话，可永久治愈
- 可能的手术并发症
  - EAC 狭窄
  - 颞下颌关节脱位
  - 感音神经性耳聋
  - 持续性鼓膜穿孔

参考文献

1. Ramirez-Camacho R et al: Fibro-osseous lesions of the external auditory canal. Laryngoscope 109(3):488-91, 1999
2. Kemink JL et al: Osteomas and exostoses of the external auditory canal - medical and surgical management. J Otolaryngol 11(2):101-6, 1982
3. Sheehy JL: Diffuse exostoses and osteomata of the external auditory canal: A report of 100 operations. Otolaryngol Head Neck Surg 90:337-42, 1982

EAC 鳞状细胞癌

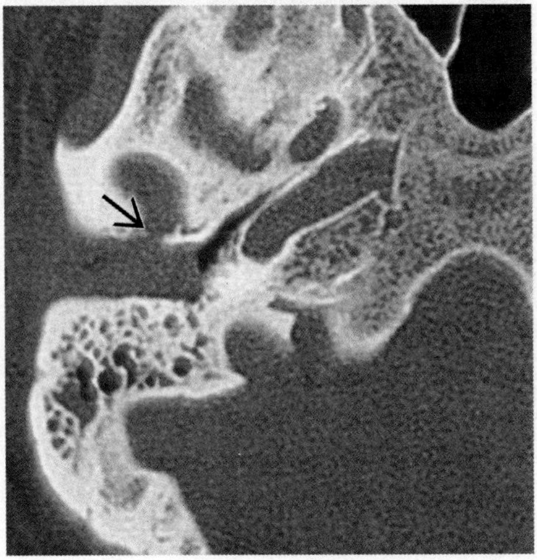

EAC 鳞状细胞癌。右侧颞骨横断面骨算法重建 CT 示 EAC 鳞状细胞癌的软组织肿块影充填 EAC。EAC 前壁（箭）有局部骨质破坏。肿瘤组织通过此缺损蔓延到邻近的颞下颌关节

要点

- 定义：中心位于 EAC 壁内的鳞状细胞癌（SCCa）
- 典型影像学表现：EAC 内呈侵袭性生长的肿块，伴有不同程度的骨质破坏
- 其他要点
  - 邻近的原发性 SCCa 累及 EAC 较 EAC 原发性 SCCa 常见
  - EAC 恶性肿瘤相对少见
    - SCCa 与基底细胞癌是最常见的类型
  - 常见于老年人

影像学表现

一般影像特征

- 最佳影像线索

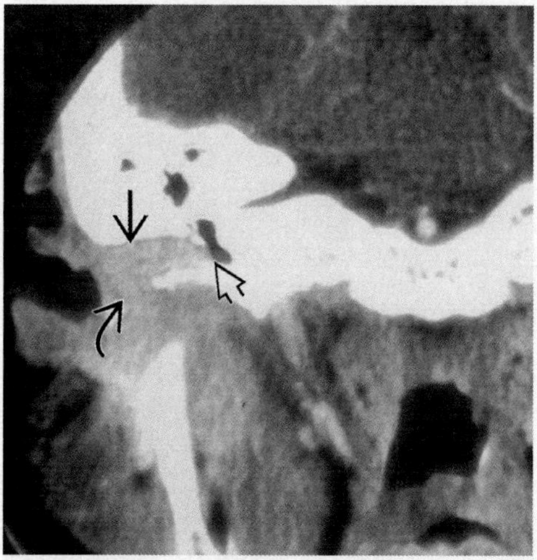

EAC 鳞状细胞癌。右侧颞骨冠状面 CECT 显示侵袭性肿瘤（箭）充填 EAC 并达到鼓膜水平（空箭）。肿瘤通过 EAC 底壁外侧部骨质破坏（弯箭）侵犯邻近的颞下颌关节和咀嚼肌间隙

- ◦ EAC 肿块伴侵袭性骨改变

CT 表现

- NECT
  - 早期的 SCCa 表现为 EAC 内软组织肿块，无骨质破坏
  - 较大的 SCCa 有骨质破坏

MR 表现

- T1WI 呈低到等信号，T2WI 呈高信号
- 增强后 T1WI 显示病变为均匀或不均匀强化的肿块

推荐的影像学检查

- 较大的 SCCa 病变
  - 联合应用颞骨 CT 平扫和增强 MRI
  - MR 扫描范围应该包括腮腺，检查第一站淋巴结
    - ▪ 腮腺淋巴结＝第一站的引流淋巴结

鉴别诊断：EAC 肿块

良性 EAC 碎片

- EAC 内软组织肿块，无骨侵蚀

EAC 胆脂瘤

- 单侧 EAC 内软组织肿块伴骨质破坏
- 肿块内常可见到“鳞片状”骨质碎片
- 可与 SCCa 非常相似

炎症后 EAC 内侧部纤维化

- EAC 内侧部增厚的纤维组织肿块，无骨侵蚀
- 继发于外耳炎、中耳炎或手术后

坏死性外耳道炎

- 严重的 EAC 感染性病变，并向邻近的结构播散
- 老年糖尿病患者；继发铜绿假单胞菌感染
- 有肉芽组织伴 EAC 下方的骨-软骨接合部可能有骨侵蚀
- 应用锝-99m 或镓扫描确诊

病理

概况

- 一般病理特征
  - 临床和病理上，SCCa 都与假性上皮瘤样增生类似
- 病因及发病机制
  - 患有耳疾病的患者 SCCa 的发病率增高
    - 可能继发于慢性炎症这个危险因素
- 流行病学
  - EAC 癌的发生率：1∶1 000 000/年
  - EAC 癌在所有头颈部恶性肿瘤中所占的比例＜1％
  - 90％的 EAC 恶性肿瘤是 SCCa

大体病理及手术所见

- 常表现为边界不清、溃疡性和/或坚硬的病变

镜下特点

- SCCa 是一种有明显鳞状细胞分化的病变
  - 可见细胞间桥或角化（和/或角化珠）

分期标准

- T1：肿瘤局限于 EAC，无骨侵蚀或软组织受累
- T2：肿瘤伴 EAC 局限性骨侵蚀或软组织受累
- T3：肿瘤累及 EAC 骨质，伴软组织/鼓室/乳突局限性受累
- T4：肿瘤侵犯深部内耳结构/颞下颌关节（TMJ）/广泛的软组织受累，或伴面神经瘫痪

临床要点

临床表现

- 常见的症状/体征：EAC 粘膜的溃疡性病变
- 与外耳炎或 EAC 胆脂瘤的临床表现类似
- 早期的小病变与良性病变相似
  - 临床和影像表现都相似
- 晚期较大的病变在临床上与其他病变不易混淆
  - 任何伴骨质破坏的 EAC 病变都要考虑恶性病变的可能
  - 早期诊断对患者的预后影响很大
- 其他早期症状：耳漏、耳痛和传导性耳聋
- 其他晚期症状：面瘫和腮腺结节状肿块

治疗

- 有争议
- 常采用手术治疗
  - 对于局灶性肿瘤，全切常可治愈
- 据报道，手术和术后放疗（XRT）联合治疗的疗效最佳
- 某些单位也采用局部给予 5-FU 或术前放疗进行治疗

预后

- 完全清除且术口边缘没有病变的 5 年生存率为 100%
- 不完全切除的 5 年生存率仅为 66%
  - Ⅰ和Ⅱ期复发率为 25%
  - Ⅲ和Ⅳ期复发率为 100%
- 蔓延到颅底或 TMJ 提示预后差
- 淋巴结转移也提示预后不好
  - 任何淋巴结转移应考虑为病变晚期（Ⅳ期）

- 远处转移性病变提示预后很差
  - 任何远处转移性病变都应考虑为第Ⅳ期

参考文献

1. Knegt PP et al: Squamous carcinoma of the external auditory canal: A different approach. Clin Otolaryngol 27(3):183-7, 2002
2. Nyrop M et al: Cancer of the external auditory canal. Archives Oto-Head & Neck Surg 128(7):834-7, 2002
3. Moody SA et al: Squamous cell carcinoma of the external auditory canal: An evaluation of a staging system. Am J Otol 21(4):582-8, 2000

中　耳

先天性中耳胆脂瘤

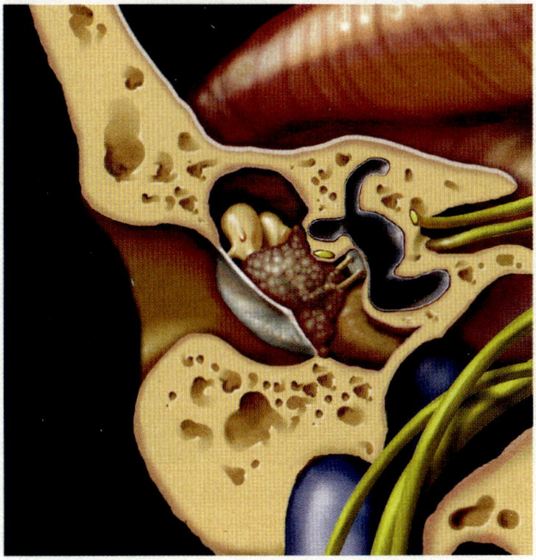

先天性中耳胆脂瘤。示意图显示中耳腔的先天性胆脂瘤。与典型的获得性中耳胆脂瘤相比，大多数胆脂瘤位于听小骨内侧。即使胆脂瘤较大，听小骨侵蚀也较轻

要点

- 定义：中耳层状鳞状上皮内脱落的角质内上皮组织残留异位
- 典型影像学表现：完整的鼓膜后有局灶性软组织密度肿块，伴听小骨轻微受侵
- 在所有颞骨胆脂瘤中仅占 5%
- 先天性胆脂瘤可发生于岩尖、乳突、中耳、中耳乳突及外耳道
- EAC 闭锁的患者在 EAC 骨性或膜性阻塞后可发生先天性胆脂瘤（CCh）

影像学表现

一般影像特征

- 最佳影像线索：中耳内边界清楚的肿块，当病变较大时可伴

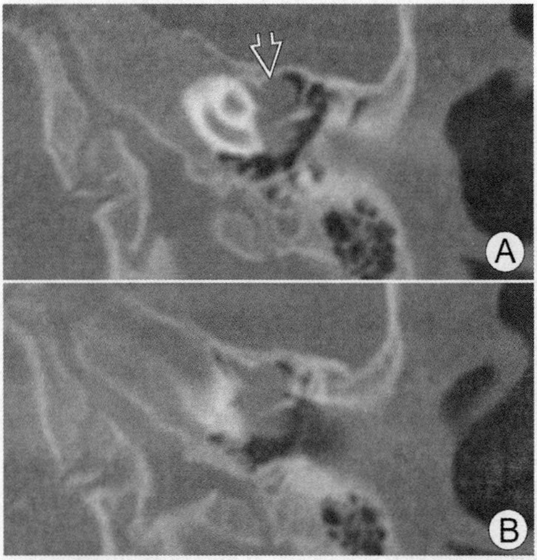

中耳先天性胆脂瘤。(A)左侧颞骨横断面 CT 示锤骨(空箭)内侧分叶状肿块，与耳蜗岬毗邻。(B)是位于(A)图下一层面横断面 CT，示下鼓室分叶状先天性胆脂瘤。透过完整的鼓膜可见一白色肿块

中耳壁侵蚀或听小骨缺失

- 中耳或乳突内边界清楚的肿块
  - 中耳是最常见的发生部位
- 乳突气化好，无慢性炎症改变

CT 表现

- 中耳 CCh 常见部位
  - 中耳的前上部，邻近咽鼓管和前鼓环，听小骨的内侧
    - 中耳下方，但邻近鼓膜张肌
  - 镫骨附近
  - 后鼓室
- 骨质侵蚀较获得性胆脂瘤少见
  - 发生于病变晚期
- 听小骨侵蚀不常见，中鼓室前部受累
- 最常破坏的听小骨是砧骨长脚和镫骨
- 迷路可受累，但仅在病变晚期发生

MR 表现

- 增强后 T1WI 示边缘强化的中耳肿块
- 与炎性组织相比，T2WI 呈等信号

推荐的影像学检查

- 颞骨骨算法重建 CT 是首选
- 增强后 T1WI 是一辅助检查方法，在考虑或需排除病变是鼓室球瘤或面神经鞘瘤时应用

鉴别诊断：中耳肿块

中耳积液

- 中耳及乳突完全不透光，无骨侵蚀
- 对中耳完全不透光的病例，如果没有听小骨破坏，则不能鉴别 CCh 与积液
- 临床：鼓膜后有液体

中耳胆固醇肉芽肿

- 影像：中耳肿块伴听小骨侵蚀
    - T1WI：高信号
- 临床：蓝色 TM

鼓室球瘤

- 影像：紧邻耳蜗岬
    - CT 显示无骨质破坏；增强后 T1WI 显示局灶性强化的肿块
- 临床：TM 后血管性肿块（红色）伴或不伴搏动性耳鸣

面神经鞘瘤

- 影像：面神经鼓室段发生的管状肿瘤
    - CT 表现为面神经管扩大；增强后 T1WI 显示肿块强化
- 临床：完整鼓膜后可见白色肿块，临床表现与先天性胆脂瘤类似

病理

概况

- 胚胎学及解剖学基础
    - 中耳腔先天性外胚层组织残留

- 病因及发病机制
  - 当 EAC 外胚层移行异常超过鼓环时，可发生先天性上皮残留异位
  - 中耳分层状鳞状上皮细胞肿块样堆积＝中耳先天性胆脂瘤
    - 鼓室与咽鼓管移行处形成的表皮样囊肿是分层的鳞状上皮细胞残留，此处是很多 CCh 的起源处
    - 鼓室峡处的鼓室后部是中耳腔与鼓室上隐窝之间移行的区域，是中耳 CCh 另一个常见的好发部位

大体病理及手术所见

- 边界清楚的、有包膜的“珍珠白”肿块

镜下特点

- 与表皮植入囊肿相同
- 分层的鳞状上皮伴进行性角蛋白样物质脱落
- 内富含胆固醇结晶

临床要点

临床表现

- 主要症状：完整鼓膜后可见白色肿块
- 其他症状：单侧传导性耳聋
- 无复发性、慢性中耳感染的既往史
- 面神经管受侵罕见
- 男孩多见
- 发病平均年龄
  - 前或前上鼓室：4 岁
  - 后上和中鼓室：12 岁
  - 鼓室上隐窝和乳突窦受累：20 岁

治疗

- 彻底的手术切除病变是首选的治疗方案
  - 对较小、边界清楚的病变行鼓膜切开术
  - 对较大的病变行乳突切除术
- 如果有必要行听小骨链重建

预后

- 大病变或上鼓室后部的 CCh 复发率高

- 复发率可高达20%
  - 推荐行骨算法重建CT来评估复发性病变

参考文献

1. Potsic WP et al: Congenital cholesteatoma: 20 years' experience at The Children's Hospital of Philadelphia. Otolaryngol Head Neck Surg 126:409-14, 2002
2. Zappia JJ et al: Congenital cholesteatoma. Arch Otolaryngol Head Neck Surg 121:11-22, 1995
3. Friedberg J: Congenital cholesteatoma. Laryngoscope 104:1-24, 1994

卵圆窗闭锁

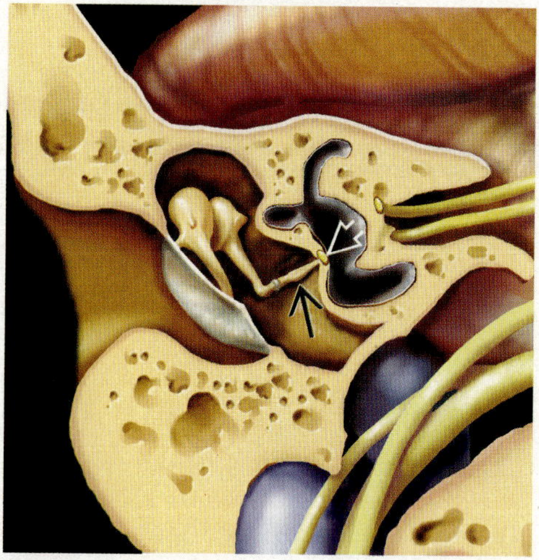

先天性卵圆窗闭锁的冠状面示意图。砧骨与闭锁的卵圆窗之间的间隙由畸形的镫骨（箭）连接。面神经管鼓室段向内下方移位至闭锁的卵圆窗内（空箭）

要点

- 同义词：先天性卵圆窗未发育，先天性卵圆窗缺如
- 定义：在上方外侧半规管和下方耳蜗岬之间的裂缺如（卵圆窗＝镫骨底板-环韧带）伴镫骨畸形及面神经管形态和位置异常
- 其他要点
  - 不常见，但在没有中耳乳突炎病史的先天性传导性耳聋患者中，卵圆窗闭锁是主要原因
    - 伴有面神经异常
    - 外耳道正常

影像学表现

一般影像特征

- 最佳影像线索：CT 表现为卵圆窗缺如

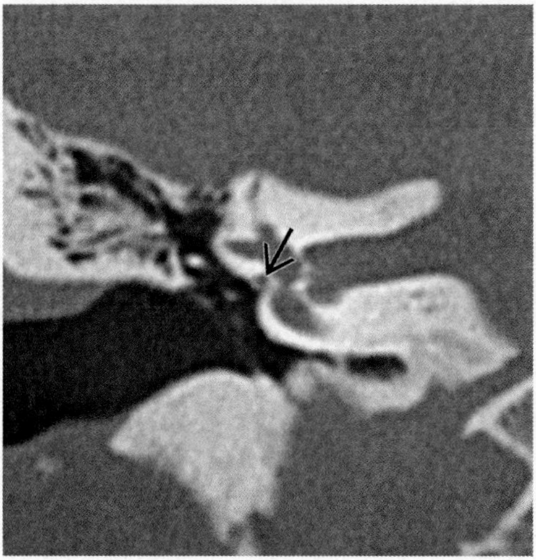

右耳先天性卵圆窗闭锁。冠状面 CT 显示骨性闭锁板覆盖在正常卵圆窗的位置。面神经管鼓室段楔入到卵圆窗龛内（箭）。手术纠正这种畸形可导致面神经严重损伤

CT 表现

- EAC 正常
  - 绝大多数先天性中耳（ME）异常都伴有 EAC 闭锁
- 冠状面显示卵圆窗（OW）完全闭锁最佳
- 40％患者为双侧病变
- 横断面显示伴随的镫骨及砧骨远端畸形最佳
- 面神经（鼓室段）向内下方移位覆盖于正常 OW 的位置
  - ＞60％有此伴随表现
  - 对于手术很重要

推荐的影像学检查

- 薄层横断面和冠状面 CT 显示骨细微结构
- CT 是唯一需要的影像学检查方法

鉴别诊断：卵圆窗异常

窗型耳硬化症

- 典型表现为位于卵圆窗前方的异常骨性密度影

- 儿童少见
- 闭塞变异型（<10%）与卵圆窗闭锁的卵圆窗表现相似，但镫骨及面神经正常

鼓室硬化症

- 累及 OW，形成增厚、不规则的致密骨区
- 镫骨及面神经正常
- 常有慢性中耳乳突炎的病史或 CT 表现（中耳内碎片和硬化型乳突）

病理

概况

- 一般病理特征
    - OW 未发育导致厚骨板封闭 OW 或向心性狭窄，从而形成骨性闭锁或“酒窝状”凹陷
- 胚胎学
    - OW 位于中耳与前庭之间
    - OW 由镫骨底板和环韧带构成
    - 如果原始镫骨与原始前庭未融合，则 OW 未发育，导致骨性闭锁
        - OW 被厚骨板封闭或呈向心性狭窄以及 OW 呈“酒窝状”凹陷
    - 如果镫骨形成而环韧带未形成，则导致先天性镫骨固定
        - 注意：可引起没有影像学改变的先天性传导性耳聋！
    - **机械理论**：在怀孕的第 5～6 周时，发育的面神经向前移位，插入听囊与镫骨原基之间
        - 结果是 OW 开始发育所需要的镫骨与听囊之间的接触受阻
    - 另一理论
        - OW 闭锁是由于怀孕第 7～8 周时发育受阻所致
        - 如果确是这样，应伴有类似“Mondini”畸形的内耳畸形，但伴内耳畸形的情况非常少见
- 病因及发病机制

- 最佳假说
  - 怀孕第 7 周时原始镫骨与原始前庭未融合

手术所见

- 所有患者都有面神经鼓室段异常
  - 通常向内下方移位
- 由于面神经位置而使卵圆窗观察困难，因此手术修复困难
- 伴砧骨豆状突异常
  - 因为砧骨远端及镫骨细微结构由第 2 鳃弓形成，所以伴此异常

临床要点

临床表现

- 主要症状：严重传导性耳聋
- 无炎性病史
- EAC 正常

治疗

- 前庭切开术与人工镫骨植入术或听小骨全置换术
- 面神经移位到 OW 龛内是手术的相对禁忌证

预后

- 手术结果多种多样
- 与耳硬化症的人工镫骨植入术相比，成功率较低

参考文献

1. Booth TN et al: Imaging and clinical evaluation of isolated atresia of the oval window. AJNR 21:171-4, 2000
2. Zeifer B et al: Congenital absence of the oval window: Radiologic diagnosis and associated anomalies. AJNR 21:322-7, 2000
3. Lambert PR: Congenital absence of the oval window. Laryngoscope 101:37-40, 1990

面神经脱出

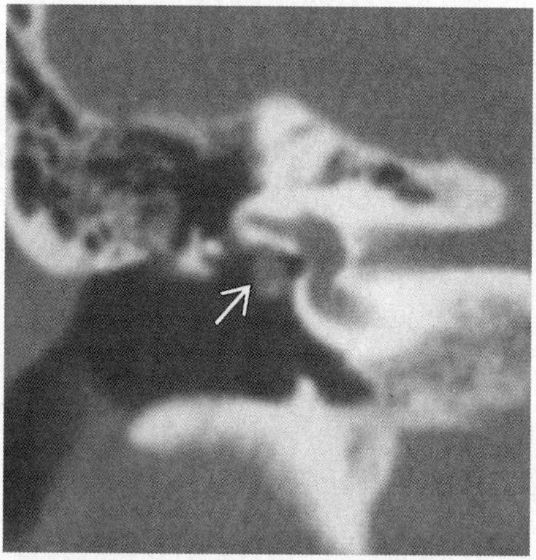

面神经管鼓室中段脱出。经过卵圆窗龛的冠状面CT显示从正常位置的面神经管鼓室中段脱出的卵圆形软组织肿块（箭）。因怀疑面神经鞘瘤而行鼓室探查术，结果发现只是正常的面神经脱出

要点

- 同义词：颞骨内面神经脱出
- 定义：当面神经从外侧半规管下面经过时，通过骨质缺损向外脱出
- 典型影像学表现：管状软组织影从外侧半规管下面脱出进入卵圆窗龛
- 其他要点
  - 常无症状
  - 可伴镫骨异常
  - 为避免损伤，中耳术前一定要诊断清楚
  - 很少引起传导性耳聋
  - 如果伴慢性中耳炎，发生面神经瘫痪的可能性增大

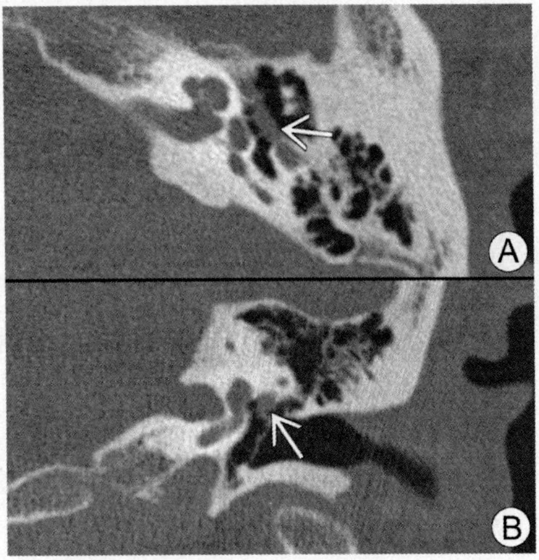

面神经管鼓室段的宽基底软组织脱出影。(A)经过耳蜗中部层面的横断面 CT 显示穿过中耳腔(箭)的听小骨内侧的管状软组织影。(B)冠状面 CT 显示此管状软组织影(箭)是脱出的面神经鼓室段

影像学表现

一般影像特征

- 最佳影像线索:管状软组织肿块从正常位置的面神经管鼓室段脱出
- 其他影像学表现
  - 软组织“肿块”可突入到卵圆窗龛
  - “肿块”与面神经管鼓室中段相连续

CT 表现

- NECT
  - 卵圆窗龛内软组织“肿块”与面神经管鼓室中段相连续
  - 可伴镫骨异常
- CECT
  - 虽然肿块没有强化,但是很难观察有无强化

MR 表现

- 没有发现异常
- 增强后 T1WI 正常，可排除面神经鞘瘤

推荐的影像学检查

- 中耳的薄层横断面和冠状面 CT
  - 卵圆窗水平的冠状面显示脱出的面神经最佳
  - 没必要行增强扫描
- 如果仍不能排除面神经鞘瘤，增强后 T1WI 可鉴别二者

鉴别诊断

面神经鞘瘤

- 增强后 T1WI 显示强化的管状肿块
- 最常见部位是膝状神经节
- 如果有蒂的肿瘤突入中耳腔：耳镜检查可见鼓膜后的白褐色肿块
- 注意：很多面神经鞘瘤并不伴有面瘫

腮腺恶性肿瘤沿神经周围蔓延

- 侵袭性腮腺肿块
- 颞骨内面神经增粗、强化
- 茎乳孔充填软组织影

鼓室球瘤

- 常沿耳蜗岬生长
- 起源于卵圆窗龛的罕见
- 耳镜检查发现鼓膜后血管性肿块

病理

概况

- 一般病理特征
  - 面神经管缺损
    - 仅指覆盖面神经的骨质节段性缺损
    - 大多数发生于鼓室段
  - 除非有神经通过缺损脱出，否则 CT 不能观察到单纯的骨

质缺损

- 面神经解剖
  - 面神经自延髓上方出来，行经桥小脑角池进入内耳道
  - 在内耳道前上象限走行
  - 向前外侧走行到膝状神经节，这一段称为迷路段
  - 向后通过中耳腔＝鼓室段
  - 鼓室中段在外半规管下面走行
  - 在第二膝处面神经转向下走行变为乳突段，在茎乳孔出颅
  - 出颅底后在腮腺内分为多支
- 流行病学
  - 50％发生单纯的骨质缺损（没有神经脱出）
  - 面神经脱出相对少见（～1％）

临床要点

临床表现

- 常见的症状/体征：无症状
- 耳镜检查：鼓膜后无肿块
- 有报道由于镫骨卡压可引起传导性耳聋（CHL）
- 常为偶然发现
  - 发现此病并与手术医师沟通交流非常重要
  - 如有面神经脱出，在行镫骨切除术时很容易损伤面神经

治疗

- 在行中耳手术时要仔细，避免损伤面神经

预后

- 如为单独发生，预后非常好

参考文献

1. Ballester M et al: Stapedotomy and anatomical variations of the facial nerve. Rev Laryngol Otol Rhinol 121:181-6, 2000
2. Blaser B et al: Stapes surgery in anomalies of the course of the facial nerve. Schweiz Med Wochenschr 116:97S-100S, 2000
3. Swartz JD: The facial nerve canal: CT analysis of the protruding tympanic segment. Radiology 153:443-7, 1984

听小骨固定-融合

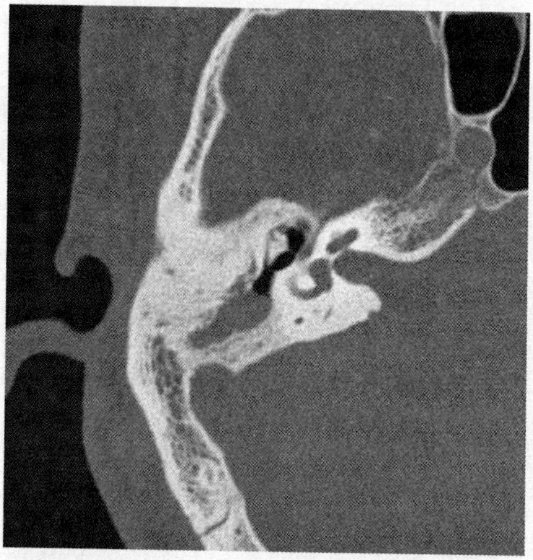

听小骨固定-融合。右耳锤骨头水平的横断面骨算法重建 CT 显示听小骨位于上鼓室的外侧，提示听小骨固定，听小骨没有明显受侵。手术证实为听小骨固定

要点

- 同义词：炎症后固定
- 定义：听小骨链骨性或纤维性融合，导致听小骨运动受限和传导性耳聋（CHL），常为炎症后，很少属于先天性
- 典型影像学表现：累及听小骨链或卵圆窗的无钙化的非坠积性软组织是听小骨纤维性融合
- 其他要点：鼓膜（TM）、悬韧带、卵圆窗和/或上鼓室钙化提示鼓室硬化症

影像学表现

一般影像特征

- 最佳影像线索：听小骨纤维性融合 CT 表现可正常或表现为中耳腔小的软组织影，营养不良性钙化常提示继发于鼓室硬化

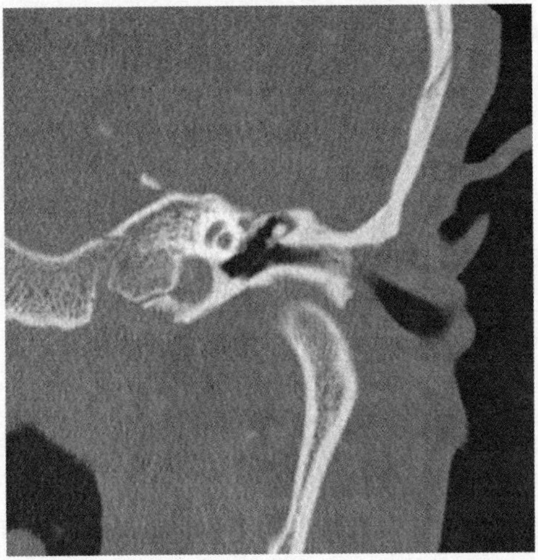

听小骨固定-融合。左耳盾板水平的冠状面骨算法重建 CT 显示听小骨位于上鼓室的外侧并伴软组织密度影，提示听小骨固定，听小骨或盾板没有明显受侵。患者表现为传导性耳聋。

症的纤维-骨性融合

CT 表现

- NECT：听小骨纤维性融合
  - 听小骨链完整
  - 听小骨周围、Prussak 间隙和/或卵圆窗软组织影
  - 纤维骨性硬化或者鼓室硬化症
    - 中耳、听小骨悬肌腱和韧带或邻近锤骨附着处的鼓膜钙沉着
    - 卵圆窗钙化很难与窗型耳硬化症鉴别
  - 先天性镫骨肌腱骨化
    - 从锥隆起到镫骨的结构致密或钙化
- CECT：增强对评估悬韧带无帮助

MR 表现

- MR 对评估听小骨链没有作用

推荐的影像学检查

- 颞骨横断面及冠状面骨算法重建 CT 平扫

鉴别诊断：传导性耳聋

窗型耳硬化症

- 常为双侧，无慢性中耳炎病史
- 临床：传导性耳聋或混合性耳聋的年轻患者
- 影像表现：卵圆窗钙化斑块，无中耳炎症碎片

卵圆窗闭锁

- 先天性卵圆窗缺如
- 临床：先天性传导性或混合性耳聋
- 影像表现：卵圆窗有骨性结构覆盖，可伴永存镫骨动脉

获得性胆脂瘤

- Prussak 间隙有局灶性软组织影，与听小骨固定相似
- 临床：获得性传导性耳聋
- 影像表现：早期为 Prussak 间隙内有小的软组织肿块，晚期有骨侵蚀

病理

概述

- 一般病理特征
    - 炎症后听小骨固定融合伴中耳内透明化胶原沉积在听小骨悬韧带软组织或卵圆窗镫骨附着处
    - 炎症后固定分 3 种类型
        - 纤维组织固定——慢性粘连性中耳炎
        - 胶原透明样变性——鼓室硬化症
        - 纤维-骨性硬化——新骨形成（最少见）
- 胚胎学与解剖学基础
    - 正常的中耳悬韧带
        - 锤骨前韧带：连接锤骨头与上鼓室前壁
        - 锤骨外韧带：连接锤骨颈与鼓膜切迹处骨缘
        - 锤骨上韧带：连接锤骨头与中耳鼓室顶

        - 砧骨后韧带：连接砧骨短脚与砧骨窝
        - CT 常可显示锤骨外韧带，而很少显示砧骨后韧带
    - 其他中耳韧带
        - 内外侧锤砧韧带：连接锤骨及砧骨
        - 环状韧带：连接镫骨与卵圆窗
    - 鼓膜张肌腱与镫骨肌腱也通过限制听小骨运动而参与中耳声波的传导
- 病因及发病机制
    - 先天性听小骨融合可伴外耳道闭锁
    - 镫骨肌腱骨化：先天性或继发于鼓室硬化症

大体病理及手术所见

- 中耳鼓室内致密的纤维组织或钙沉积
- 悬韧带不规则增厚
- 炎性组织可导致非胆脂瘤性侵蚀

镜下特点

- 细菌侵袭发生急性中耳炎，引起中耳粘膜骨膜退缩、充血、细胞浸润和水肿
- 大多数急性中耳炎可消退，但有些患者可进展为慢性中耳炎
- 慢性中耳炎有杯状细胞形成以及柱状细胞化生
    - 如果粘膜骨膜受损，则形成息肉样肉芽组织
    - 肉芽组织可退化，出现听小骨钙化或纤维性固定
- 透明样变性（鼓室硬化症）是纤维母细胞侵犯粘膜下层，导致粘膜下层增厚且与钙盐和磷酸盐结晶融合

临床要点

临床表现

- 常见症状和体征：传导性耳聋
- 慢性中耳炎伴听小骨固定没有活动性流液（“干耳”）
- 鼓室硬化症常有慢性中耳炎史
- 如果炎性病变靠近蜗窗，则可出现感音神经性耳聋（SNHL）
    - 可能继发于释放出的毒素，导致浆液性迷路炎

自然病程

- **长时间的**炎性病变导致粘连增加

治疗

- 手术探查、松解听小骨或听小骨重建
    - 医源性的粘膜骨膜损伤可导致进一步粘连
- 如果环状韧带受累，则需行镫骨切除术并假体置入

预后

- 镫骨切除术/假体置入可导致病变复发和外淋巴漏

参考文献

1. Teufert KB et al: Tympanosclerosis: Long-term hearing results after ossicular reconstruction. Otolaryngol Head Neck Surg 126:264-72, 2002
2. Kurosaki Y et al: Congenital ossification of the stapedius tendon: Diagnosis with CT. Radiology 195:711-4, 1995
3. Swartz JD et al: Postinflammatory ossicular fixation: CT analysis with surgical correlation. Radiology 154:697-700, 1985

骨疡性中耳乳突炎

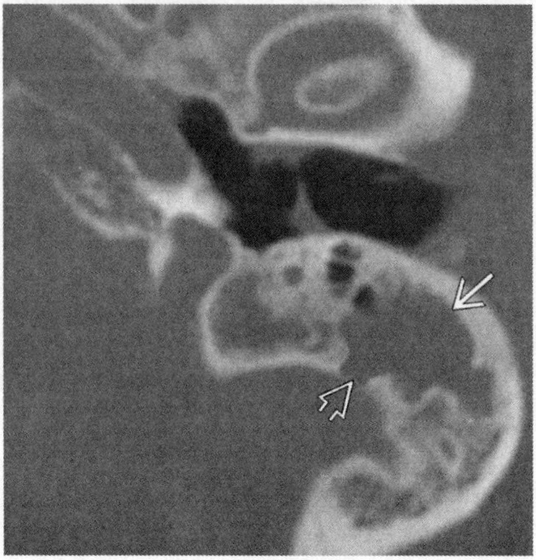

骨疡性中耳乳突炎。左耳横断面 CT 骨窗显示中耳及乳突气房密度增高。乳突气房下部的间隔部分破坏并形成骨疡区（箭）。也可见乳突板侵蚀（空箭）

要点

- 同义词：侵蚀性中耳乳突炎，骨疡性中耳乳突炎
- 定义
  - 急性骨疡性中耳乳突炎：中耳及乳突气房的急性感染，伴乳突气房间隔骨质破坏和乳突内积脓
  - 急性中耳乳突炎：中耳和乳突气房的活动性感染，无乳突间隔破坏
- 典型影像学表现：急性中耳乳突炎的患者 CT 表现为乳突间隔变薄和侵蚀
- 其他要点
  - 急性中耳炎使用抗生素治疗后常可完全治愈
  - 如果未治愈，粘膜骨膜感染可发展为骨感染，患者可出现以下并发症
    - 骨疡性乳突炎：乳突间隔侵蚀伴乳突内积脓

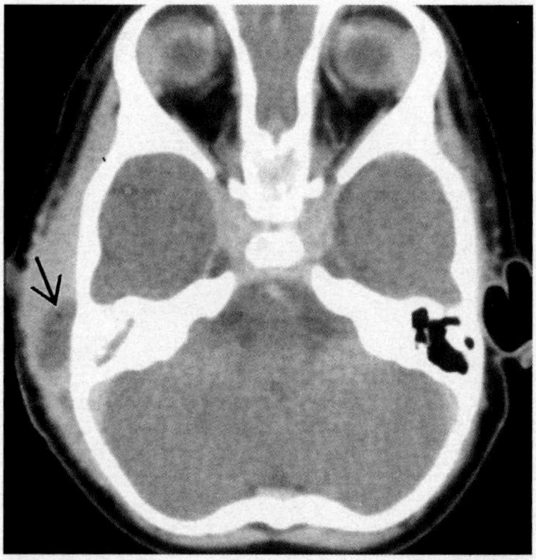

骨疡性中耳乳突炎。骨膜下脓肿。急性中耳炎及骨疡性乳突炎的患儿出现耳后肿块。乳突气房外侧可见骨膜下脓肿（箭）。乳突内积脓通过乳突外侧骨皮质引流到此部位而减压

- 骨膜下脓肿：乳突外侧骨皮质侵蚀伴耳后脓肿形成
- 脑膜炎和脑脓肿：乳突内侧骨皮质侵蚀；也可出现逆行性血栓性静脉炎
- 乙状窦血栓形成：源于乙状窦板侵蚀
- Bezold 脓肿：乳突尖侵蚀，向内侧累及到胸锁乳突肌附着处
- 浆液性或化脓性迷路炎：致病因子侵入圆窗导致眩晕和感音神经性耳聋
- 岩尖炎：大约 30%岩尖气化的患者可蔓延到岩尖
- 耳源性脑积水：由于蛛网膜颗粒阻塞引起交通性脑积水（脑室外）

影像学表现

一般影像特征

- 最佳影像线索

  - 覆盖在乙状窦的骨皮质板（乙状窦板）侵蚀是鉴别急性骨疡性乳突炎和急性非骨疡性乳突炎的最敏感和最特异的 CT 表现
- CT 显示中耳及乳突气房密度增高伴乳突间隔破坏

CT 表现

- NECT：乳突密度增高伴乳突间隔侵蚀
- CECT：中耳和乳突的炎性组织强化

MR 表现

- 增强后 T1WI 显示炎性碎片弥漫性强化（与之相比较的是胆脂瘤并不强化）
- T2WI：弥漫性高信号（液体信号）
- 增强后 T1WI 评估所有伴随的并发症最佳
- MR 静脉造影（MRV）对明确乙状窦是否通畅非常重要

推荐的影像学检查

- 高分辨 CT 可作出诊断
- 如果怀疑伴有局部并发症，采用 MR 最好
- 放射学医师必须评估每个患者可能伴发的并发症
  - 骨膜下脓肿、乙状窦血栓形成、脑膜炎和脑脓肿、Bezold 脓肿、迷路炎和岩尖炎

鉴别诊断：乳突间隔破坏

不对称乳突气房的急性中耳炎

- 中耳及乳突密度增高
- 先天性大乳突气房和乳突气房不对称
- 骨质边缘完整，无破坏性改变

获得性胆脂瘤

- 起源于中耳
- 中耳腔内听小骨破坏
- 胆脂瘤通过破坏的间隔累及乳突气房内

病理

概述

- 一般病理特征

    - 长期感染引起充血、静脉淤滞和破骨活动增强
- 相关解剖
    - 骨膜下脓肿
        - 常为耳后骨膜下脓肿，继发于此区域的骨小梁较细的骨的炎症
        - 如果炎症沿着颧弓根部蔓延，可表现为耳前骨膜下脓肿
- 病因及发病机制
    - 引起骨膜下脓肿的细菌包括
        - 肺炎链球菌（有些为耐药性）
        - 流感嗜血菌
        - 化脓性链球菌
    - 霉菌性疾病：对免疫缺陷的患者（尤其是 HIV 患者）应该考虑侵袭性曲霉菌病

大体病理及手术所见

- 骨髓炎和软组织炎症伴融合的乳突气房内积脓
- 乳突内积脓可累及邻近结构

镜下特点

- 常不能培养出致病细菌
    - 因患者已用多种抗生素治疗

临床要点

临床表现

- 常见症状/体征：耳痛
- 其他症状
    - 发热（常较明显）
    - 耳后肿胀

自然病程

- 在抗生素后时代，很少再出现并发症

治疗

- 抗生素
- 鼓膜切开术
- 病变切开和引流

- 越来越有必要行乳突切除术
    - 因为耐药性细菌越来越多

预后

- 除非发生了并发症，一般预后很好

参考文献

1. Zapalac JS et al: Suppurative complications of acute otitis media in the era of antibiotic resistance. Arch Otolaryngol Head Neck Surg 128:660-3, 2002
2. Antonelli PJ et al: Computed tomography and the diagnosis of coalescent mastoiditis. Otolaryngol Head Neck Surg 120:350-4, 1999
3. Castillo M: Imaging of Bezold's abscess. AJR 171:1491-5,1998

炎症后听小骨侵蚀

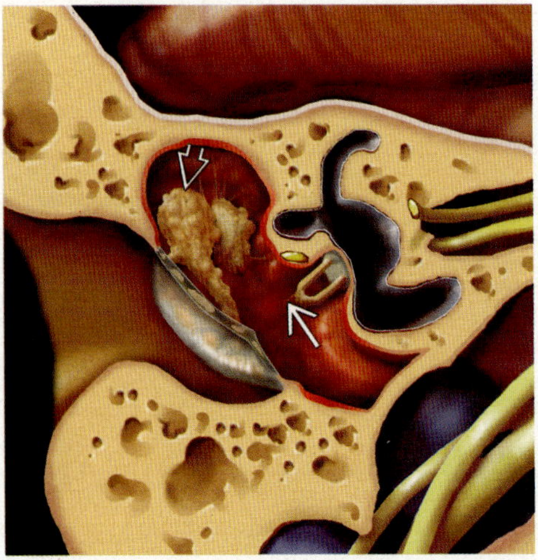

炎症后听小骨侵蚀。右侧颞骨冠状面示意图显示慢性中耳炎导致砧骨长脚和镫骨头（箭）破坏。也可见残留的听小骨（空箭）上有炎性新生骨形成和鼓室硬化症

要点

- 同义词：继发于慢性中耳炎的听小骨破坏
- 定义：有长期慢性中耳炎（COM）病史的患者虽没有胆脂瘤，但听骨链（OC）呈侵蚀性改变
- 典型影像学表现：OC 部分缺如
  - 砧骨远端缺如最常见
  - 任何听小骨都可受累
- 临床和 CT 检查都是很常见的病变
- 进行放射学诊断需具有较好的与正常听小骨 CT 表现有关的解剖基础
- 临床：炎症后传导性耳聋（CHL）
- 病理学及病理生理学机制
  - 由于镫骨的供血血管较细，因此它是 OC 中最易受损的部分

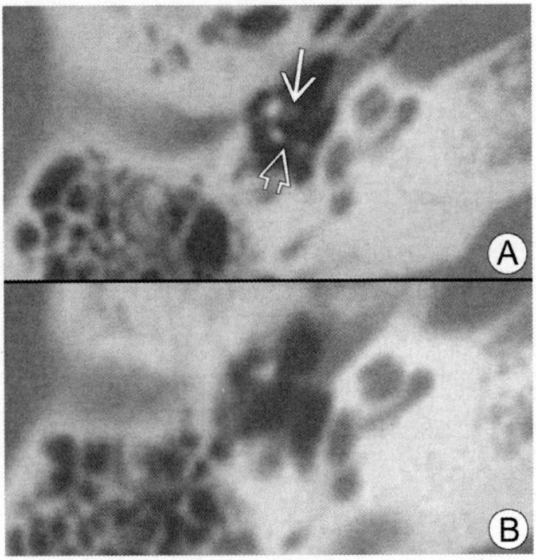

炎症后听小骨侵蚀。(A) 正常的 2 条"平行线"：前面一条线为鼓膜张肌腱(箭)和锤骨颈；后面一条线为豆状突(空箭)、砧镫关节和镫骨头。(B) 2 条"平行线"后部缺如＝砧骨长脚、豆状突和镫骨头缺失

- 病理生理学改变可能是缺血性坏死
- 许多酶如酸性磷酸酶也参与

影像学表现

一般影像特征

- 最佳影像线索
  - OC 部分缺如
  - 常没有周围的炎性碎片
- 常见的 CT 表现；容易忽略

CT 表现

- OC 部分缺如，但没有炎性碎片
- 横断面 CT 表现
  - 正常的 2 条"平行线"中的后面一条线缺如
    - 2 条"平行线"＝前面一条线为鼓膜张肌腱-锤骨颈；后

面一条线为豆状突、砧镫关节和镫骨头
  - 砧镫关节（ISJ）可能被纤维组织取代
    - 横断面 CT 表现为 ISJ “增宽”
- 冠状面 CT 表现
  - 砧骨长脚缺如
  - “L” 的垂直部分缺失
    - “L” =砧骨长脚为垂直线，而豆状突为水平线
- 硬化型乳突常见
  - 咽鼓管功能失调
  - 在乳突形成期间有慢性中耳炎

推荐的影像学检查
- 中耳的横断面和冠状面薄层 CT
  - 卵圆窗横断面叠加扫描是必要的检查方法
- CECT：增强扫描对诊断无作用
- MR 对诊断无作用

鉴别诊断：听小骨局部缺失

先天性听小骨畸形（COD）
- 非常罕见，尤其是单独发生更少见
- 儿童传导性耳聋
- 常伴有外耳道闭锁
- 一般局限于一个鳃弓
  - 外侧 OC（第一鳃弓）：锤骨和砧骨
  - OC 远端（第二鳃弓）：镫骨

伴听小骨侵蚀的胆脂瘤
- 为常见病变
- 伴非坠积性软组织肿块
- 可见鼓膜（TM）穿孔或伴 TM 退缩呈袋状
  - 临床医师已经注意有胆脂瘤存在

术后听小骨缺失
- 常有乳突切除术的改变
- 治疗窗型耳硬化症的镫骨切除术是最常见原因

病理

概述

- 一般病理特征
  - 早期包括骨膜炎和骨炎
  - 随后发生的破骨和脱钙导致骨质缺失
- 听小骨链的解剖
  - 横断面 CT：在上鼓室呈“冰淇淋圆锥”
    - 前面的冰淇淋＝锤骨头
    - 后面的圆锥＝砧骨体/短脚
  - 横断面 CT：在中鼓室呈两条“平行线”
    - 前面一条线＝鼓膜张肌腱和锤骨头
    - 后面一条线＝砧骨豆状突、ISJ 和镫骨头
  - 冠状面 CT：在中鼓室听小骨链呈“L”
    - 垂直方向的线为砧骨长脚
    - 水平方向的线为砧骨豆状突
- 病因及发病机制
  - 长期的慢性中耳炎引起此病
  - 原发性病理生理学假说是破骨活动后的骨质炎症形成的
    - 破骨的定义是骨组织的吸收和破坏
  - 继发性病理生理学假说
    - 听小骨侵蚀是中耳炎相关的酶活动所形成的

临床要点

临床表现

- 主要症状为传导性耳聋
- 有慢性中耳炎病史，但耳镜检查没有发现软组织肿块
- 慢性中耳炎病史不明确
- 鼓膜可能愈合，诊断较困难

治疗

- 需要行探查性鼓膜切开术和听小骨重建
- 手术重建听小骨链
  - 在锤骨柄和镫骨头之间建立连接

  - 在鼓膜和镫骨头之间建立连接
- 另外一种方法是采用“袖状”技术
  - 在这种手术中，把骨皮质植入体放置到锤骨残端上方并与镫骨头相连接

预后

- 与听小骨缺失的严重程度相关
- 手术修复效果不确定

参考文献

1. Swartz JD et al: Imaging of the Temporal Bone, Thieme, Inc., Ch. 3, 1998
2. Lemmerling MM: Normal and opacified middle ears: CT appearance of the stapes and incudostapedial joint. Radiology 203:251-6, 1997
3. Mills RP: Physiological reconstruction of defects of the incus long process. Clin Otolaryngol 21:499-503, 1996

鼓室硬化症

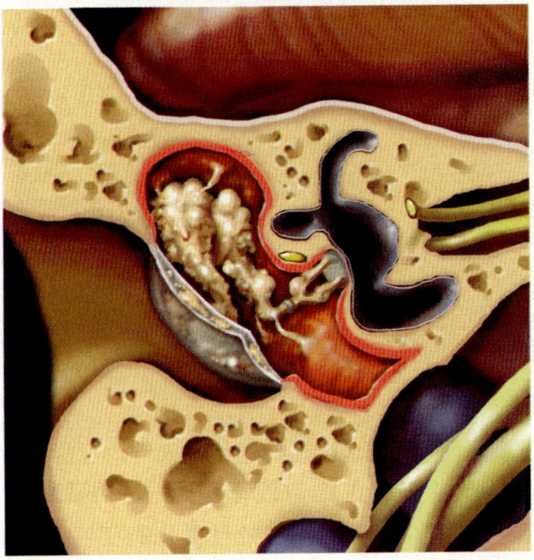

继发于慢性中耳炎的鼓室硬化症。中耳的冠状面示意图显示炎症后骨化包绕听小骨，悬韧带增厚并包埋在鼓膜内。很容易明白为什么这种病变会出现传导性耳聋

要点

- 同义词：慢性中耳炎的局部钙化
- 定义：中耳腔内钙化灶形成，是慢性中耳炎（COM）的一种表现
- 典型影像学表现
  - CT 显示部分密度增高的中耳腔内有高密度病灶
  - 高密度病灶可见于鼓膜、听小骨周围区、卵圆窗或圆窗
- 其他要点
  - 特征的临床表现
    - 一般有较长时间的慢性中耳炎病史
    - 传导性耳聋与慢性炎性病变的程度不成比例
  - 钙化碎片（真正的鼓室硬化症）是 CT 表现为高密度病灶的原因

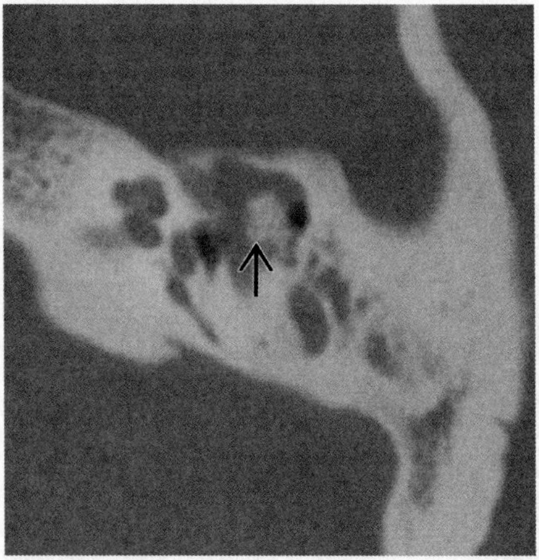

继发于慢性中耳炎的鼓室硬化症。左耳的横断面 CT 显示锤砧复合体被片状的多灶性骨化病变包绕，导致听小骨显示模糊（箭），慢性中耳炎的标志是鼓室上隐窝密度增高

影像学表现

一般影像特征

- 最佳影像线索
  - 听小骨链周围高密度病灶伴部分或整个中耳乳突密度增高

CT 表现

- 中耳-乳突多发钙化灶
  - 卵圆窗（OW）受累不少见
    - 指镫骨周围呈“帐篷状”改变
    - 如果仅累及 OW，则不易与窗型耳硬化症相鉴别
  - 鼓室硬化症其他常见的发病部位
    - 鼓膜
    - 听小骨近端
- 慢性中耳炎的 CT 表现
  - 在中耳及乳突内可见密度不均匀的软组织影（炎性组织）

    - 骨质无受侵改变（与胆脂瘤相比）
  - 乳突发育不良和气化差

MR 表现

- 无
- 除非伴有侵袭性胆脂瘤，否则不是 MR 的适应证

推荐的影像学检查

- 颞骨薄层横断面和冠状面 CT 平扫是最佳的影像检查方法
- 卵圆窗的横断面叠加扫描尤其有用
- MR 对一般患者没有作用

鉴别诊断：中耳-乳突局灶性高密度灶

窗型耳硬化症（FO）

- 闭塞型 FO 可与单独的卵圆窗鼓室硬化症相似
- FO 一般位于卵圆窗前部
  - 卵圆窗弥漫钙化更可能是鼓室硬化症
  - “闭塞性病变”表现相同

获得性胆脂瘤

- 软组织肿块伴听小骨缺失和/或骨侵蚀
- CT 显示慢性中耳炎的改变
- 很少伴钙化灶（鼓室硬化症）

病理

概况

- 一般病理特征
  - 似乎是反复炎症损害的愈合反应
  - 病变常在静止期发生
  - 由胶原纤维融合形成
    - 由于钙盐或磷酸盐结晶的沉着，纤维变硬
  - 鼓膜受累较常见
    - 鼓膜单独受累较常见
- 病因及发病机制
  - 中耳乳突腔多个病灶内有弥漫的透明样变性以及钙盐和磷

    酸盐结晶沉积
  ○ 随后发生钙化的白垩沉积物
- 流行病学
  ○ 大约10%的慢性化脓性中耳炎患者发生鼓室硬化症
  ○ 约2%的患者同时伴中耳胆脂瘤

大体病理及手术所见

- 炎性碎屑将听小骨、鼓膜及韧带固定在中耳鼓室壁

镜下特点

- 以前发生透明样变的粘膜骨膜钙化
- 呈“洋葱皮样”层状排列

临床要点

临床表现

- 常见临床症状：传导性耳聋
- 其他症状或体征
  ○ 耳镜：鼓膜增厚伴或不伴鼓室硬化斑块
    ▪ 无胆脂瘤
- 人口统计学
  ○ 诊断时平均年龄为35岁
- 既往病史
  ○ 长期的慢性中耳炎病史

治疗

- 进行上鼓室切开术和听小骨松解术，或者行鼓室上隐窝旁路术
- 置入假体或者同种异体植入物
  ○ 主要根据病变的范围决定
  ○ 当发生窗型鼓室硬化症时，镫骨切除术后的假体植入术效果不佳

预后

- 与慢性中耳炎的严重程度有关
- 与没有鼓室硬化症的患者相比，伴鼓室硬化症的慢性中耳炎患者手术效果相对较差

参考文献

1. Albu S et al: Surgical treatment of tympanosclerosis. Am J Otol 21:631-5, 2000
2. Asiri S et al: Tympanosclerosis: Review of literature and incidence among patients with middle-ear infection. J Laryngol Otol 113:1076-80, 1999
3. Lemmerling MM et al: Normal and opacified middle ears: CT appearance of stapes and incudostapedial joint. Radiology 203:251-6, 1997

鼓膜松弛部获得性胆脂瘤

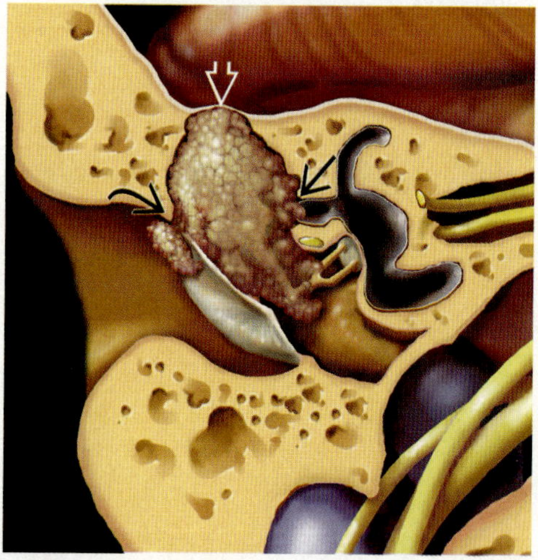

鼓膜松弛部获得性胆脂瘤。右侧颞骨冠状面示意图显示一个较大的胆脂瘤从鼓膜松弛部穿孔处穿出，鼓室盾板变钝消失（弯箭），鼓室盖（空箭）变薄，外半规管（箭）骨皮质受侵

要点

- 同义词：“鼓膜上隐窝”或“Prussak 间隙”胆脂瘤
- 定义：发生于 Prussak 间隙；层状的鳞状上皮细胞内有脱落的角质
- 鼓膜（TM）松弛部是 TM 的上部分，较小，又称为 Shrapnell 膜
  - 鼓膜松弛部退缩呈袋状和穿孔容易形成 Prussak 间隙胆脂瘤
- 位于鼓膜上隐窝后外侧的中耳肿块，听小骨向内侧移位
- 胆脂瘤的最常见类型，约占所有获得性胆脂瘤的 80%

影像学表现

一般影像特点

- 最佳影像线索：Prussak 间隙内肿块，听小骨向内侧移位，伴

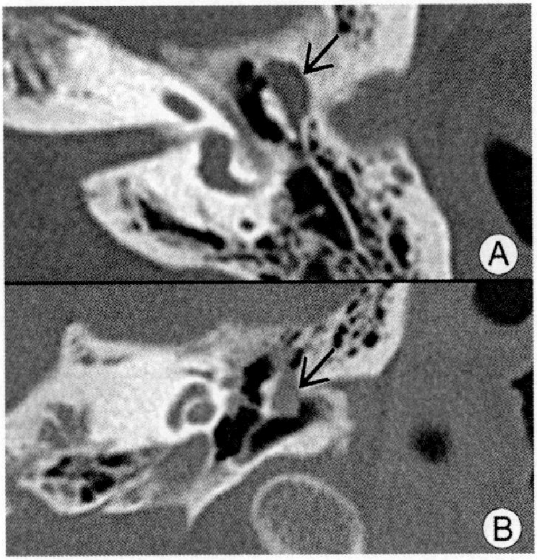

鼓膜松弛部获得性胆脂瘤。（A）横断面 CT 显示 Prussak 间隙内胆脂瘤（箭），伴锤骨和砧骨外侧缘受侵。（B）冠状面 CT 显示胆脂瘤源于 TM 松弛部，当病变进入 Prussak 间隙时，鼓室盾板（箭）变钝消失。

鼓室盾板或中耳外侧壁骨侵蚀

CT 表现

- Prussak 间隙内软组织肿块（位于鼓膜上隐窝壁内侧、锤骨头和砧骨体外侧以及锤骨外韧带的上方）
  - 可向后外延伸到乳突窦入口并进入乳突窦内
- 儿童可向下延伸至中耳后隐窝
- 鼓室盾板受侵较常见
- 窦入口可扩大或鼓膜上隐窝外侧壁变形
- 70%患者听小骨受侵，其中砧骨长脚最易受侵
  - 砧骨体及锤骨头也可受侵

MR 表现

- T1WI 及 T2WI：中耳肿块，与脑脊液（CSF）信号相等
- 增强后 T1WI：低信号肿块，除周围边缘肉芽组织强化外，其余无强化
- 如果鼓室盖受侵，采用冠状面 MRI 排除颅内受累

- 增强后 T1WI：骨质缺损处的硬脑膜强化

推荐的影像学检查

- 颞骨 HRCT 平扫是首选检查方法
- 冠状面 CT 显示 Prussak 间隙肿块、鼓膜上隐窝和鼓室盾板最佳
- 如考虑有脑膨出、颅中窝感染或胆脂瘤向颅内延伸时，应采用包括冠状面在内的增强后 MR 扫描

鉴别诊断：中耳鼓室肿块

鼓膜紧张部胆脂瘤

- 较鼓膜松弛部胆脂瘤少
- 鼓膜后上方穿孔所致
- 常有鼓室窦及面神经隐窝受累
- 听小骨受压外移

先天性中耳胆脂瘤

- 仅 2%的胆脂瘤为先天性
- 完整鼓膜后的局灶性肿块
- 听小骨受侵

中耳胆固醇肉芽肿

- TM 完整
- 听小骨受侵和骨质侵蚀与胆脂瘤相似
- 增强后 T1WI 呈高信号

鼓室球瘤

- 耳蜗岬的局灶性肿块，不伴听小骨受侵或骨质侵蚀
- 鼓膜完整和鼓膜后搏动性血管肿块

病理

概况

- 一般病理特征
  - 胆脂瘤的产生源于中耳负压，导致 TM 退缩呈袋状
  - 潮湿和上皮细胞脱落形成内陷的小袋，内充填着表皮样碎屑

- 脱落的鳞状上皮长入胆脂瘤
- 继发学说：TM 穿孔导致鳞状上皮从 TM 表面蔓延到中耳，形成胆脂瘤
- 底线：TM 的穿孔或退缩导致中耳内层状的鳞状上皮细胞堆积

- 病因及发病机制
  - TM 的穿孔或退缩导致中耳内层状的鳞状上皮细胞堆积
- 流行病学
  - 中耳/乳突最常见的病变

大体病理及手术所见

- “珍珠瘤”，由软的、蜡样的白色物质构成

镜下特点

- 与表皮样囊肿相同
- 层状的鳞状上皮细胞伴进行性角化物脱落，内富含胆固醇结晶

临床要点

临床表现

- 主要症状：慢性耳漏和传导性耳聋
- 其他症状：反复的或慢性中耳感染，如外半规管缺损，可出现眩晕
- 耳镜检查：TM 前上象限松弛部退缩呈袋状、穿孔或珍珠样白色肿块

自然病程

- 胆脂瘤进行性增大，伴有周围结构包括听小骨链、听囊和半规管、鼓室盖破坏及横窦受侵
- 晚期并发症：面神经受累、静脉窦血栓形成和颅内蔓延扩散

治疗

- 手术的目的是彻底根除胆脂瘤和感染
- 次要目的是保留听力或听力恢复
- 手术包括乳突切除术、乳突窦和外耳道之间形成一个共同的腔以及鼓膜和听小骨重建

预后

- 复发率＝6％～8％
- 小胆脂瘤：乳突根治术效果好，且能保留正常的听力
- 大胆脂瘤：可遗留传导性耳聋

参考文献

1. Watts S et al: A systematic approach to interpretation of computed tomography scans prior to middle ear cholesteatoma. J Laryngol Otol 114:248-53, 2000
2. Vartiainen E et al: Long-term results of surgical treatment in different cholesteatoma types. Am J Otol 14:507-11, 1993
3. Swartz JD: Cholesteatomas of the middle ear: Diagnosis, etiology and complications. Radiol Clin North Am 22:15-35, 1984

鼓膜紧张部获得性胆脂瘤

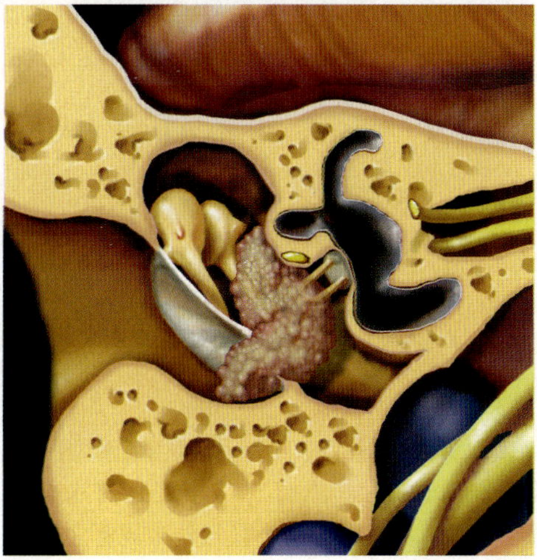

鼓膜紧张部获得性胆脂瘤的冠状面示意图。TM 下 2/3 退缩呈袋状或常有穿孔。胆脂瘤向后上方生长，位于听小骨内侧，听小骨向外侧移位

要点

- 同义词：角化瘤，窦或次级获得性胆脂瘤
- 定义：TM 下方紧张部穿孔或退缩呈袋状处层状的鳞状上皮内有脱落角质的局灶性堆积
- 典型影像学表现：突入听小骨内侧的中耳腔后部的侵蚀性肿块
- 其他要点
  - 常有中耳炎病史
  - 占所有胆脂瘤的不到 20%

影像学表现

一般影像特征

- 最佳影像线索：后鼓室侵蚀性肿块，可累及鼓室窦、面隐窝、乳突窦入口和/或乳突窦

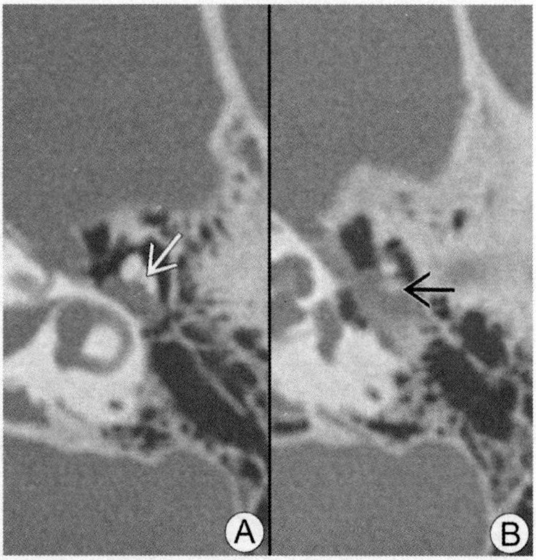

鼓膜紧张部获得性胆脂瘤。(A) 经过前庭层面的横断面 CT 显示病变楔在听小骨与外半规管之间。砧骨内侧面(白箭)受侵。(B) 下方层面 CT 显示中鼓室后下部的胆脂瘤，砧骨短脚的下面受侵

- 部位：鼓室腔的后部和下部
- 蔓延方向：向后内蔓延到听小骨内侧和/或通过窦入口进入乳突窦

CT 表现

- 小病变表现为累及鼓室窦和面隐窝的软组织肿块
- 大病变侵犯乳突，窦入口扩大
  - 听小骨外移
  - 从内向外破坏听小骨
- 听小骨受侵常见
  - 砧骨长脚、镫骨结构和锤骨柄最易受累

MR 表现

- T1WI 和 T2WI：中耳肿块与脑脊液(CSF)信号相等
- 增强后 T1WI：边缘强化的肿块
  - 如果鼓室盖受侵，增强后冠状面 T1WI 显示骨质缺损处的硬脑膜强化

推荐的影像学检查

- 颞骨横断面和冠状面 CT 是首选检查方法
- 只有当 CT 怀疑脑膨出、颅中窝感染或颅内胆脂瘤时，才采用增强后 T1WI 来显示

鉴别诊断：中耳鼓室肿块

先天性中耳胆脂瘤

- 耳镜：完整 TM 后的白色肿块
- CT：像鼓膜紧张部胆脂瘤一样位于鼓室后方
- 增强后 MR：边缘强化的中耳肿块

鼓膜松弛部获得性胆脂瘤

- 耳镜：鼓膜松弛部穿孔或退缩呈袋状
- CT：Prussak 间隙内肿块伴鼓室盾板破坏；听小骨受压向内侧移位
- 增强后 T1WI：边缘强化的中耳肿块

中耳胆固醇肉芽肿

- 耳镜：完整 TM 后蓝色肿块
- CT：听小骨和骨质破坏与胆脂瘤相似
- T1WI：中耳高信号肿块

鼓室球瘤

- 耳镜：完整 TM 后樱桃红色的搏动性肿块
- CT：耳蜗岬的肿块，无听小骨或骨质破坏
- 增强后 T1WI：实质部分明显强化

病理

概况

- 一般病理特征
  - 病理学家把任何部位发生的角化层状鳞状上皮细胞堆积都称为胆脂瘤
  - 获得性鼓膜松弛部及紧张部胆脂瘤、先天性中耳鼓室及岩尖胆脂瘤相同
    - 甚至包绕脑组织的脑池表皮样囊肿也是胆脂瘤

- 胚胎学及解剖学基础
  - TM 紧张部是指张力高的鼓膜下 2/3 部分
- 病因及发病机制
  - TM 紧张部穿孔/凹陷形成紧张部胆脂瘤
  - 导致中耳后部层状鳞状上皮细胞堆积
  - 病变增大可侵蚀听小骨和鼓室壁
    - 伴感染时，酶性骨质吸收更严重，导致骨质进一步破坏
- 流行病学
  - 占所有中耳胆脂瘤的 10%～20%

大体病理及手术所见

- 术中见“珍珠瘤”
- 边界清楚、软、蜡样的白色肿块

镜下特点

- 层状的鳞状上皮细胞伴进行性角化物脱落，内富含胆固醇结晶

临床要点

临床表现

- 常见症状/体征：传导性耳聋
- 其他症状
  - 慢性、间断性耳漏，可伴恶臭
  - 复发性或慢性中耳感染
  - 眩晕（外半规管缺损）
- 耳镜检查
  - TM 紧张部凹陷呈袋状、穿孔或可见到胆脂瘤

自然病程

- 进行性增大，症状越来越复杂

治疗

- 手术切除胆脂瘤需要进行乳突切除术，在乳突窦和外耳道之间建立一个共同的腔
- 鼓膜和听小骨重建恢复听力

预后

- 复发率～10%

- 小病变：根治术效果好，可保留正常的听力
- 大病变：可能会遗留传导性耳聋

参考文献

1. Watts S et al: A systematic approach to interpretation of computed tomography scans prior to middle ear cholesteatoma. J Laryngol Otol 114:248-53, 2000
2. Vartiainen E et al: Long-term results of surgical treatment in different cholesteatoma types. Am J Otol 14:507-11, 1993
3. Swartz JD: Cholesteatomas of the middle ear: Diagnosis, etiology and complications. Radiol Clin North Am 22:15-35, 1984

鼓室壁胆脂瘤

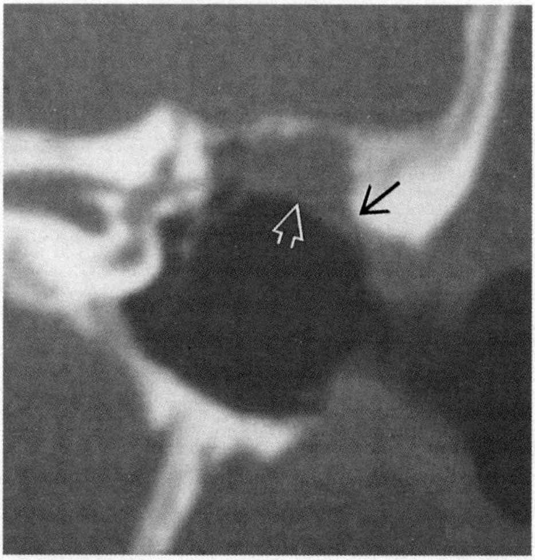

鼓室壁胆脂瘤。左耳冠状面 CT 示中耳腔明显扩大并与乳突窦相通。鼓室盾板（箭）消失，鼓膜延伸到鼓室上隐窝顶（空箭）的鼓室壁胆脂瘤内。以前未行手术

要点

- 同义词：乳突自切术，不典型的胆脂瘤壳
- 定义：较大的中耳乳突内获得性胆脂瘤内容物经鼓膜穿孔处挤出或突破进入外耳道（EAC）后残留的侵蚀性胆脂瘤膜
  - 中耳、鼓室上隐窝和乳突窦扩大
  - 听小骨链破坏
  - 鼓室盾板侵蚀
- 典型影像学表现
  - CT 显示中耳乳突腔呈“挖空征”及沿着腔壁分布的残留的胆脂瘤外壳
  - 影像表现与乳突切除术的缺损相似，但缺乏中耳乳突切除术的病史＝“乳突自切术”

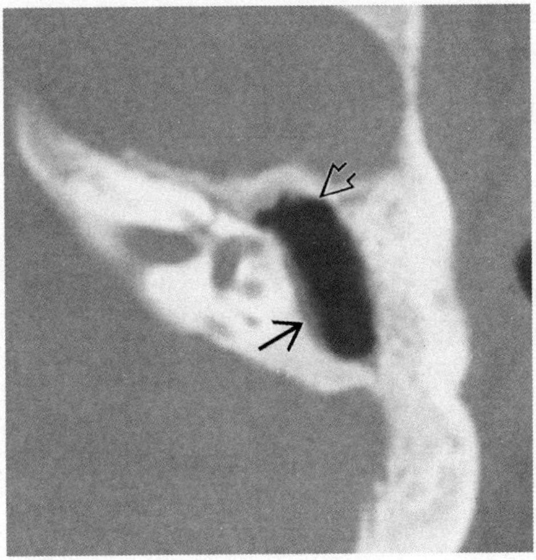

鼓室壁胆脂瘤。左侧颞骨横断面 CT 示乳突窦扩大并延伸至扩大的上鼓室（空箭）。可见被覆乳突腔的软组织“壳”（箭）。这是较大的中耳-乳突胆脂瘤通过外耳道流出后而残留的鼓室壁胆脂瘤

影像学表现

一般影像特征

- 最佳影像线索
  - 没有乳突切除术病史，但表现为“乳突切除术”腔及沿着腔壁分布的厚薄不均的软组织增厚影

CT 表现

- 连接中耳与乳突窦的共同的腔
- 听小骨常破坏
- 鼓室盾板明显变钝或消失
- 常有迷路瘘
  - 外半规管最常受累
  - 大病变可使内耳的任何结构形成瘘

MR 表现

- 除并发脑膜炎、蜂窝织炎或脑脓肿外，一般不用 MR

推荐的影像学检查

- 颞骨横断面和冠状面 CT
- 并发深部感染或脑膨出时应用 MR

鉴别诊断：中耳乳突腔增大

融合性乳突炎

- 中耳腔未扩大
- 急性感染时乳突蜂房融合
- 中耳和乳突窦完全不透光

乳突切除术

- 乳突腔的后外侧壁缺如
- 明确的手术史

病理

概况

- 一般病理特征
  - 仅残留的胆脂瘤“线”可用来进行病理评估
- 病因及发病机制
  - 中耳乳突腔内首先形成大的获得性胆脂瘤
  - 胆脂瘤内容物通过鼓膜穿孔处或直接侵蚀排出到 EAC
  - 鼓室壁胆脂瘤是胆脂瘤内容物排出后残留的侵蚀性胆脂瘤膜
  - 一种假设是瘤腔的继续生长继发于鼓室壁胆脂瘤与乳突腔交界处的酶活动

大体病理及手术所见

- 环形软组织影沿着扩大的乳突腔壁分布

镜下特点

- 角化的层状鳞状上皮细胞覆盖的腔是诊断胆脂瘤的要点
  - 特点：侵袭性角化的层状鳞状上皮和边缘的肉芽组织

临床要点

临床表现

- 最常见的临床症状：重度传导性耳聋

- 其他临床表现
  - 长期的慢性中耳乳突炎
  - 耳漏
- 病史
  - 患者主诉可能有块状物质“从耳内掉出”
  - 没有乳突切除术病史

治疗

- 乳突切除术范围根据病灶大小和范围来确定
  - 切除覆盖中耳乳突腔壁的组织是非常必要的
  - 听小骨重建

预后

- 由于听小骨完全消失和中耳乳突腔骨壁侵蚀，听力恢复很困难

参考文献

1. Swartz JD et al: Imaging of the Temporal Bone. Thieme, Inc., Chapter 3 1998.
2. Aberg B et al: Clinical characteristics of cholesteatoma. Am J Otolaryngol 12:254-8, 1991
3. Nardi PF et al: Unusual cholesteatoma shell: CT findings. JCAT 12:1084-87, 1988

中耳胆固醇肉芽肿

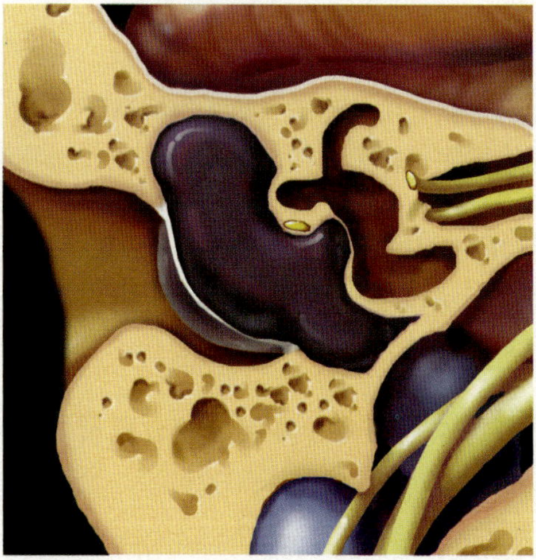

中耳胆固醇肉芽肿。示意图示中耳腔内充满深蓝色肿块伴听小骨消失。病变充满中耳腔，但没有外半规管或鼓室盖骨侵蚀。耳镜检查显示鼓膜后“血管性肿块”，容易误认为颈静脉球骨质缺损

要点

- 同义词：胆固醇囊肿，“巧克力耳”
- 定义：中耳腔内反复出血的特殊肉芽组织
- 典型影像学表现
  - CT：中耳和/或乳突腔内边缘光滑的膨胀性生长的肿块
  - MR：T1WI 及 T2WI 均为高信号
- 中耳乳突腔胆固醇肉芽肿（CG）远比罕见的岩尖 CG 常见
- 临床检查：“蓝色鼓膜”和传导性耳聋

影像学表现

一般影像特征

- 最佳影像线索：T1WI 呈高信号
- 早期的小 CG：肿块位于中耳乳突腔内，无骨质重塑变形或听

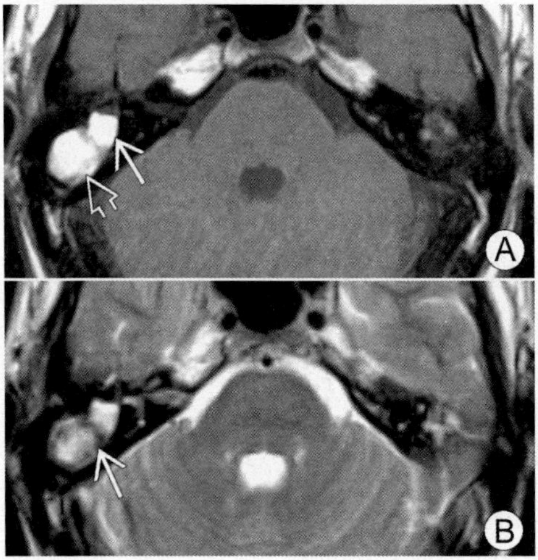

中耳胆固醇肉芽肿。（A）横断面 T1WI 显示中耳（箭）和乳突（空箭）内呈分叶状的高信号胆固醇肉芽肿。(B) 与 A 为同一层面的横断面 T2WI 也显示大部分 CG 呈高信号。病变内的低信号区（箭）代表含铁血黄素沉着区

小骨消失

- 晚期的大 CG：膨胀性生长的病变，周围骨质凹陷；听小骨消失和其他骨质凹陷

CT 表现

- 中耳乳突腔密度增高
- 膨胀性骨质改变和听小骨侵蚀

MR 表现

- 特征性表现为 T1WI 及 T2WI 均呈高信号
- T1WI 呈高信号是正铁血红蛋白的顺磁性效应所致
  - 正铁血红蛋白是胆固醇结晶周围少量出血产生的血红蛋白降解产物
- 在肿块边缘或内部的极低信号影＝含铁血黄素沉着区

鉴别诊断：血管样表现的中耳腔内肿块

颈静脉球骨质缺损

- 肿块与颈静脉球外上部分相延续

颈内动脉异位

- 通过扩大的鼓室下部小管进入中耳的管状“肿块”
- 通过耳蜗岬后与前内侧的颈内动脉（ICA）岩骨水平段再相连

慢性中耳炎伴出血

- 充满中耳乳突腔的炎性组织和血液，不伴膨胀性骨质改变

外伤后鼓室积血

- 有明确外伤史；伴骨折

外伤后或术后脑膨出

- 术中所见与 CG 非常相似
- 影像表现为鼓室盖缺损伴脑组织疝入中耳或乳突腔

副神经节瘤

- 鼓室球瘤：局限于耳蜗岬
- 颈静脉鼓室球瘤：从下方的颈静脉孔到中耳腔底呈浸润型骨质改变

病理

概况

- 病因-发病机制（目前的假说）
  - 慢性中耳炎、胆脂瘤或以前手术阻塞了中耳气房和/或乳突气房，导致这些气房呈负压
  - 气压减低引起粘膜充血水肿导致血管破裂和出血
  - 红细胞降解为胆固醇结晶并激发多核异物巨细胞产生刺激性反应，继而导致炎性反应和小血管增生以及随后发生的血管破裂
  - 反复出血形成的肉芽组织发展为中耳和/或乳突内膨胀性的病变
- 流行病学
  - 中耳 CG 远比岩尖 CG 常见

大体病理及手术所见

- 含陈旧出血和胆固醇结晶、充满褐色液体、有纤维包膜的囊性肿块
- 把液体描述为“曲柄轴箱油”

镜下特点

- 红细胞
- 于包埋在纤维结缔组织中的胆固醇结晶周围可见多核巨细胞
- 充满含铁血黄素的巨噬细胞、慢性炎性细胞和血管

临床要点

临床表现

- 主要临床症状：缓慢渐进性的传导性耳聋
- 其他症状：搏动性耳鸣，“耳部外压感”
- 耳镜检查：非搏动性蓝色凹陷鼓膜＝“蓝色鼓膜”

自然病程

- CG 生长速度快慢不一
  - 主要由病变内少量出血的发生频率和严重程度决定
- 大多数生长数十年，在慢性中耳炎首次发作后多年才出现症状

治疗

- 首选治疗方法为手术切除壁和内容物

预后

- 由于手术容易切除中耳 CG，因此，其复发率明显低于岩尖 CG

参考文献

1. Campos A et al: Cholesterol granuloma of the middle ear: Report of 5 cases. Acta Otorhinolaryngol Belg 50:125-9, 1996
2. Martin N et al: Cholesterol granuloma of the middle ear cavities: MR imaging. Radiology 172: 521-5, 1989
3. Palva T et al: Large cholesterol granuloma cysts in the mastoid. Arch Otolaryngol 111:786-91, 1985

颈内动脉异位

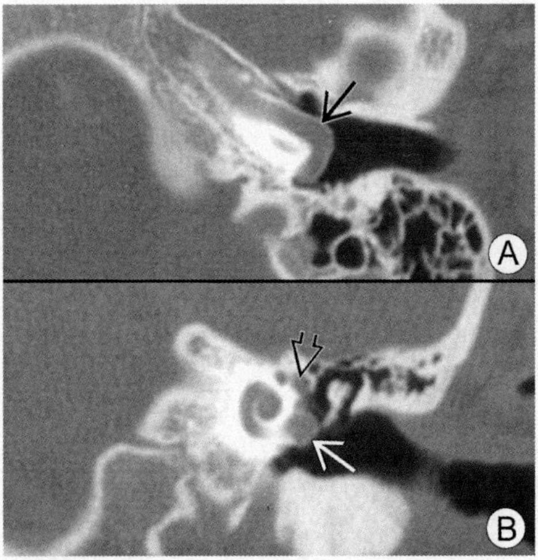

颈内动脉异位的 CT 表现。（A）横断面 CT 显示环绕耳蜗岬下方呈弓形的管状肿块（箭）。（B）冠状面 CT 显示颈内动脉异位表现为位于耳蜗岬（箭）的圆形肿块，面神经鼓室段明显增粗（空箭）提示伴有永存镫骨动脉。棘孔缺如的图像未列出

要点

- 定义：颈内动脉异位（AbICA）＝在胚胎发育期间颈部的 ICA 退化形成的先天性血管异常
- 典型影像学表现：AbICA 从下方进入中耳腔后部，当它经过中耳腔时环绕耳蜗岬，然后汇入水平段的后外侧缘
- 这种血管样表现的鼓膜后病变耳镜表现与鼓室球瘤和颈静脉鼓室球瘤相似
- 影像医师必须正确作出影像学诊断并纠正临床诊断为副神经节瘤的错误
- 如果诊断错误而行活检会引起灾难性后果！

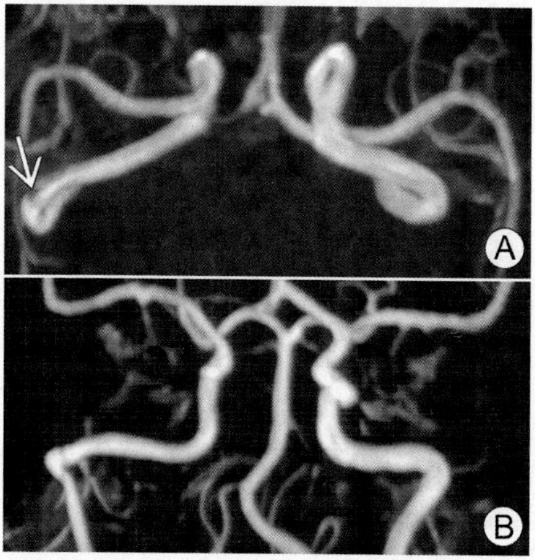

AbICA 的 MRA 表现。(A) Willis 环的下面观，与左侧 ICA 相比，右侧的 AbICA 位置偏后和偏外。不规则的管腔（箭）表明为活检的部位！(B) 右侧AbICA 的前面观，AbICA 呈反“7”字表现

影像学表现

一般影像特征

- 最佳影像线索：AbICA 的管状走行特点
- 从后向前穿过中耳腔的管状病变
- 正常岩尖 ICA 垂直段缺如

CT 表现

- 根据 AbICA 的 CT 表现可确诊
- AbICA 通过增大的下方鼓室小管进入中耳腔后部
- 病变向前绕过耳蜗岬后，通过颈动脉管缺损处汇入颈内动脉管水平段
- 有时汇入颈内动脉管水平段处狭窄，可引起搏动性耳鸣
- AbICA 常伴镫骨动脉异位
  - 面神经鼓室段前部明显增粗
  - 棘孔缺如
- 冠状面 CT 显示位于耳蜗岬的圆形软组织密度影

- 单层图像似副神经节瘤，易混淆
- 多层图像可显示病变的管状特征

MRA 和血管造影表现

- 常规 MR 不易鉴别 AbICA
- 骨质由于缺少运动质子而呈低信号，与 AbICA 血流低信号之间缺乏信号对比，MR 很难诊断
- MRA 原始图像和投影像显示病变的异位特征
  - 两侧比较显示：与正常的对侧相比，AbICA 进入颅底的位置偏后和偏外
  - 正位投影像显示：左右侧 AbICA 形态不同，右侧 AbICA 像一个正“7”，左侧 AbICA 像一个反“7”（译者注：原文可能有错，应该是右侧像反“7”，左侧像正“7”）
- 不再需要血管造影确诊

推荐的影像学检查

- 仅颞骨骨算法重建 CT 就可确诊
- 如果行 MR 检查，MRA 原始图像和投影像可诊断

鉴别诊断：鼓膜后血管性肿块

颈静脉球骨质缺损

- 乙状窦板局部缺如
- 像从颈静脉球外上侧“长出”的一个肿块突入鼓室腔

中耳胆固醇肉芽肿

- 常与获得性胆脂瘤 CT 表现相同
- 平扫 T1WI 高信号提示诊断

副神经节瘤

- 鼓室球瘤
  - 位于耳蜗岬的局灶性肿块
  - 没有管状形态
- 颈静脉鼓室球瘤
  - 肿块通过鼓室腔底壁内侧进入鼓室内
  - CT 显示颈静脉孔与中耳肿块之间骨质呈浸润型改变

岩尖颈内动脉瘤

- CT 骨窗显示岩尖颈内动脉管膨大，边缘光滑

- MRA 可诊断动脉瘤

病理

概况

- 胚胎学-解剖学基础
  - 胚胎发育期间颈部 ICA 退化引起鼓室下动脉和颈鼓动脉之间形成吻合
  - 正常岩尖 ICA 垂直段缺如
  - 下方鼓室小管明显扩大可容纳增粗的鼓室下动脉
  - 岩尖 ICA 水平段的后外侧骨缘缺损，AbICA 能在此处再汇入 ICA
- 病因-发病机制
  - 胚胎发育期间颈部 ICA 的退化引起增粗的鼓室下动脉与颈鼓动脉之间形成吻合
- 流行病学
  - 非常少见的血管异常
  - 至少 30%患者伴镫骨动脉异位

临床要点

临床表现

- 主要临床症状：鼓膜后血管性肿块
- 其他症状
  - 客观性或主观性搏动性耳鸣（PT）
    - 当 AbICA 与正常岩尖 ICA 水平段之间有狭窄时表现为客观性 PT
  - 传导性耳聋
- 耳镜检查：位于完整鼓膜（TM）后的鼓室下部肿块
- 重要临床表现：鼓膜后血管样肿块与副神经节瘤很相似

治疗

- 大多数有轻微症状的患者不需治疗
- 由于临床-影像误诊而行手术会引起灾难性的后果，要尽量避免发生这种情况

预后

- 没有报道过 AbICA 的长期后遗症
- 只有当误诊而行活检时才导致很差的预后
- 如果 PT 较明显，则可导致患者虚弱无力

参考文献

1. Botma M et al: Aberrant internal carotid artery in the middle-ear space. J Laryngol Otol 114:784-7, 2000
2. Davis WL et al: MR angiography of an aberrant internal carotid artery. AJNR 12:1225, 1991
3. Lo WW et al: Aberrant carotid artery: Radiologic diagnosis with emphasis in high-resolution computed tomography. RadioGraphics 5:985-93, 1985

颈内动脉外位

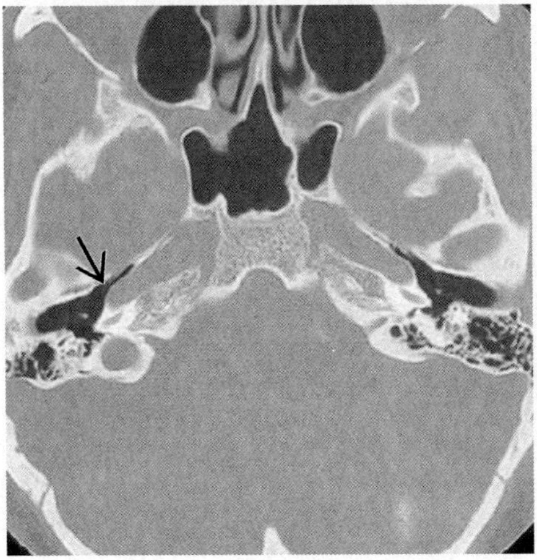

颈内动脉外位。横断面 CT 显示：与左侧 ICA 相比，右侧 ICA 岩骨水平段的位置轻微偏后；与左侧 ICA 骨壁相比，右侧 ICA 外壁（箭）骨质缺损。因此，耳镜检查可显示鼓膜后“血管性肿块”

要点

- 定义：颈内动脉（ICA）外位＝构成中耳腔前壁的 ICA 岩骨段外壁骨质缺损
- 缩写：颈内动脉外位（LatICA）
- 典型影像学表现：ICA 岩骨垂直段和水平段的膝部位置偏外伴外壁骨质缺损
- 其他要点
  - 下方的鼓室小管没有扩张可鉴别 LatICA 与颈内动脉异位
  - 认识并在报告中描述重要的正常血管变异可避免手术造成的“医源性损伤”

影像学表现

一般影像特征

- 最佳影像线索：ICA 管岩部外侧壁骨质缺损

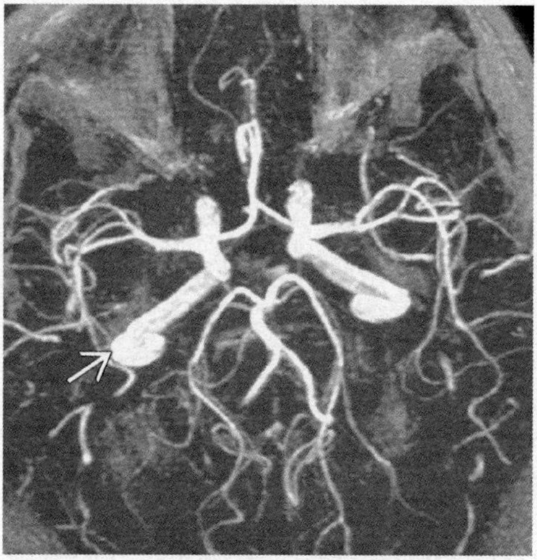

颅底脑血管 MRA 投影像显示颈内动脉外位。MRA 显示：与左侧 ICA 相比，右侧 ICA 岩骨段（箭）位置偏后外。仅凭 MRA 不可能诊断颈内动脉外位。必须采用 CT 才能明确显示岩尖颈内动脉管岩骨段外壁骨质缺损

CT 表现

- CT 骨窗显示 ICA 管岩部外侧壁骨质缺损伴 ICA 突入中耳腔
  - 骨质缺损位置常位于耳蜗基底周附近
- 颞骨冠状面 CT 显示在耳蜗岬水平层面，ICA 向外移位
- 与颈内动脉异位比较
  - 下方的鼓室小管没有扩张
  - 岩骨 ICA 没有从后向前经过耳蜗岬

MR 表现

- 由于周围乳突蜂房和骨质均呈低信号，因此在 T1WI 和 T2WI 上很难诊断
- MRA 原始图像显示 ICA 岩部垂直段和水平段的膝部位置偏外
- 颅底 MRA 投影像显示 ICA 岩部呈球形，位置靠后外
- ICA 岩部位置虽靠后外，但不如颈内动脉异位明显

CT 血管造影表现

- 原始图像显示显著强化的 ICA 突入中耳腔

推荐的影像学检查

- 颞骨 CT 骨窗
- MRA 或 CTA 可确诊
- 没必要行血管造影

鉴别诊断：鼓膜后血管性肿块

颈内动脉异位

- 下方的鼓室小管扩大
- 当颈内动脉异位上升至鼓室腔内时，位置更靠后靠外

鼓室球瘤

- 耳蜗岬的局灶性肿块
- 没有管状形态

颈静脉鼓室球瘤

- 源于颈静脉孔边缘
- 向上外方突入中耳腔
- CT 上显示浸润型骨质破坏
- 平扫 T1WI 显示高流速的信号流空影

ICA 岩骨段动脉瘤

- ICA 岩骨段局部或梭形扩张
- MRA 和 CTA 可确诊

病理

概况

- 遗传学
  - 没有报道过有遗传倾向性
- 胚胎学-解剖学基础
  - 鼓室下动脉没有扩张，也不伴有永存镫骨动脉
  - 岩骨 ICA 垂直段和水平段的膝部解剖正常，只是位置靠外
- 病因-发病机制
  - ICA 岩骨段外壁骨质未形成或未骨化

- 流行病学
  - 颞骨内非常少见的血管性病变

临床要点

临床表现

- 主要临床症状：无症状，在 CT 上偶然发现
- 其他症状和体征
  - 当病变明显时，可见鼓膜后血管性肿块
  - 客观性或主观性搏动性耳鸣

治疗

- 没必要
- 掌握其影像学表现进行准确的诊断非常重要
- 因疏忽而出现手术损伤可能会导致严重的神经系统异常

预后

- 没有报道过 LatICA 有长期后遗症

参考文献

1. Pak MW et al: Lateralized carotid artery: An unusual cause of pulsatile tinnitus. ENT J 80:148-9, 2001
2. Saada AA et al: Ectopic internal carotid artery (ICA) within the petrous temporal bone. Arch Otolaryngol Head Neck Surg 122:792-4, 1996
3. Sinnreich AI et al: Arterial malformations of the middle ear. Otolaryngol Head Neck Surg 92:194-206, 1984

永存镫骨动脉

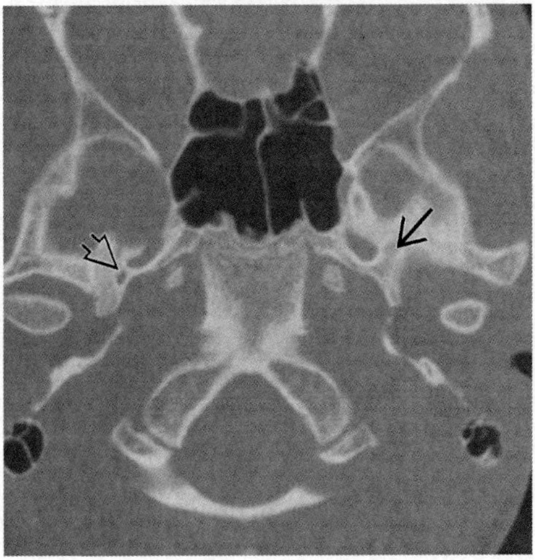

永存镫骨动脉。左侧永存镫骨动脉患者颅底横断面CT显示有特征性的病变同侧棘孔缺如（箭）。右侧正常棘孔位于卵圆孔后外侧（空箭）

要点

- 定义：罕见的先天血管异常，为胚胎期镫骨动脉持续存在而导致的血管走行异常
- 典型影像学表现：
  - CT平扫：棘孔缺如和同侧面神经管鼓室段前部轻度扩大
- 其他要点
  - 可伴颈内动脉异位
  - 大多数患者无症状，在手术或放射学检查时偶然发现
  - 很少表现为耳鸣和/或鼓室后搏动性红色肿物

影像学表现

一般影像特征

- 最佳影像线索：
  - 永存镫骨动脉（PSA）CT表现为棘孔缺如以及鼓室面神经

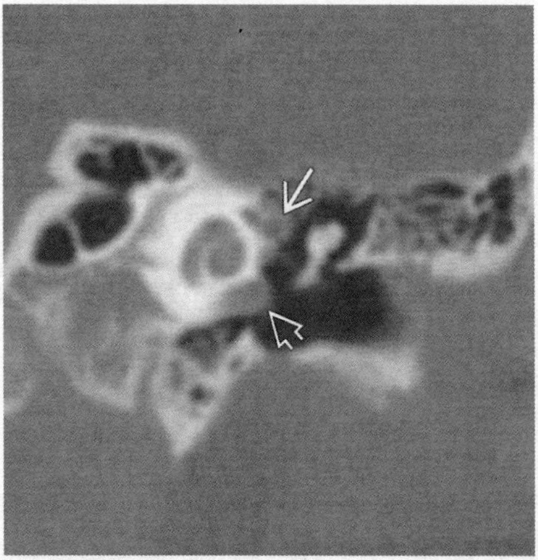

永存镫骨动脉伴颈内动脉异位。左耳冠状面 CT 显示永存镫骨动脉表现为面神经管鼓室段前部扩大（箭）。耳蜗岬处可见颈内动脉异位（空箭）

管前部轻度扩大

CT 表现

- 同侧棘孔缺如
- 面神经管轻度扩大或有一个平行于正常面神经管的单独小管
- 耳蜗岬上方跨过中耳腔内壁的曲线形结构
- 颈动脉管发出的小管

MR 表现

- 常规 MRI 不能显示
- MRA 可显示脑膜中动脉缺如

脑血管造影表现

- 颈外动脉造影
    - 显示正常脑膜中动脉缺如
- 颈内动脉造影
    - 可显示永存镫骨动脉由颈内动脉岩骨段发出或由异位的颈内动脉发出

推荐的影像学检查

- 颞骨薄层横断面和冠状面 CT 平扫
  - 排除累及面神经鼓室段前部的面神经肿瘤
  - 弄清搏动性肿块的病因可避免不必要的手术或有助于制定手术计划

鉴别诊断：鼓室内面神经异常

Bell 氏疱疹性面神经炎

- CT 正常
- 增强 T1WI 显示颞骨内面神经全程强化

面神经血管瘤

- CT 常显示肿瘤内骨化
- 增强 T1WI 可显示位于膝状窝的不规则强化肿块

面神经鞘瘤

- CT 显示面神经管呈管状或局部扩大
- 增强 T1WI 示肿块强化

病理

概况

- 一般病理特征
  - 先天异常
  - 常与异位的颈内动脉同时出现
- 遗传学
  - 已报道的其他伴随病变包括
    - 13、15 和 21 三体
    - Paget 病
    - 耳硬化症
    - 无脑畸形
    - 神经纤维瘤病
- 胚胎学及解剖学基础
  - 原始第二主动脉弓发出舌骨动脉
  - 舌骨动脉发出镫骨动脉

- 镫骨动脉分成背侧支（脑膜中动脉）和腹侧支（分布到上颌骨和下颌骨）
  - 永存镫骨动脉（PSA）从耳蜗下颈内动脉发出，穿过镫骨闭孔
  - PSA 使其走行的鼓室段面神经管扩大，后进入中颅窝成为脑膜中动脉
- 病因及发病机制
  - 在胚胎第三个月镫骨动脉未退化
  - 结果是正在发育的脉管系统改变路径
- 流行病学
  - 发病率＝0.48％

临床要点

临床表现

- 常见的症状/体征：无症状，在手术或颞骨 CT 检查时发现
- 如有症状，表现为搏动性耳鸣
- 耳镜检查
  - 大多数正常
  - 少数可见到鼓膜后红色搏动性肿物
- 影响手术的情况
  - 因有 PSA，镫骨切除术或胆脂瘤切除术可能变得较复杂
  - PSA 妨碍人工耳蜗植入

治疗

- 如无症状，为偶然发现，一般不需治疗
- 如怀疑是造成搏动性耳鸣的病因，可考虑行手术结扎或血管内闭塞术
  - 只用于难治性搏动性耳鸣

预后

- 不治疗预后也很好

参考文献

1. Tien HC et al: Persistent stapedial artery. Otol Neurotol 22:975-6, 2001
2. Silbergleit R et al: Persistent stapedial artery. AJNR 21:572-7, 2000
3. Thiers FA et al: Persistent stapedial artery: CT findings. AJNR 21:1551-4, 2000

中耳腺瘤

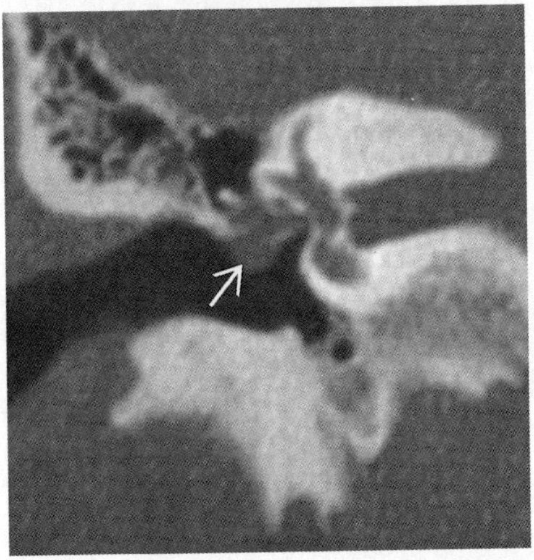

中耳腺瘤。右耳CT冠状面示附着在鼓膜上部内面的非坠积性软组织肿块，鼓室盾板没有变钝，但砧骨长脚密度降低或破坏。耳镜检查显示在完整鼓膜后有淡粉色肿块

要点

- 同义词：粘膜、乳头状和混合腺瘤，中耳腺瘤样肿瘤
- 定义：起源于腺体的良性中耳肿瘤
  - 不是耵聍腺瘤（中耳没有分泌腺体）
  - 不是迷芽瘤（正常涎腺组织位于异常位置＝中耳腔）
- 典型影像学表现
  - CT：无慢性中耳炎病史的患者有位于完整鼓膜后的软组织肿块，包绕听小骨。
  - 增强T1WI：中耳腔强化的肿块
- 其他要点
  - 中耳腺瘤非常少见
  - 可有多种组织学表现，对病理医师的诊断具有很大的挑战性
  - 常位于中耳后上方

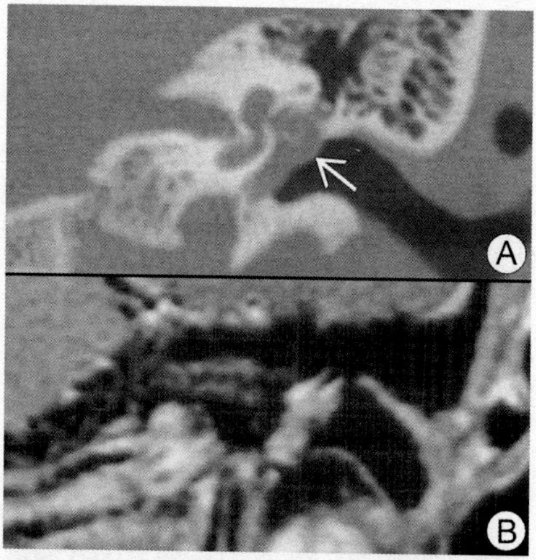

中耳腺瘤。(A) 冠状面 CT 示中耳腺瘤包绕听小骨，但听小骨没有破坏；(B) 增强 T1WI 示肿块强化。鼓室后白色肿块提示腺瘤或神经鞘瘤，而不是鼓室球瘤 (红色，搏动性肿块)

影像学表现

一般影像特征

- 最佳影像线索：
  - 软组织肿块＋气化较好的中耳及乳突 (无慢性中耳炎表现)
  - 最常见的位置是中耳后上方

CT 表现

- 位于完整鼓膜后方的软组织肿块
- 病灶常包绕听小骨
- 病变较大时可有听小骨侵蚀
- 与先天性胆脂瘤无法鉴别
  - 先天性胆脂瘤较中耳腺瘤常见

MR 表现

- 中耳腔内强化的软组织肿块，不会像鼓室球瘤一样局限于耳蜗岬

- 肿块内低信号区＝听小骨

推荐的影像检查

- 首先行薄层横断面和冠状面 CT 平扫
- 如腺瘤较大，增强 T1WI 有助于判断肿块与周围硬脑膜、内耳及静脉结构之间的关系

鉴别诊断：中耳肿块

先天性胆脂瘤

- 是形成完整鼓膜后白色软组织肿块的最常见原因
- 儿童或年轻人
- 如病灶较大，CT 常可见骨质侵蚀
- 增强 T1WI 示病灶无强化

获得性胆脂瘤

- 鼓膜退缩呈袋状或穿孔
- 任何年龄均可受累
- 耳镜检查可见胆脂瘤的表面部分
- CT 可见中耳软组织肿块伴鼓室盾板和听小骨侵蚀
- 增强 T1WI 示病灶无强化

中耳胆固醇肉芽肿

- 位于完整鼓膜后的墨蓝色肿块
- 任何年龄均可发病
- CT 显示软组织肿块，病灶较大时有听小骨侵蚀
- T1WI 示肿块为高信号

鼓室球瘤

- 是形成完整鼓膜后软组织肿块的第二常见原因
- 成人
- 位于完整鼓膜后的搏动性血管性肿块
- 增强 T1WI 示附着在耳蜗岬的强化肿块

中耳神经鞘瘤

- 完整鼓膜后的肉白色肿块
- CT 示边缘锐利的中耳肿块
- 增强 T1WI 示中耳强化的肿块

病理

概况

- 一般病理特征
    - 中耳腺瘤与中耳类癌样肿瘤是难以鉴别的良性肿瘤
- 病因及发病机制
    - 中耳腺瘤起源于变异的呼吸道粘膜上皮
- 流行病学：非常罕见的中耳肿瘤

大体病理及手术所见

- 粉红色发亮的软组织肿块

镜下特点

- 一般特征
    - 细胞量中等，无包膜
    - 由小细胞组成的腺样、小梁状及实性病变，细胞核内染色质呈“椒盐”样分布
- 粘膜腺瘤
    - 由立方上皮和矮柱状上皮构成空腺泡
    - 如有透明细胞存在，则可疑为恶性
    - 电子显微镜：可见嗜银颗粒
    - 良性生物学行为
    - 起源于腺细胞残余
- 乳头状腺瘤
    - “乳头状”＝局部侵犯
    - 比粘膜腺瘤侵犯性强
- 内翻性乳头状瘤
    - 与鼻腔乳头状瘤一样
    - 恶变率相对较高
- 类癌样肿瘤
    - 起源于嗜银细胞的生长缓慢的肿瘤
    - 组织学表现与小肠类癌相同

临床要点

临床表现

- 常见的症状/体征：传导性耳聋

- 其他症状：耳胀、耳鸣及耳痛
- 其他体征：位于完整鼓膜后的软组织肿块
- 人口统计学：平均发病年龄为 45 岁

治疗

- 手术彻底切除是首选方法

自然病程及预后

- 在 Torske 报道的 48 例病人中，无人死于肿瘤
    - 8 人在首次手术后复发

参考文献

1. Torske KR et al: Adenoma versus carcinoid tumor of the middle ear: A study of 48 cases and review of the literature. Mod Pathol 15:543-55, 2002
2. Vasama JP et al: Choristoma of the middle ear. Otol Neurotol 21:421-2, 2001
3. Smith MM et al. Choristomas of the seventh and eighth cranial nerves. AJNR 18:327-330, 1997

中耳脑膜瘤

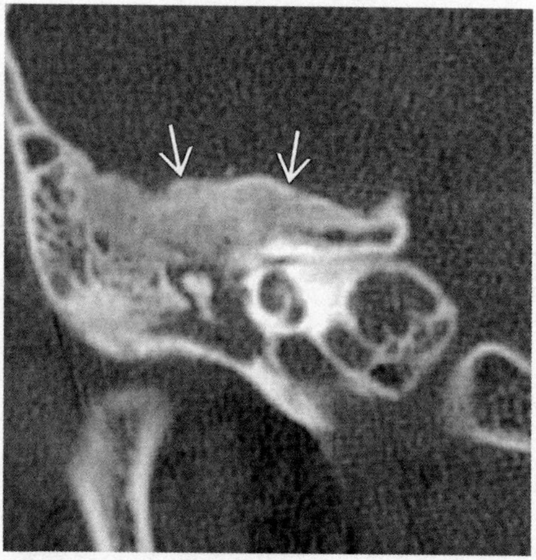

中耳脑膜瘤。右侧颞骨冠状面 CT 示鼓室盖骨质弥漫性增厚（箭）。CT 显示鼓室盖脑膜瘤未进入中耳腔。但耳镜显示鼓膜后血管性肿块累及整个中耳

要点

- 定义：起源于蛛网膜细胞的良性无包膜肿瘤，位于中耳腔内或延伸到中耳腔内
- 典型影像学表现：中耳腔内明显强化的肿块，周围骨有浸润型-硬化型的骨质改变
- 其他要点
  - 中耳脑膜瘤（MEM）＝罕见的中耳病变
  - 颅内脑膜瘤中有 7％起源于岩骨前和后表面
    - 鼓室盖脑膜瘤从上方进入中耳
    - 颈静脉孔脑膜瘤从下方进入中耳
  - MEM 的临床症状及影像学表现与副神经节瘤相似

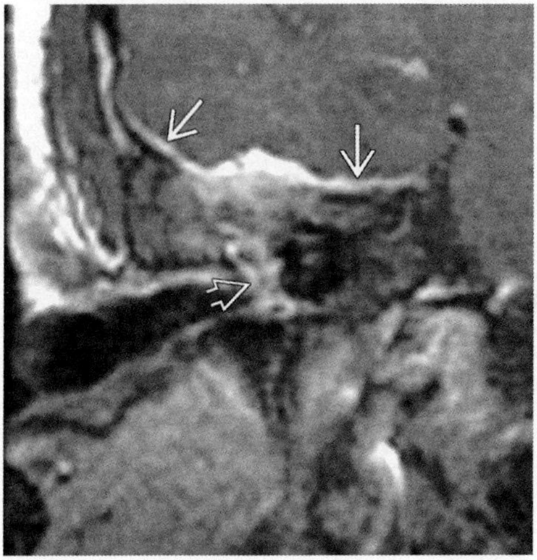

中耳脑膜瘤。右耳冠状面增强 T1WI 示鼓室盖脑膜瘤明显强化和广泛的“脑膜尾征”（箭）。强化组织向下延伸进入中耳，包绕听小骨（空箭）

影像学表现

一般影像特征

- 最佳影像线索：从上方的鼓室盖或下方的颈静脉孔进入中耳的明显强化的肿块
- 蔓延途径很重要

CT 表现

- CT 平扫
  - 浸润型-硬化型骨质改变
    - 鼓室盖脑膜瘤：鼓室盖及乳突骨质受累
    - 颈静脉孔脑膜瘤：乙状窦骨板和中耳腔下壁骨质受累
- CT 增强：90％明显均匀强化；10％不均匀强化

MR 表现

- T1WI：没有流空信号
- 增强 T1WI：95％明显强化
  - 伴有的脑膜受累/“脑膜尾征”可作出诊断
- T2WI：微小钙化呈低到中等信号

脑血管造影表现

- 常见增粗的硬脑膜供血血管呈“日光”样表现
- 血管染色持续至静脉期

推荐的影像检查

- 骨算法重建 CT 和颞骨薄层增强 T1WI 对显示肿块的真正范围以及正确诊断最佳

鉴别诊断：中耳“血管”性肿块

颈静脉球骨质缺损

- CT：乙状窦骨板局部缺损
- 颈静脉球（JB）上外侧发出“树芽状”突起进入中耳的肿块

颈内动脉异位

- CT：横过中耳腔的管状肿块汇入颈内动脉岩骨水平段；下方鼓室小管扩大
- 增强 T1WI：管状血管呈黑色的信号流空影

中耳胆固醇肉芽肿

- CT：常与获得性胆脂瘤表现相同
- 平扫 T1WI：正铁血红蛋白形成的高信号高度提示此病

鼓室球瘤

- CT：耳蜗岬处的局限性肿块，中耳腔下壁完整
- 增强 T1WI：耳蜗岬处的局限性强化肿块

颈静脉鼓室球瘤

- CT：颈静脉球外上缘呈浸润型骨质破坏改变
- 平扫 T1WI：颈静脉孔区肿块伴高流量的流空信号影（“椒征”）
- 扩散途径：从颈静脉球向上外至中耳底部下鼓室

病理

概况

- 遗传学
    - 常为 22 号染色体长臂缺失
    - 60％的散发病例 NF-2 基因无活性

- 胚胎学-解剖学基础
  - 颅中/后窝脑膜瘤通过下列途径蔓延到中耳
    - 鼓室盖（常见）
    - 颈静脉孔（常见）
    - 岩锥内侧（少见）
- 病因-发病机制
  - 起源于蛛网膜“帽状”细胞，而不是硬脑膜
  - 颞骨内可见蛛网膜细胞残余
- 流行病学
  - 女：男＝3：1

大体病理及手术所见

- 边缘锐利，无包膜
- 邻近硬脑膜增厚（衣领征或“尾”征）常是反应性的，而不是肿瘤性的
- 常呈球形（最常见）或扁平状

镜下特点

- 组织学表现多种多样
  - 脑膜上皮型、纤维型、移行型、砂粒体型、血管瘤型及其他类型（微囊型、脊索样型、透明细胞型、分泌型、富淋巴浆细胞型）
  - 脑膜瘤样细胞呈漩涡状

临床要点

临床表现

- 常见症状：传导性耳聋
- 其他症状及体征：耳痛、头痛、进行性耳聋、耳漏、耳鸣、面神经麻痹/痉挛及眩晕
- 较大的颅内脑膜瘤
  - 颅底：复合脑神经病可累及5、7、8脑神经
  - 颈静脉孔：可能有第9～12脑神经病
- 耳镜检查：鼓膜后血管性肿块

自然病程

- 缓慢生长的良性肿瘤

治疗

- 如能保证医疗安全，应手术彻底切除

预后

- 很难彻底切除，复发率相对较高
- 预后与手术损伤相关

参考文献

1. Prayson RA: Middle ear meningiomas. Ann Diagn Pathol 4(3):149-53, 2000
2. Salama N et al: Meningiomas presenting in the middle ear. Laryngoscope 92(1):92-7, 1982
3. Parisier SC et al: The evaluation of middle ear meningiomas using computerized axial tomography. Laryngoscope 88:1170-7, 1978

中耳神经鞘瘤

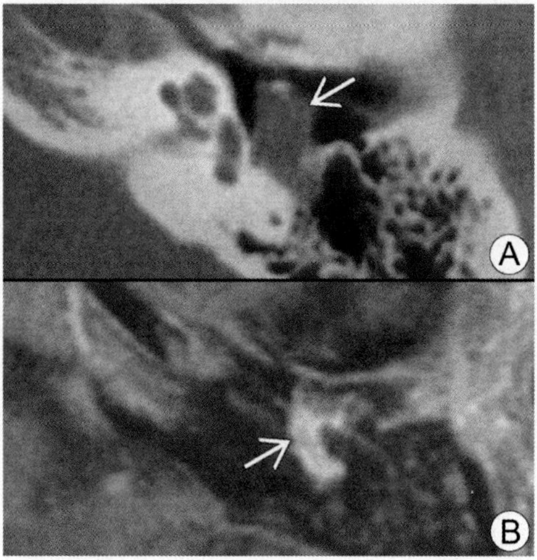

中耳神经鞘瘤。源于面神经乳突段的带蒂的面神经鞘瘤。(A) 横断面 CT 示源于面神经乳突段的肿块突入中耳腔（箭）。(B) 同一水平增强 T1WI 示强化的带蒂面神经鞘瘤

要点

- 同义词：带蒂的面神经鞘瘤，Jacobson 神经鞘瘤，鼓索神经鞘瘤
- 定义
  - 原发神经鞘瘤：起源于中耳腔内多条神经中的一条神经的肿瘤
    - 面神经明显多于 Jacobson 神经（第 9 对脑神经分支）、鼓索神经（第 7 对脑神经分支）、Arnold 神经（第 10 对脑神经分支）
  - 继发神经鞘瘤：来自于中耳外的肿瘤
    - 颈静脉孔较大的第 9～11 对脑神经鞘瘤侵入中耳
    - 跨迷路的第 8 对脑神经鞘瘤可经膜迷路进入中耳腔
- 典型影像学表现

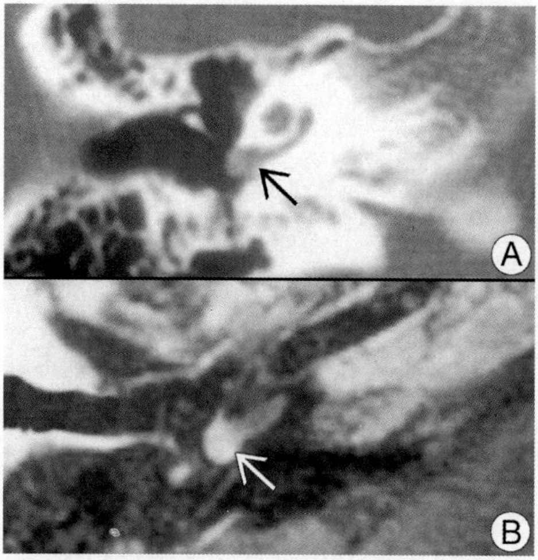

从圆窗龛突入中耳的神经鞘瘤。(A) 横断面 CT 示神经鞘瘤从圆窗龛突入中耳。(B) 增强 T1WI 示肿块强化(箭)。肿瘤起自圆窗膜内的耳蜗基底周

- 源于面神经鼓室段或乳突段的边缘清楚的带蒂肿块突入中耳腔
- 临床表现为位于完整鼓膜后的肉白色软组织肿块
- 为中耳内第三常见肿块(排在先天性胆脂瘤和副神经节瘤之后)

影像学表现

一般影像特征

- 最佳影像线索：增强 T1WI 示中耳内强化肿块，同时耳镜检查显示鼓膜后肉白色肿块
- 面神经鞘瘤：源于面神经鼓室段或乳突段的边缘清楚的中耳内带蒂肿块
- 中耳神经鞘瘤(来自于面神经之外)：边缘清楚的肿块充满中耳腔，与面神经不相连

CT 表现

- 面神经鞘瘤

  - CT 示起自面神经鼓室段或乳突段的边缘清楚的肿块
- 中耳神经鞘瘤（不是源于面神经）
  - CT 示边缘清楚的肿块充满中耳腔，主要不是累及面神经管
  - 肿瘤较大时可有骨质变形
- 跨迷路或耳蜗内神经鞘瘤突入中耳
  - 当肿块经圆窗或卵圆窗突入中耳时，膜迷路受侵

MR 表现

- 增强 T1WI：肿块强化可鉴别神经鞘瘤与胆脂瘤

推荐的影像检查

- 薄层横断面及冠状面 CT
- 薄层增强后横断面和冠状面 T1WI 可鉴别神经鞘瘤与胆脂瘤

鉴别诊断：中耳肿块

先天性胆脂瘤

- 是形成完整鼓膜后方白色软组织肿块的最常见原因
- 儿童或年轻人
- 肿瘤较大时，CT 常显示骨质侵蚀
- 增强 T1WI 无强化

获得性胆脂瘤

- 鼓膜退缩呈袋状或穿孔
- 任何年龄均可发病
- 耳镜检查可见胆脂瘤的表面部分
- CT 示中耳软组织肿块，鼓室盾板及听小骨受侵
- 增强 T1WI 无强化

鼓室球瘤

- 是形成完整鼓膜后软组织肿块的第二常见原因
- 成人
- 位于完整鼓膜后的搏动性血管性肿块
- 增强 T1WI 示耳蜗岬附近的强化肿块

中耳腺瘤

- 非常少见的中耳肿瘤
- 位于完整鼓膜后方的粉红色发亮肿块

- CT 示肿块包绕听小骨
- 增强 T1WI 示中耳内的强化肿块

病理

概况

- 一般病理特征
  - 单发、良性、生长缓慢、有包膜的病变
  - 起源于神经外胚层

解剖学

- 除面神经主干外，中耳神经鞘瘤的起源
  - Jacobson 神经（第 9 脑神经下神经节分支）
    - 经下方的鼓室小管向上进入中耳
    - 在耳蜗岬表面沿鼓室内壁爬行
  - Arnold 神经（第 10 脑神经上神经节分支）
    - 经乳突小管与面神经相连
  - 鼓索神经
    - 起自面神经乳突段
    - 起自乳突段向前经鼓索小管进入中耳
- 病因及发病机制
  - 起自于 Schwann 细胞的良性肿瘤

大体病理及手术所见

- 有包膜的褐色或灰色肿瘤

镜下特点

- 由栅栏状排列的梭形细胞构成 Antoni A 细胞区
- 位于粘液基质内的多形性细胞构成 Antoni B 细胞区

临床要点

临床表现

- 常见的症状和体征：传导性耳聋
- 耳镜：位于完整鼓膜后的肉白色肿物

治疗

- 手术切除

自然病程及预后

- 生长缓慢的中耳肿块，常在较小时就可发现
- 如手术能彻底切除，则可治愈

参考文献

1. Swartz JD: Imaging diagnosis of middle ear lesions. Curr Probl diagn Radiol 31:1-24, 2002
2. Aydin K et al: Jacobson's nerve schwannoma presenting as middle ear mass. AJNR 21:1331-3, 2000
3. Magliulo G et al: Chorda tympani neuroma: Diagnosis and management. Am J Otolaryngol 21:65-8, 2000

鼓室球瘤

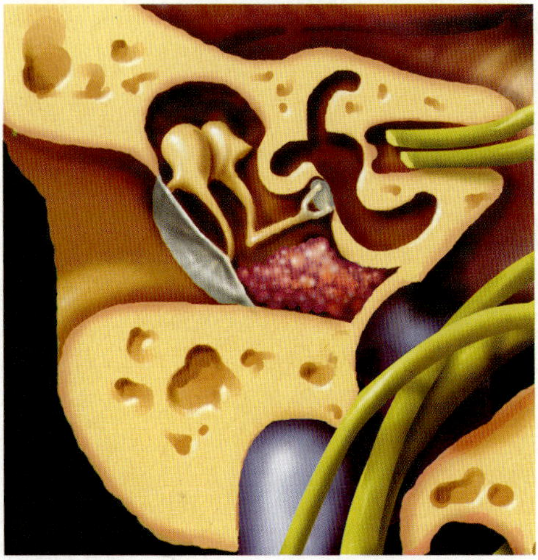

鼓室球瘤示意图。鼓室球瘤由耳蜗岬外缘长出。肿瘤外侧缘与鼓膜相邻。没有听小骨破坏。中耳腔下壁完整

要点

- 同义词：鼓室球副神经节瘤（GTP）
- 定义：起源于中耳腔内壁耳蜗岬处的球体的良性肿瘤
- 典型影像学表现：基底位于耳蜗岬的圆形肿块；CT 显示无骨侵蚀，增强 T1WI 示肿块明显强化
- 临床上，鼓室球瘤很难与颈静脉鼓室球瘤/颈内动脉异位鉴别；影像学上必须鉴别这些疾病
- 是中耳最常见的肿瘤

影像学表现

一般影像特征

- 最佳影像线索：MR 示耳蜗岬处的强化肿块
- 中耳腔底骨质完整（如骨质侵蚀则为颈静脉鼓室球瘤）

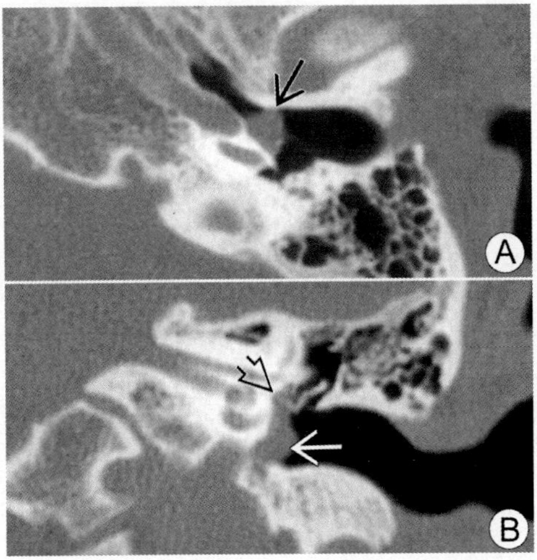

鼓室球瘤。(A) 横断面 CT 示基底位于耳蜗岬的圆形肿块 (箭)。(B) 冠状面 CT 示肿瘤与鼓膜下部相邻。这例较一般鼓室球瘤略大，肿瘤向上蔓延，包绕位于卵圆窗的镫骨 (空箭)

CT 表现

- 耳蜗岬处的局限性肿块是特征性表现
- 小病变：位于中耳下部，到达鼓膜内缘
- 大病变：充满中耳腔，鼓室上隐窝阻塞造成乳突积液；CT 上不能显示肿瘤边缘
- 即使是较大肿瘤，鼓室球瘤也常常没有骨质侵蚀
- 少见情况下耳蜗岬下方的气房受累，可被误认为受侵蚀

MR 表现

- 增强后 T1WI 示耳蜗岬处的局限性强化肿块
- 如层厚大于 3mm，可漏掉小鼓室球瘤
- 非常大的鼓室球瘤可经咽鼓管出中耳腔

血管造影表现

- 如 CT 可明确诊断则不必行血管造影
- 鼓室球瘤由经下鼓室小管的增粗的咽升动脉及其下鼓室分支供血

推荐的影像检查

- 如临床怀疑鼓室球瘤，CT 骨窗最佳
- MR 及血管造影只在 CT 发现颈静脉鼓室球瘤时使用

鉴别诊断：中耳肿块

颈内动脉异位

- 影像：管形肿块穿过中耳腔后汇入颈内动脉岩部水平段；下鼓室小管扩大
- 临床：位于鼓膜后的血管性肿块伴或不伴搏动性耳鸣

颈静脉球骨质缺损

- 影像：CT 示乙状窦板缺损，静脉从颈静脉球外上方突入中耳腔
- 临床：无症状，为耳镜检查时偶然发现

中耳先天性胆脂瘤

- 影像：增强 T1WI 示无强化
- 临床：位于完整鼓膜后的“白色”肿块

颈静脉鼓室球瘤

- 影像：CT 示中耳底骨板浸润型改变
- 临床：与鼓室球瘤相同

病理

概况

- 病因及发病机制
    - 起源于沿位于耳蜗岬的下鼓室神经（Jacobson 神经）分布的球体（副神经节）
        - 原始神经嵴衍生的化学感受器受体细胞
    - 为此区的非嗜铬细胞
- 流行病学
    - 鼓室球瘤是中耳最常见的肿瘤
    - 鼓室球瘤不伴有多中心副神经节瘤

大体病理及手术所见

- 基底位于耳蜗岬的发光的红色息肉样肿块

- 有纤维性假包膜

镜下特点

- 有主细胞及支持细胞构成的病变，周围为纤维肌性基质环绕
- 主细胞排列成特征性的致密细胞巢或细胞球
    - 称为 Zellballan
- 免疫组化：主细胞对嗜铬物有弥漫反应
- 电子显微镜：显示神经内分泌颗粒

鼓室球瘤 Glasscock-Jackson 分类

- Ⅰ型：局限于耳蜗岬处的小肿块
- Ⅱ型：肿瘤充满中耳腔
- Ⅲ型：肿瘤充满中耳腔并延伸到乳突气房
- Ⅳ型：肿瘤充满中耳腔，延伸到乳突气房或通过鼓膜占据外耳道；可向前延伸到颈内动脉

临床要点

临床表现

- 主要症状：位于鼓膜后的血管性肿块
- 其他症状：搏动性耳鸣（90%），传导性耳聋（50%），面神经麻痹（5%）以及无症状（5%）
- 女性发病是男性的 3 倍
- 66%患者诊断时年龄为 40～60 岁
- 位于鼓膜后的血管性（红色）肿块
    - 鼓膜前下象限

自然病程

- 生长缓慢的非侵袭性肿块
- 从发病到手术的平均时间为 3 年

治疗

- 较小的病变行鼓膜切开术；较大的病变行乳突切除术
- 颈静脉鼓室球瘤不完全切除或对颈内动脉异位活检可导致严重并发症
- 影像学医师必须对治疗前影像作出正确诊断

预后

- 完全切除可永久治愈

参考文献

1. Mafee MF et al: Glomus faciale, glomus jugulare, glomus tympanicum, glomus vagale, carotid body tumors, and simulating lesions: Role of MRI. Radiol Clin North Am 38:1059-76, 2000
2. Larson TC et al: Glomus tympanicum chemodectomas: Radiographic and clinical characteristics. Radiology 163:801-6, 1987
3. Lo WW et al: High-resolution CT in the evaluation of glomus tumors of the temporal bone. Radiology 150:737-42, 1984

颞骨横纹肌肉瘤

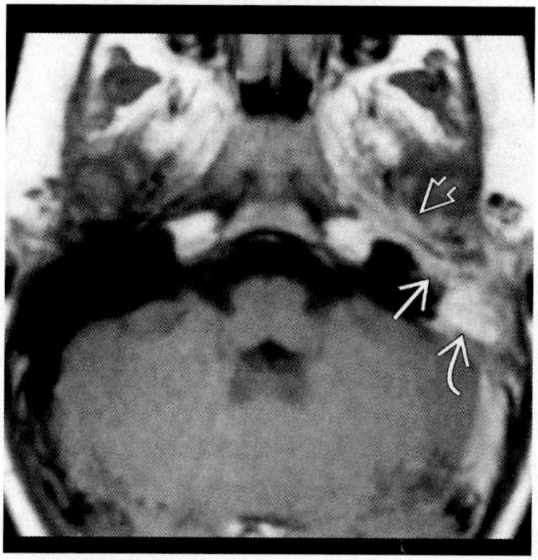

起源于中耳的横纹肌肉瘤。颞骨增强 T1WI 横断面示左侧中耳强化的肿块（箭）。病变沿咽鼓管蔓延到咽旁间隙。乳突高信号影（弯箭）为血性液体

要点

- 定义：骨骼肌细胞的软组织肉瘤
- 典型影像学表现：颞骨的轻度弥漫性强化的不均质肿块及局部骨质破坏
- 儿童最常见软组织肉瘤为横纹肌肉瘤
  - 头颈部＝最常见部位（40％）
    - 7％的横纹肌肉瘤发生于中耳
  - 根据发病部位分为 3 类
    - 眼眶
    - 脑膜旁（颞骨、鼻咽、鼻腔）
    - 其他非脑膜旁部位
  - 颞骨横纹肌肉瘤属脑膜旁型
  - 横纹肌肉瘤是儿童最常见的中耳恶性肿瘤
  - 颅底或脑膜旁型较眶周横纹肌肉瘤预后差

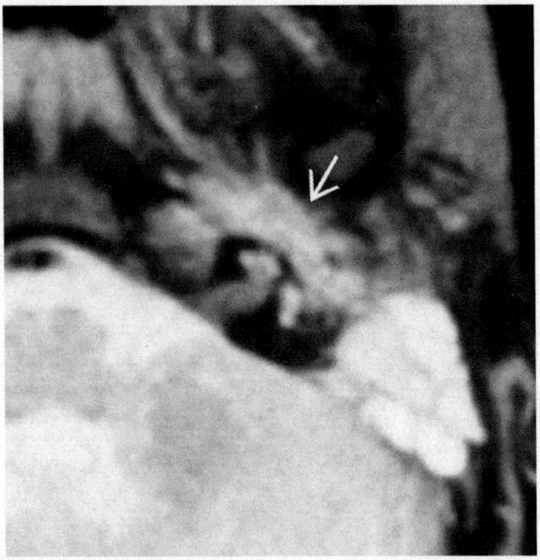

颞骨横纹肌肉瘤。横断面 T2WI 示以中耳为中心并向外蔓延的侵袭性肿块（箭）。乳突内高信号影为阻塞性血性液体

影像学表现

一般影像特征

- 最佳影像线索
  - 发生于外耳道、中耳和乳突的侵袭性、不均质肿块
- 可伴有骨质破坏或颅内蔓延
- 中心位于中耳鼓膜张肌和镫骨肌处
- 30%以上可伴出血

CT 表现

- CT 平扫：中心位于中耳乳突区的骨质破坏改变
- CT 增强：轻度弥漫性不均匀强化的肿块

MR 表现

- 平扫 T1WI：与肌肉信号相等，骨性部分为低信号
- 增强 T1WI：弥漫强化
- T2WI：与肌肉相比呈等到略高信号
- 常有颅内蔓延

推荐的影像检查

- MR 为首选检查方法
- 可确定肿块边缘和鉴别良性分泌液与肿瘤
- 增强 T1WI 横断面及冠状面可确定局部的范围

鉴别诊断：儿童颞骨破坏性肿块

Langerhans 细胞组织细胞增生症

- 影像：乳突及中耳的强化肿块和骨质破坏
- 与横纹肌肉瘤鉴别需行活检

转移性神经母细胞瘤

- 影像：鼻咽部不均匀的强化肿块
- 当表现为颞骨的局灶性病变时，与横纹肌肉瘤相似

病理

概况

- 一般病理特征
  - 可分为 3 种组织学类型
    - 胚胎型
    - 腺泡型
    - 未分化型
- 遗传学
  - PAX3-FKHR 基因融合与易位（腺泡型）
  - 染色体 11p15 异常（胚胎型）
  - 基因改变可预示预后及治疗
- 病因及发病机制
  - 起源于原始间叶组织的骨骼肌细胞
- 流行病学
  - 儿童、青少年及年轻人最常见的肉瘤

大体病理及手术所见

- 粉红色/灰色肿块伴出血及坏死

镜下特点

- 骨骼肌细胞恶性肿瘤＝在不同分化阶段的横纹肌母细胞

- 胚胎型（最常见）由小圆形或梭形细胞组成，胞核浓染
- 腺泡型由分化较差的小圆形细胞组成，与肺泡类似
  - 预后较胚胎型差
- 免疫组化：骨骼肌细胞肿瘤染色及肌特异性蛋白（肌纤蛋白和肌间线蛋白）

分级标准（横纹肌肉瘤研究组）

- Ⅰ组：可完全切除
- Ⅱ组：大体观已切除，但镜下可见残余
- Ⅲ组：不完全切除
- Ⅳ组：远处转移（肺、骨髓和肝）

临床要点

临床表现

- 常见症状/体征
  - 血性耳漏、耳痛及中耳炎，抗生素治疗无效
- 其他症状
  - 脑神经功能障碍较常见，特别是面神经和听神经
- 人口统计学
  - 男孩发生率高于女孩
  - 常发生于4～8岁

治疗

- 联合采用手术、外放疗及化疗进行局部控制和治疗远处转移瘤

预后

- 原发部位常有肿瘤复发
- 腺泡型预后较差，5年生存率为55％
- 脑膜旁型预后较差

参考文献

1. Feldman BA: Rhabdomyosarcomas of the head and neck. Laryngoscope 92:424-40, 1992
2. Yousem DM et al: Rhabdomyosarcomas in the head and neck: MR imaging evaluation. Radiology 177:683-6, 1990
3. Mcgill T et al: Rhabdomyosarcoma of the head and neck: An update. Otolaryngol Clin North Am 22:631-6, 1989

术后脑膨出

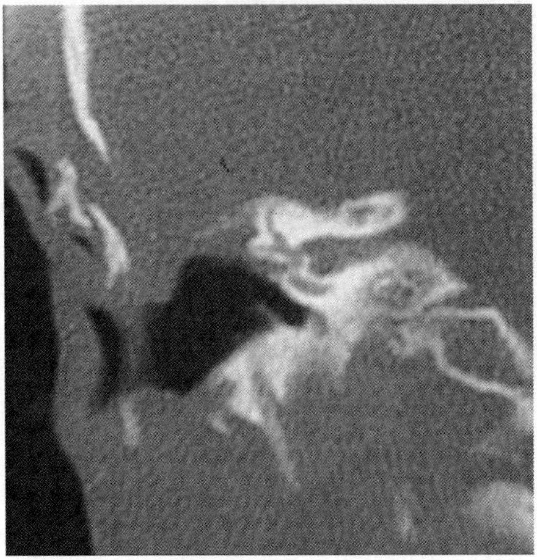

术后脑膨出，右侧颞骨骨算法重建 CT 冠状面示鼓室盖外侧缺损。可见包括听小骨切除的乳突根治术后改变。软组织充填卵圆窗龛，向外侧延伸进入术后外耳道

要点

- 同义词：术后脑膜脑膨出/脑膨出
- 定义：颞骨术后颅内容物膨出
- 典型影像学表现：颞骨术后随访 MR 示脑内容物疝出，T1WI 呈低信号，T2WI 呈高信号
  - CT 示颞骨骨质缺损，常为鼓室盖缺损
- 其他要点：脑膨出需有硬脑膜损伤
  - 常伴脑脊液漏
  - 可有脑膜炎、鼻漏和耳漏

影像学表现

一般影像特征

- 最佳影像线索：术后随访的 MR 冠状面 T2WI 示脑组织疝入

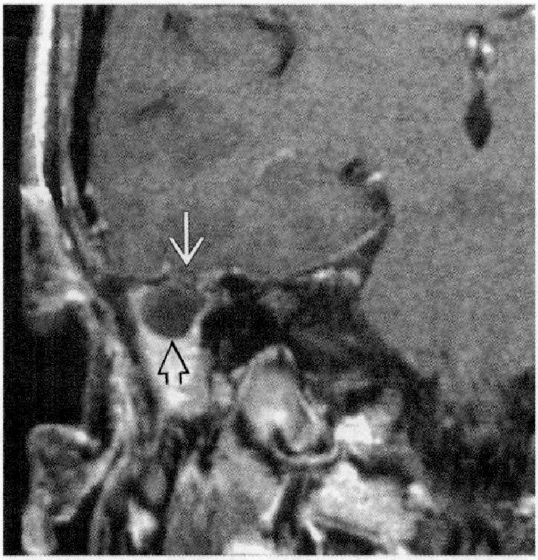

术后脑膨出，与前幅图片相邻的增强后冠状面 T1WI 示脑组织从右侧颅中窝疝出至鼓室盖手术缺损处（箭）。在疝出脑组织的下方可见积液（脑膜膨出）（空箭）

中耳腔

CT 表现

- CT 平扫：软组织影从颅内疝入乳突或中耳腔，冠状面显示最好
  - 骨窗示颞骨局部骨质缺损，常为鼓室盖缺损
- CT 脑池造影有助于观察脑脊液漏
  - 只要 3cc（毫升）碘对比剂（180mg/cc）就可显示脑脊液漏
- CT 增强：除非感染（例如脑膜炎），一般无强化

MR 表现

- T1WI：冠状面可显示脑组织疝入颞骨
- 增强 T1WI：可能有轻微的环形强化（与颅内低压相似）
- T2WI：显示颅内容物疝出最佳

核医学表现

- Tc-99m-DTPA 脑池造影有助于诊断脑脊液漏

推荐的影像检查

- 骨算法重建 CT 及增强后 MR 相结合可完整评估此病
- 增强 T1WI：用于发现可能存在的颅内并发症：脑脓肿、鼓室盖上方的硬膜下血肿
- 冠状面 T2WI 显示脑实质疝入颞骨最有价值，并可显示脑脊液瘘口
- 骨算法重建 CT 平扫显示骨质缺损最佳

鉴别诊断：中耳“囊性”病变

中耳积液

- 中耳腔内良性液体积聚
- 影像：MR 可为高信号，CT 无骨质缺损
- 临床：可见位于完整鼓膜后的液体

中耳乳突胆固醇肉芽肿

- 手术所见可与术后脑膨出相似
- 影像：特征性表现是 T1WI 和 T2WI 均呈高信号
- 临床：非搏动性蓝色肿块和鼓膜退缩＝“蓝鼓膜”

病理

概况

- 一般病理特征
    - 脑膨出是脑组织疝出
    - 脑膜脑膨出是脑膜和脑组织疝出
- 胚胎学-解剖学基础
    - 如蛛网膜完整，则形成脑膜脑膨出
    - 如蛛网膜不完整，则形成脑膨出
- 病因-发病机制
    - 为医源性，继发于手术，常在术后发现

大体病理及手术所见

- 在异常位置发现正常颅内组织

镜下特点

- 正常颅内容物的镜下表现

临床要点

临床表现

- 常见症状/体征：术后同侧脑脊液耳漏
  - 也可见复发性脑膜炎、脑脊液鼻漏
- 中耳/乳突根治术时硬脑膜和蛛网膜撕裂
  - 可立即造成脑脊液漏，未被发现
  - 可在修补术后几个月到几年内出现
- 脑脊液漏可造成颅内低压综合征
  - 脑脊液压力低于 60 mmH_2O，伴有体位性枕部头痛

自然病程

- 脑膜脑膨出可有脑脊液漏入中耳并产生复发性脑膜炎的潜在危险
- 脑膨出可表现为不伴脑脊液漏的肿块

治疗

- 因为有形成危及生命的脑膜炎的危险，必须立即封闭缺损
- 鼻内镜手术可成功治疗颞骨和蝶骨脑膨出，采用可脱落的充气球囊封闭缺损
- 选择修补鼓室盖瘘口的手术途径（经颞骨、经乳突、颅中窝颅骨切除术等）与缺损范围有关
- 手术修补方法包括骨皮瓣、同种基因物质和纤维蛋白粘合物

预后

- 恰当的手术修补预后较好

参考文献

1. Jackson CG et al: Brain herniation into the middle ear and mastoid: Concepts in diagnosis and surgical management. Am J Otol 18(2):198-205, 1997
2. Lundy LB et al: Temporal bone encephalocele and cerebrospinal fluid leaks. Am J Otol 17(3): 461-9, 1996
3. Neely JG et al: Diagnosis and treatment of iatrogenic cerebrospinal fluid leak and brain herniation during or following mastoidectomy. Laryngoscope 95(11):1299-1300, 1985

窗型耳硬化症

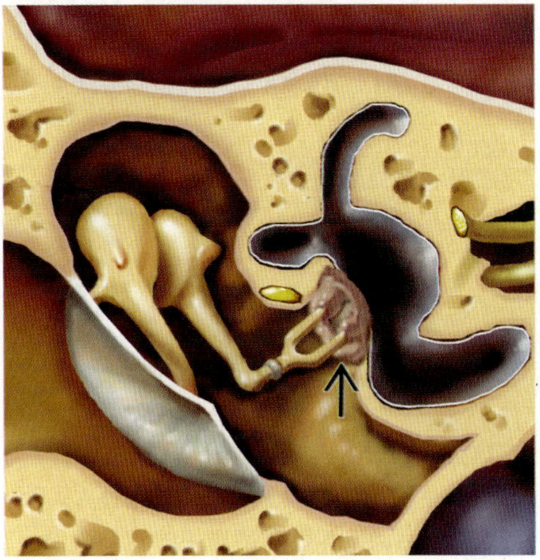

窗型耳硬化症示意图示耳海绵样变包绕卵圆窗边缘，镫骨底板固定。这样的病人发生进展性传导性耳聋就不足为奇了

要点

- 同义词：耳海绵样变（Otospongiosis）
- 定义：原因不明的骨迷路病理性改变，首先在卵圆窗边缘形成局灶性海绵样骨，然后累及圆窗
- 典型影像学表现：影像可见圆窗和卵圆窗边缘的耳海绵样斑块
- 耳海绵样变（Otospongiosis）这个术语描述了此病是活动性病变过程，比耳硬化症这个术语好
- 表现为耳鸣和双侧进行性传导性耳聋

影像学表现

一般影像特征

- 最佳影像线索：卵圆窗前缘的溶骨性病变
- 最早的影像表现为卵圆窗前缘的局灶性海绵样骨质改变＝窗前裂隙

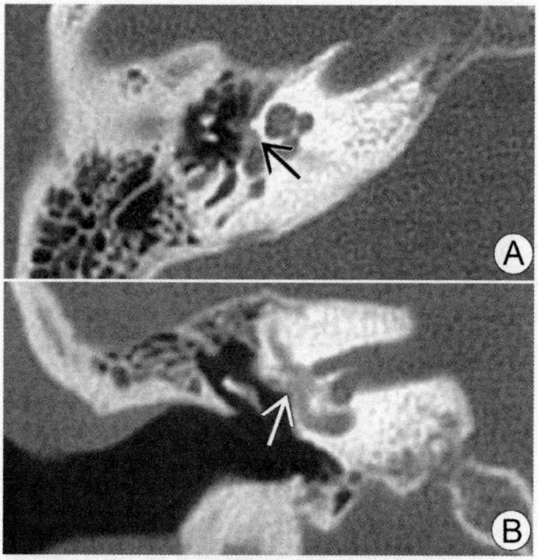

窗型耳硬化症。(A) 卵圆窗层面的横断面 CT 示右侧卵圆窗前缘的活动性耳硬化症斑块=窗前裂隙。(B) 在卵圆窗层面的冠状面 CT 示窗型耳硬化症已覆盖卵圆窗龛

- 病变从卵圆窗前缘开始沿卵圆窗边缘向后蔓延至圆窗
- 如果病变累及听囊结构，那么应诊断为窗型耳硬化症和耳蜗型耳硬化症

CT 表现

- 早期：在卵圆窗前缘出现低密度病灶
    - 病灶可蔓延而累及卵圆窗及圆窗边缘
    - 较严重病例可表现多发低密度病灶
- 在愈合期时，这些区域如有新生骨堆积，则提示窗型耳硬化症处于慢性期
    - 卵圆窗和/或圆窗因愈合斑块闭塞

MR 表现

- 增强 T1WI 示中耳腔内壁点状强化病变
- 严重慢性病例在卵圆窗和圆窗区可见多发强化病变

推荐的影像检查

- 颞骨 CT 是诊断窗型耳硬化症的最佳影像检查方法

- 对于窗型耳硬化症，高分辨率 T2WI 可漏诊
- 增强后 T1WI 可显示活动期强化的病变

鉴别诊断：骨迷路异常

鼓室硬化症，炎症后新生骨形成

- 影像：与耳硬化症不同，炎症后形成的新生骨不局限于圆窗和卵圆窗
    - 见于鼓膜、中耳、听小骨和乳突
    - 形成的新生骨不规则，卵圆窗区不光滑
- 临床：有明显的中耳乳突炎性病变

Paget 病

- 影像：常为颅底弥漫性受累
    - 骨迷路弥漫性受累，不只局限于外侧壁
    - 常表现为颞骨弥漫性“棉花絮”样改变
- 临床：老年病人

骨纤维异常增殖症

- 影像：累及颞骨各个部分
    - 内耳一般不受累
    - 常为硬化性、毛玻璃样表现
- 临床：年轻人（30 岁以下）发生的骨病

耳梅毒

- 影像：CT 示听囊结构呈弥漫性浸润型低密度影
- 临床：有全身梅毒感染的成年患者

病理

概况

- 遗传学
    - 散发或常染色体显性遗传
- 传导性耳聋的病理生理改变
    - 活动性窗型耳硬化症使位于卵圆窗龛的镫骨底板固定
- 流行病学
    - 发病率为 1%

  - 耳硬化症最常见的类型是窗型（85%）与耳蜗型（15%）
  - 如果有耳蜗型耳硬化症，也可能有窗型耳硬化症，应仔细观察

大体病理及手术所见

- 耳镜可见鼓膜后呈血管的颜色＝Schwartze 征
  - 代表沿卵圆窗及圆窗边缘的活动性耳硬化症病灶
- 镫骨底板骨性强直表现为在手术时即使牵拉镫骨，镫骨也固定不动

镜下特点

- 沿卵圆窗及圆窗边缘的迷路软骨内层有海绵状、血管性、脱钙的、不规则骨形成
- 有 3 个病理阶段
  - 急性期：骨样组织呈岛状沉积
  - 亚急性期：呈海绵状改变，破骨细胞引起骨质吸收和大的空腔
  - 慢性硬化期：成骨细胞形成不规则新骨，类似马赛克改变
- 组织学上可能与 Paget 病难以鉴别

临床要点

临床表现

- 主要症状：传导性耳聋
- 其他症状：耳鸣（耳内有铃声）
- 发病年龄为 11～30 岁
- 男女比例为 1∶2

治疗

- 镫骨切除后行假体（人工听小骨）植入
- 如果发生双侧严重窗型耳硬化症和耳蜗型耳硬化症时，可导致重度耳聋，采用人工耳蜗植入
- 氟化物治疗

预后

- 传导性耳聋呈进展性
- 如卵圆窗闭塞，镫骨切除术将失败

- 如双侧圆窗闭塞，人工耳蜗植入更具挑战性
- 在疾病早期给予氟化物治疗可稳定听力

参考文献

1. Chole RA et al: Pathophysiology of otosclerosis. Otol Neurotol 22:249-57, 2001
2. Mafee MF et al: Use of CT in stapedial otosclerosis. Radiology 156:709-14, 1985
3. Swartz JD et al: Fenestral otosclerosis: Significance of preoperative CT evaluation. Radiology 151:703-7, 1984

听小骨假体（人工听小骨）

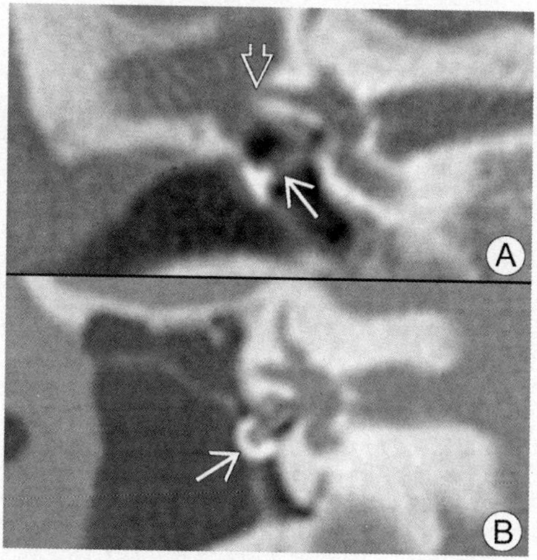

听小骨假体。冠状面 CT 示全听小骨置换假体（TORP）变异型的情况。（A）Goldenberg TORP（箭）位于鼓膜至卵圆窗之间。上鼓室胆脂瘤伴外半规管骨质缺损（空箭）。（B）包括金属帽（箭）及合成假体的 Black TORP，合成假体突入卵圆窗龛显示很清楚

要点

- 同义词：听小骨置换假体
- 定义：用于治疗传导性耳聋的手术植入装置
    - 全听小骨置换假体（TORP）
    - 部分听小骨置换假体（PORP）
    - 砧骨植入术＝砧骨位于锤骨与镫骨之间
    - 镫骨假体＝镫骨置换假体
- 典型影像学表现：很多，且各种各样
- 其他要点
    - 听小骨假体较常用于慢性中耳炎患者
    - 假体功能障碍

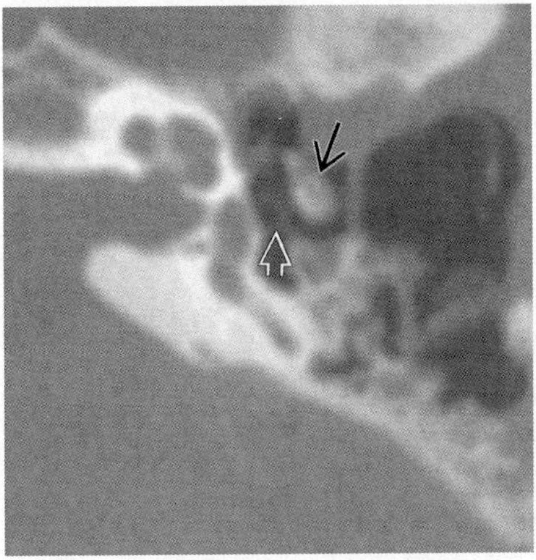

横断面CT示砧骨植入术的植入物。从上鼓室切除下来的自体移植的砧骨（箭）植入鼓膜与镫骨之间。影像表现提示外伤后砧骨脱位！砧骨内侧仅可见镫骨脚（空箭）

  - 在手术成功几周到几个月后传导性耳聋加重
- 假体无效的原因
  - 胆脂瘤复发及中耳炎
  - 肉芽肿形成及粘连
  - 发生机制包括半脱位、脱垂及骨折

影像学表现

一般影像特征

- 最佳影像线索
  - 假体无效：CT示假体为非解剖方向
    - 需要掌握正常听小骨解剖知识
    - 假体扭曲或异常软组织影可导致假体脱垂或其他功能障碍

CT表现

- 砧骨植入术
  - 自体移植（来自病人自身）或同种移植（尸源性）

  - 植入锤骨与镫骨头之间
- Applebaum 假体
  - 从残余的砧骨长脚至镫骨头的人工合成的桥
  - 用于砧镫关节异常的患者
- TORP 及 PORP（Black，Richards，Goldenberg）
  - 人工合成的假体
  - 常用于晚期病变
  - 连接鼓膜与镫骨头＝PORP
  - 连接鼓膜与镫骨底板＝TORP
- 镫骨假体
  - 人工合成的假体
  - 常为金属丝或特氟隆（Teflon）
  - 常在窗型耳硬化症病人进行镫骨切除术时同时使用
- 假体的并发症：CT 表现
  - 砧骨植入术
    - 半脱位：砧骨从鼓膜与镫骨之间移位
  - TORP 或 PORP
    - 半脱位：常发生于卵圆窗龛
    - 包裹（肉芽肿或胆脂瘤）：假体周围出现以前没有的软组织影
    - 脱垂：有咽鼓管功能障碍的患者的发生率增加
  - 镫骨假体
    - 外淋巴漏：罕见；有迷路内积气或不能解释的中耳积液可提示此病
    - 镫骨切除术后肉芽肿-纤维化：术后 4～6 周卵圆窗龛出现软组织影
    - 窗型耳硬化症再发生：随访 CT 可清楚显示

<u>推荐的影像检查</u>

- 颞骨横断面及冠状面 CT 平扫
- MR 对于评价此病没有作用
- 熟悉耳神经科医师植入的听小骨假体的正常表现
  - 对照耳镜检查与 CT 表现，与手术医师一起阅读最初的 CT 片

鉴别诊断：听小骨位置异常

外伤后砧骨脱位

- 可与砧骨植入术假体表现相同
- 砧骨可位于中耳内任何位置

病理

无

临床要点

临床表现

- 常见症状/体征：传导性耳聋
- 其他必须具备的病史
  - 慢性中耳炎伴听小骨破坏
  - 以前或目前有获得性中耳胆脂瘤
  - 以前或目前有窗型耳硬化症

治疗

- 慢性中耳炎伴有或不伴有获得性胆脂瘤
  - 鼓膜切开术及听小骨重建
  - 乳突切除术及听小骨假体置换
- 窗型耳硬化症
  - 镫骨切除术及镫骨假体植入

预后

- 由听小骨损伤的类型及范围决定
  - 与伴有或不伴有获得性胆脂瘤的慢性中耳炎的听小骨缺失的严重程度有关
  - 与窗型耳硬化症的时间及严重程度有关

参考文献

1. Stone JA et al: CT evaluation of prosthetic ossicular reconstruction procedures: What the otologist needs to know. RadioGraphics 20:593-605, 2000
2. Chole RA: Ossiculoplasty with composite prostheses: PORP and TORP. Otolaryngol Clin North Am 27:727-45, 1994
3. Mukherji SK et al: CT of the temporal bone: Findings after mastoidectomy, ossicular reconstruction, and cochlear implantation. AJR 163:1467-71, 1994

内　目

迷路未发育

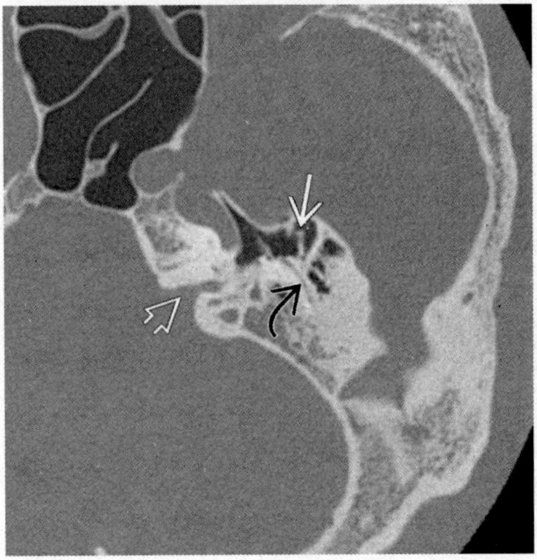

迷路未发育。横断面 CT 示包括耳蜗、前庭及半规管的左侧内耳结构缺如。中耳变形及其外侧的听小骨畸形（箭）。内耳道发育不良（空箭），骨内可见面神经鼓室段（弯箭）

要点

- 同义词：迷路完全未发育、Michel 未发育、Michel 畸形
- 定义：耳蜗及前庭完全缺如
- 典型影像学表现
  - CT 显示无耳蜗、前庭或半规管
  - 严重畸形的病例可有内耳道及岩尖缺如

影像学表现

一般影像特征

- 最佳影像线索：包括耳蜗、前庭和半规管的整个内耳缺如
- 骨质取代了迷路，单个或多个小囊腔占据正常迷路的位置

CT 表现

- CT 平扫

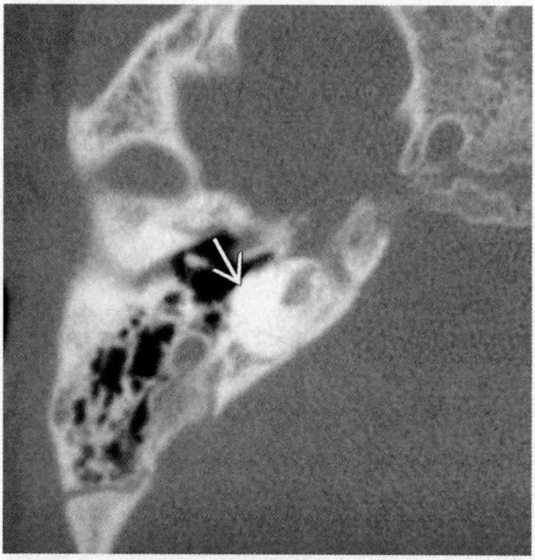

迷路未发育。右侧颞骨 CT 横断面示耳蜗、前庭、半规管完全缺如，内耳外侧壁扁平，未突入中耳腔。中耳大小正常，听小骨正常

- CT 表现由畸形的严重程度决定
- 轻度迷路未发育
  - 岩骨缺乏耳蜗、前庭及半规管
  - 内耳道正常或发育不良
  - 岩尖存在
  - 中耳正常
- 重度迷路未发育
  - 内耳道发育不良或缺如
  - 岩尖缺如
  - 中耳异常，听小骨缺如或融合
- 内耳外侧壁扁平
- 面神经走行
  - 面神经管清楚可见
  - 膝状神经节较正常位置偏后

MR 表现

- T1WI 平扫/增强

  - 没有特异的影像表现
  - 因缺乏正常的膜迷路液体，T1WI 不能显示正常膜迷路结构，颞骨的气体及骨质形成无定形的黑色内耳区，内耳结构未能显示
    - 影像医师根据颞骨 CT 图像很容易作出诊断
- T2WI
  - 膜迷路区没有正常的高信号液体

推荐的影像检查

- CT 平扫为唯一的最佳诊断方法
- 如先做 MR，常常需要 CT 来确诊

鉴别诊断：膜迷路缺如

耳蜗未发育

- 先天性感音神经性耳聋
- CT 平扫示耳蜗缺如，而前庭及半规管结构可见

闭塞型骨化性迷路炎

- 常见于儿童脑膜炎后
- 表现为获得性感音神经性耳聋
- CT 平扫：耳蜗、前庭及半规管为致密骨组织充填，膜迷路间隙闭塞
- 听囊结构的外壁有向外凸的轮廓
  - 如迷路未发育，则外壁扁平

病理

概况

- 胚胎学
  - 听板于孕 3 周时发育停滞
- 病因及发病机制
  - 不明确
- 流行病学
  - 20%的先天性感音神经性耳聋患者在 CT 或 MR 检查时可发现结构异常

- 迷路未发育
  - 非常罕见
  - 在所有先天性内耳畸形中占的比例不到1%

临床要点

临床表现

- 常见症状/体征
  - 出生时即有完全性感音神经性耳聋
- 人口学
  - 非常罕见

治疗

- 如为双侧，可表现为重度感音神经性耳聋
  - 脑干听觉植入仍处于实验阶段
  - 治疗方法有限
- 如为单侧，无须治疗
- 不是人工耳蜗植入的适应证

预后

- 患侧耳永远无听力

参考文献

1. Sennaroglu L et al: A new classification for cochleovestibular malformations. Laryngoscope 112:2230-41, 2002
2. Schuknecht HF: Pathology of the Ear, 2nd ed. Philadelphia: Lea and Febiger, Vol. 180-1, 1993
3. Jackler R et al: Congenital malformation of the inner ear. Laryngoscope 97:2-14, 1987

耳蜗未发育

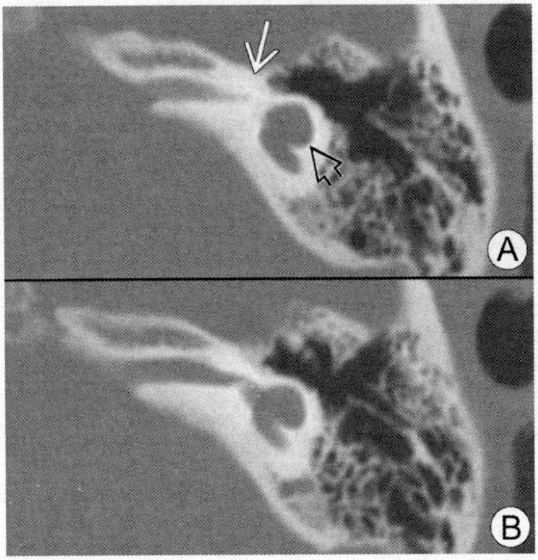

耳蜗未发育。(A) 左侧颞骨横断面 CT 示耳蜗缺如(箭),伴有囊状前庭(空箭)及内耳道狭窄。(B) 左侧颞骨横断面 CT 示听小骨及中耳-乳突正常。此例耳蜗未发育是较严重的内耳病变

要点

- 同义词：耳蜗缺如
- 定义：没有耳蜗结构，但有前庭、半规管及内耳道
- 典型影像学表现
  - CT 或高分辨率 T2WI 示内耳道远端前外侧应当为耳蜗的区域为致密骨组织取代
- 需与耳蜗未发育相鉴别的其他内耳畸形
  - 迷路未发育：没有内耳结构
  - 共腔畸形：耳蜗及前庭融合为一个囊
  - 囊性耳蜗前庭畸形：耳蜗及前庭已分化，但呈囊状，没有内部结构
    - 也称为耳蜗阶间隔发育不良Ⅰ型（ICP Ⅰ型，incomplete partition）

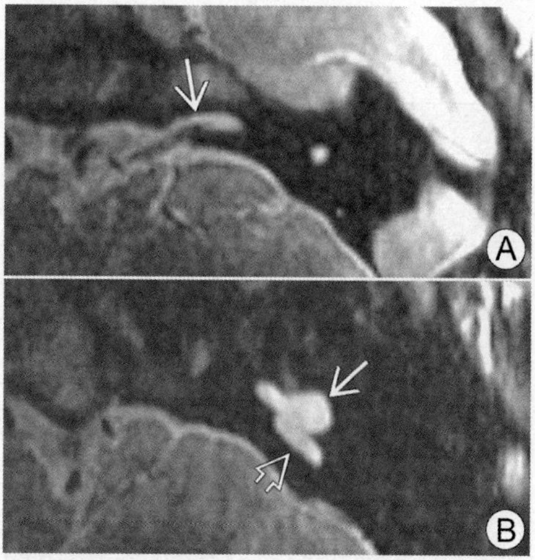

耳蜗未发育。（A）内耳高分辨率横断面 T2WI 示内耳道狭窄，只有 1 条神经，耳蜗缺如。（B）A 图下一层面的 T2WI 示囊状前庭（箭）和后半规管扩大（空箭）

- 耳蜗发育不良：耳蜗较小，无蜗轴
- 大内淋巴囊＝耳蜗阶间隔发育不良Ⅱ型（ICP Ⅱ型，incomplete partition）＝大前庭水管畸形（此处文献上耳蜗阶间隔发育不良Ⅱ型是指 Mondini 畸形：耳蜗包含 1.5 圈，中间圈和顶圈融合形成一个囊腔；国外文献报道 Mondini 畸形常伴有大前庭水管畸形。而国内绝大多数 Mondini 畸形不伴有大前庭水管畸形，译者注）
    - 骨性前庭水管扩大（CT）/内淋巴囊扩大（MR）伴耳蜗轻度发育不良

影像学表现

一般影像特征

- 最佳影像线索：
    - 耳蜗缺如，常伴有前庭形态异常
- 单侧或双侧

CT 表现

- CT 平扫：耳蜗完全缺如
  - 前庭可表现为正常、发育不良或扩大（囊状）
  - 内耳道可扩大、正常或发育不良
    - 内耳道大小由内耳其他畸形的严重程度决定
  - 面神经迷路段、膝状神经节及鼓室段前部占据正常耳蜗位置
  - 耳蜗岬扁平
    - 没有耳蜗的正常外凸表现
  - 半规管可表现为正常、扩大或发育不良
  - 骨性前庭水管及内淋巴管大小正常
  - 外耳道、中耳及听小骨正常

MR 表现

- 高分辨率 T2WI
  - 耳蜗缺如
  - 耳蜗位置为骨髓或骨皮质信号取代
  - 前庭、半规管及内耳道不同程度受累
    - 可表现为正常、扩大或发育不良

推荐的影像检查

- 如果使用高分辨率 MR 作为首选检查方法，建议随后行颞骨 CT 判断内耳畸形类型

鉴别诊断：内耳形态异常

迷路未发育（Michel 畸形）

- 影像：耳蜗和前庭结构缺如
- 胚胎发生：于胚胎第 3 周时发育停止
- 临床表现：先天性感音神经性耳聋

共腔畸形

- 影像：囊状耳蜗及前庭结构融合形成一个共同的腔
- 胚胎发生：在胚胎第 4 周发育停止
- 临床表现：先天性感音神经性耳聋

囊状耳蜗前庭畸形（ICP Ⅰ型）

- 影像：耳蜗及前庭呈囊状，没有内部结构

- 胚胎发生：在胚胎第 5 周发育停止
- 临床表现：先天性感音神经性耳聋

大内淋巴囊

- 影像：双侧内淋巴管及内淋巴囊扩大，伴有轻度耳蜗形态异常
- 胚胎发生：在胚胎第 7 周发育停止
- 临床表现：在 1 岁内出现级联性双侧感音神经性耳聋

骨化性迷路炎

- 影像：致密骨质充填包括耳蜗的膜迷路；耳蜗岬正常外凸存在
- 临床表现：感音神经性耳聋，通常继发于脑膜炎

病理

概况

- 胚胎学
  - 听板在胚胎第 3 周末发育停止
- 病因及发病机制
  - 不清楚
- 流行病学
  - 为罕见的内耳畸形

临床要点

临床表现

- 常见症状/体征
  - 出生时即有完全性感音神经性耳聋
- 人口学
  - 罕见

治疗

- 没有治疗方法
- 为人工耳蜗植入的禁忌证
- 如对侧耳正常，病人有听力

预后

- 差
- 患耳永远无听力

参考文献

1. Sennaroglu L et al: A new classification for cochleovestibular malformations. Laryngoscope 112:2230-41, 2002
2. Schuknecht HF: Pathology of the ear, 2nd ed. Philadelphia: Lea and Febiger, Vol. 180-1, 1993
3. Jackler R et al: Congenital malformations of the inner ear. Laryngoscope 97:2-14, 1987

共腔畸形

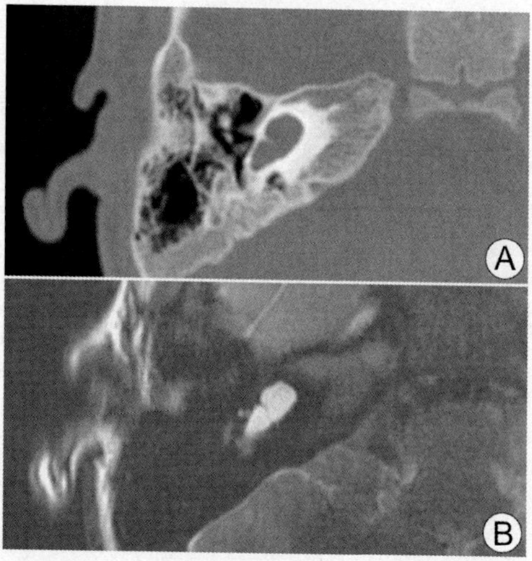

共腔畸形。(A) 右侧颞骨的横断面骨算法重建 CT 示代表耳蜗和前庭的单个囊状结构。(B) 相应的薄层横断面 T2WI 示共同的腔呈高信号，无内部结构

要点

- 同义词：囊性共腔
- 定义：囊性共腔代表耳蜗和前庭
- 典型影像学表现：耳蜗及前庭没有分化，呈囊状
- 其他要点：半规管正常或缺如
  - 内耳道可正常，也可扩大（共腔较大的患者）或狭窄（共腔较小的患者）
  - 前庭水管正常
- 需与共腔畸形相鉴别的其他内耳结构异常
  - 耳蜗未发育：没有耳蜗，但有异常形态的前庭
  - 迷路未发育：无内耳结构
  - 耳蜗发育不良：耳蜗较小，无蜗轴
  - 囊状耳蜗前庭畸形：耳蜗及前庭已分开，呈囊状，无内部结构（耳蜗阶间隔发育不良Ⅰ型，ICPⅠ型）

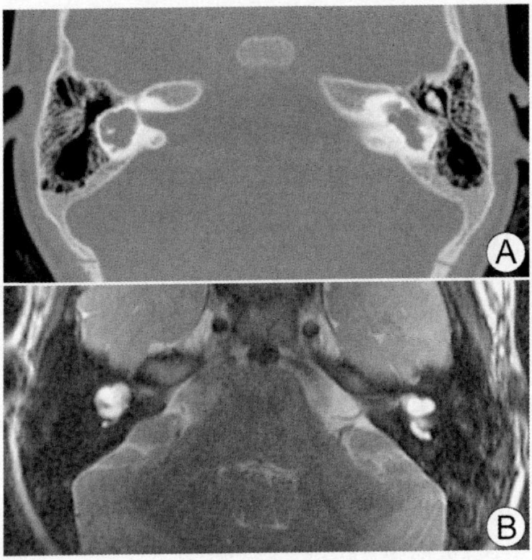

共腔畸形。双侧共腔畸形。(A) 颅底层面的横断面骨算法重建 CT 示双侧耳蜗及前庭呈囊性。(B) 同一层面的横断面 T2WI 示在充满液体的结构内没有内部结构

- 大内淋巴囊：大内淋巴囊（MR）/骨性前庭水管（CT）扩大伴轻度耳蜗发育不良

影像学表现

一般影像特征

- 最佳影像线索：囊性共腔代表耳蜗及前庭

CT 表现

- CT 平扫：耳蜗及前庭形成共腔
- 共腔可大可小
- 半规管可缺如或正常
- 内耳道常有异常
    - 大内耳道见于共腔较大的患者
    - 当共腔较小时，内耳道较小
    - 内耳道常在中心部进入共腔
    - 内耳道底缺损

- 包括听小骨的中耳结构正常
- 前庭水管正常

MR 表现

- T1WI 平扫/增强：无特殊的影像表现
- 因充满液体的正常膜迷路缺如，T1WI 未能显示膜迷路
- 颞骨的气体和骨形成不定形的黑色内耳区，不能显示这些结构
- T2WI：在没有分化的囊性耳蜗及前庭内为高信号液体
- 半规管可以正常或缺如
- 建议行内耳道的斜矢状面 T2WI 确定是否有蜗神经

推荐的影像检查

- 颞骨 CT 是最好的检查方法
- 如先做 MR，常需要行 CT 检查确诊

鉴别诊断：内耳形态异常

迷路未发育（Michel 畸形）

- 影像：耳蜗和前庭缺如
- 胚胎发生：于胚胎第 3 周发育停止
- 临床表现：先天性感音神经性耳聋

耳蜗未发育

- 影像：耳蜗缺如，前庭正常或发育不良
- 胚胎发生：在胚胎第 3 周末发育停止
- 临床表现：先天性感音神经性耳聋

囊状耳蜗前庭畸形（ICP Ⅰ型）

- 影像：耳蜗及前庭已分化，呈囊性，没有内部结构
- 胚胎发生：在胚胎第 5 周发育停止
- 临床表现：先天性感音神经性耳聋

大内淋巴囊

- 影像：双侧内淋巴管及内淋巴囊扩大
- 胚胎发生：在胚胎第 7 周发育停止
- 临床表现：在 1 岁内出现级联性双侧先天性感音神经性耳聋

骨化性迷路炎

- 影像：致密骨质充填膜迷路（包括耳蜗）

- 临床表现：获得性感音神经性耳聋，通常继发于脑膜炎

病理

概况

- 一般病理特征
  - 囊性共腔代表耳蜗及前庭，无内部结构
- 胚胎学-解剖学基础
  - 胚胎第 4 周发育停止
    - 听板分化为听泡后
    - 听泡分化为耳蜗、前庭及半规管原基之前
  - 形成大的椭圆形囊性间隙，无内部结构
- 病因及发病机制
  - 不清楚
- 流行病学
  - 罕见，在所有先天内耳畸形中占的比例不到 1%
  - 占所有耳蜗畸形的 26%

大体病理及手术所见

- 囊腔平均大小：7mm×10mm

镜下特点

- 可有一些 Corti 器分化
- 神经缺如或较少

临床要点

临床表现

- 常见症状/体征：完全性先天感音神经性耳聋
- 人口学
  - 非常罕见

治疗

- 如为双侧完全性感音神经性耳聋，可考虑行人工耳蜗植入
- 如欲行人工耳蜗植入，建议行内耳道的高分辨率 T2WI 检查确定蜗神经是否正常
- 如为单侧，不需治疗

预后

- 已有共腔畸形成功进行人工耳蜗植入的病例

参考文献

1. Sennaroglu L et al: A new classification for cochleovestibular malformations. Laryngoscope 112:2230-41, 2002
2. Schuknecht HF: Pathology of the ear, 2nd ed. Philadelphia: Lea and Febiger, Vol. 180-1, 1993
3. Jackler R et al: Congenital malformations of the inner ear. Laryngoscope 97:2-14, 1987

囊性耳蜗前庭畸形

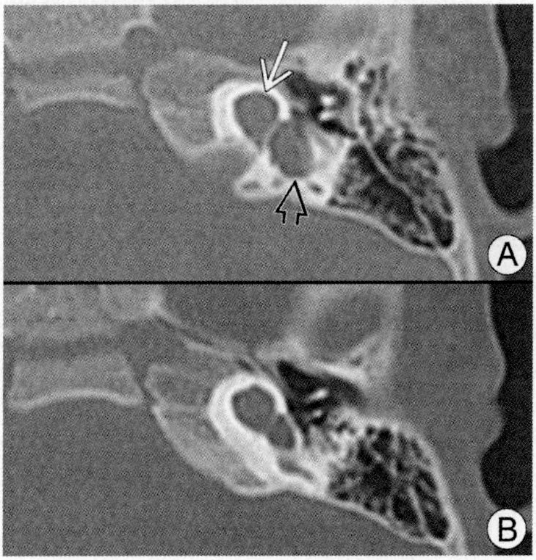

囊性耳蜗前庭畸形。(A) 左侧颞骨横断面 CT 示耳蜗（箭）及前庭（空箭）均呈囊状。(B) 左侧颞骨横断面 CT 示囊性耳蜗前庭畸形的特征性表现。中耳及听小骨均正常

要点

- 同义词：耳蜗阶间隔发育不良 I 型；囊性耳蜗及囊性前庭同时存在
- 定义：在胚胎形成第 5 周时内耳发育停止
- 典型影像学表现
  - CT 及高分辨率 T2WI 示耳蜗及前庭已分化，但呈囊性，无内部结构
  - “倾斜雪人”（“Sloping Snowman”）
- 需与囊性耳蜗前庭畸形鉴别的其他内耳结构畸形
  - 迷路未发育：没有内耳结构
  - 耳蜗未发育：没有耳蜗
  - 共腔：耳蜗与前庭融合呈一个腔
  - 耳蜗发育不良：耳蜗小，无蜗轴

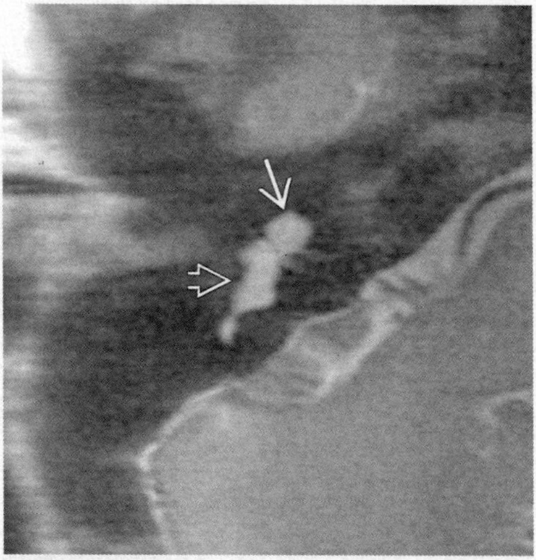

囊性耳蜗前庭畸形。右耳横断面高分辨率 T2WI 示特征性“倾斜雪人”（“Sloping Snowman”），由前部的囊性耳蜗（箭）及后外侧的囊性前庭（空箭）形成

- 大内淋巴囊＝大前庭水管畸形
  - CT 示大前庭水管
  - 高分辨率 MR 示大内淋巴囊
  - 伴有轻到中度耳蜗发育不良

影像学表现

一般影像特征

- 最佳影像线索：
  - 囊性无内部结构的耳蜗及扩大的囊性前庭

CT 表现

- CT 平扫
  - 囊性耳蜗，无蜗轴
  - 前庭扩大，呈囊性
  - 内耳道可扩大
  - 骨性前庭水管及内淋巴囊大小正常
  - 外耳道、中耳及听骨链正常

MR 表现

- 高分辨率 T2WI
  - 耳蜗呈囊性，无耳蜗圈
    - 无蜗轴
  - 前庭也呈囊性并扩大

推荐的影像检查

- 高分辨率 MR 可显示这种畸形
- 颞骨 CT 对于全面评价此种内耳畸形的各种情况是必需的

鉴别诊断：内耳形态异常

迷路未发育（Michel 畸形）

- 影像：耳蜗和前庭缺如
- 胚胎发生：于胚胎第 3 周发育停止
- 临床表现：先天性感音神经性耳聋

耳蜗未发育

- 影像：耳蜗缺如；前庭正常或发育不良
- 胚胎发生：于胚胎第 3 周末发育停止
- 临床表现：先天性感音神经性耳聋

共腔畸形

- 影像：囊性耳蜗及前庭构成一个共同的腔
- 胚胎发生：于胚胎第 4 周发育停止
- 临床表现：先天性感音神经性耳聋

大内淋巴囊

- 影像：双侧内淋巴管及内淋巴囊扩大伴轻度耳蜗形态异常
- 胚胎发生：于胚胎第 7 周发育停止
- 临床表现：在 1 岁内出现级联性双侧感音神经性耳聋

骨化性迷路炎

- 影像：致密骨质充填包括耳蜗的膜迷路；耳蜗岬正常外凸仍可见
- 病因：脑膜炎损伤内耳
- 临床表现：双侧感音神经性耳聋

病理

概况

- 胚胎学基础
  - 于胚胎第 5 周听板发育停止
- 病因及发病机制
  - 不清楚
- 流行病学
  - 罕见的内耳畸形
  - 约占内耳畸形的 2%

临床要点

临床表现

- 常见症状/体征
  - 出生时即有完全性感音神经性耳聋
- 人口学
  - 罕见

治疗

- 没有治疗方法
- 是人工耳蜗植入的相对禁忌证
- 如对侧耳正常，病人有听力

预后

- 差
- 患耳永远无听力

参考文献

1. Sennaroglu L et al: A new classification for cochleovestibular malformations. Laryngoscope 112:2230-41, 2002
2. Schuknecht HF: Pathology of the ear, 2nd ed. Philadelphia: Lea and Febiger, Vol. 180-1, 1993
3. Jackler R et al: Congenital malformations of the inner ear. Laryngoscope 97:2-14, 1987

大内淋巴囊

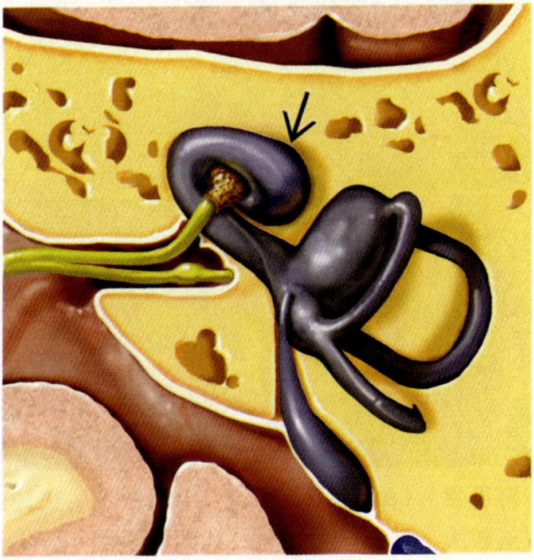

大内淋巴囊。示意图示这种先天性内耳畸形的内淋巴囊骨内部及硬脑膜部均扩大。也可见轻度耳蜗发育不良、蜗轴缺如及顶圈形态异常（箭）

要点

- 同义词：大前庭水管综合征
- 定义：内耳发育停止形成大内淋巴囊及轻度耳蜗发育不良
- 典型影像学表现：CT 示大的骨性前庭水管，而高分辨率 T2WI 示大内淋巴囊
- 大内淋巴囊（LESA）是影像学能显示的最常见的先天性内耳畸形
- 为先天畸形，但表现为获得性感音神经性耳聋
  - 儿童出生时有听力，但几年后听力下降

影像学表现

一般影像特征

- 最佳影像线索：大内淋巴囊
- 双侧畸形（90%）

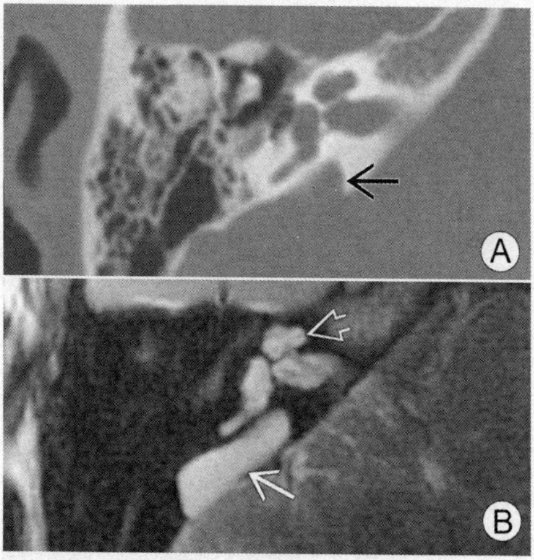

大内淋巴囊。(A) 右耳横断面 CT 示颞骨后壁骨性前庭水管扩大(箭)。(B) 同一耳的横断面 T2WI 示呈高信号的大内淋巴囊(箭)及耳蜗发育不良(蜗轴小，与鼓阶相比，前庭阶较大)(空箭)

- 伴耳蜗发育不良(>75%)
- 伴前庭和/或半规管畸形(50%)

CT 表现

- 颞骨 CT
  - 骨性前庭水管扩大
    - 前庭水管中点直径>1.5mm
    - 或者是前庭水管直径超过后半规管直径
- CT 对显示伴发的畸形不敏感

MR 表现

- 内耳高分辨率 T2WI
  - 示大内淋巴囊
  - 伴轻微耳蜗发育不良的表现
    - 蜗轴缺失
    - 阶腔不对称
    - 耳蜗顶圈形态异常

    - 中间圈畸形（耳蜗阶间隔发育不良）
    - 整个畸形（囊性耳蜗）

［译者注：国内大宗病例显示大多数大内淋巴囊（或大前庭水管综合征）患者一般不伴有耳蜗发育不良，同样，大多数耳蜗发育不良（Mondini 畸形）患者一般也不伴有大内淋巴囊（或大前庭水管综合征），与国外文献的报道明显不同，原因尚不清楚］

推荐的影像检查

- 只要颞骨薄层 CT（1mm）显示大的骨性前庭水管，就可作出 LESA 诊断
- 薄层高分辨率 T2WI（0.8～1mm）很容易显示大内淋巴囊

鉴别诊断

- 根据 LESA 影像表现就能作出诊断
- 此病的 CT 及 MRI 表现无须进行鉴别诊断

病理

概况

- 胚胎学-解剖学基础
  - 正常内耳发育停止导致的先天畸形
  - 内耳发育停止表现为大内淋巴囊及耳蜗发育不良
  - 于胚胎第 7 周发育停止
- 遗传学
  - 常染色体隐性遗传的家族性病变
- 病因及发病机制
  - 出生后发生的感音神经性耳聋
    - 常发生于头外伤后
    - 在出生头几年后出现级联性听力下降
  - 此种病变为感音神经性耳聋的最佳假说
    - 因显微镜下微小结构有缺陷，所以耳蜗较“脆弱”，受轻微外伤就容易受损害

大体病理及手术所见

- 在颞骨后壁凹陷处硬脑膜内可见大内淋巴囊

临床要点

临床表现

- 主要表现：儿童双侧感音神经性耳聋
- 婴儿或幼儿在出生的头几年内常有听力
- 进行性感音神经性耳聋可因轻微头外伤而加快
- 大多数病例（90％）为双侧感音神经性耳聋

自然病程

- 轻微外伤后出现级联性双侧进行性感音神经性耳聋
- 患侧耳不可避免地发生重度感音神经性耳聋
- 发生感音神经性耳聋的速度变化较大；一些患者到青年时才出现听力下降

治疗

- 必须避免参加可导致头外伤的体育活动或其他活动
- 当出现双侧重度感音神经性耳聋时，目前采用人工耳蜗植入
- 有报道在人工耳蜗植入时，发生外淋巴井喷的风险增加

预后

- 单侧听力下降或迟发的青年患者预后最好

参考文献

1. Naganawa S et al: MR imaging of the enlarged endolymphatic duct and sac syndrome by use of a 3D fast asymmetric spin-echo sequence: Volume and signal-intensity measurement of the endolymphatic duct and sac and area measurement of the cochlear modiolus. AJNR 21:1664-9, 2000
2. Davidson HC et al: MR evaluation of vestibulocochlear anomalies associated with large endolymphatic duct and sac. AJNR 20:1435-41, 1999
3. Dahlen RT et al: Overlapping thin-section fast spin-echo MR of large vestibular aqueduct syndrome. AJNR 18:67-75, 1997

半规管发育不良

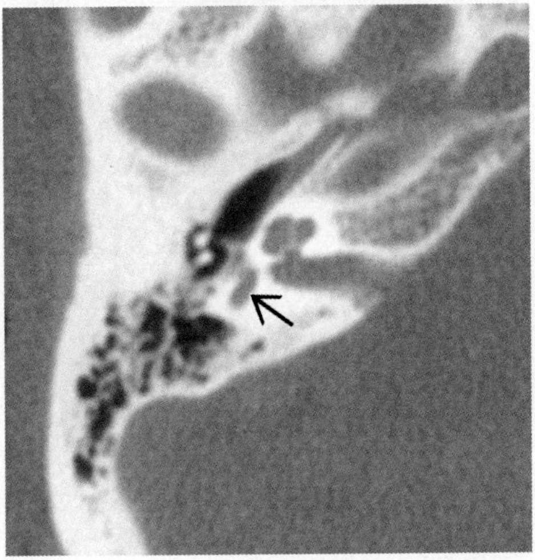

半规管发育不良。右侧颞骨横断面 CT 示小的“裸露的”前庭（箭），无半规管结构。耳蜗圈数、蜗轴及蜗孔正常。患者有轻度感音神经性耳聋

要点

- 同义词：半规管畸形
- 定义：半规管发育不良指一个或所有半规管部分或完全未发育
- 典型影像学表现：最常见的表现为外半规管短而粗
    - 外半规管与前庭共腔
- 其他要点
    - 外半规管为最常见的半规管畸形
    - 外半规管完全未发育较少见
    - 常伴有耳蜗发育不良或未发育
    - 可见于 CHARGE 综合征
        - C＝眼球壁缺损（Coloboma）
        - H＝心脏缺损
        - A＝后鼻孔闭锁

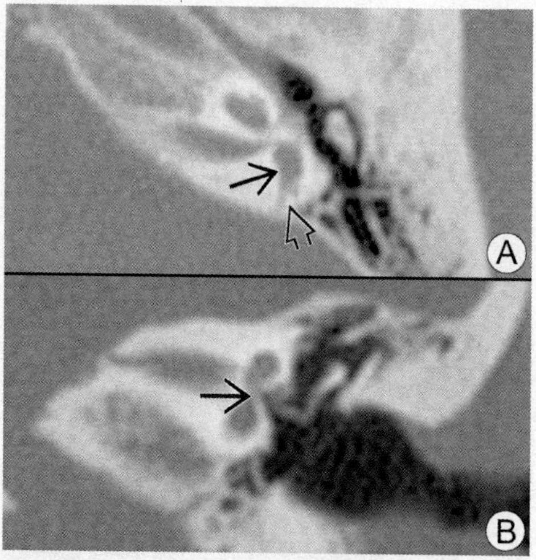

半规管发育不良。(A) 左侧颞骨横断面 CT 示前庭轻度变小（箭），在后外缘有两个较小半规管的突起（空箭）。(B) 冠状面 CT 示半规管缺如伴卵圆窗闭锁（箭）

- R＝生长和/或发育迟缓
- G＝生殖器发育不良
- E＝耳畸形

影像学表现

一般影像特征

- 最佳影像线索：外半规管短而粗
- 在妊娠的前 3 个月，一般在 6～8 周之间形成半规管
- 半规管形成顺序
  - 后及上半规管首先形成
  - 外半规管最后形成
  - 如果早期发育受阻，则导致半规管完全未发育
  - 如果发育受阻较晚，则形成孤立性外半规管发育不良
- 常伴耳蜗发育不良

CT 表现

- 未发育＝颞骨 CT 未见半规管结构
- 中度发育不良＝上及后半规管正常，前庭及外半规管共腔
- 轻度发育不良＝上及后半规管正常，外半规管短粗，前庭正常
- 单独的后半规管发育不良见于
    - Alagille 综合征（肝动脉发育不良）
    - Waardenburg 综合征
- 其他不常见的伴随表现
    - 耳蜗阶间隔发育不良（耳蜗发育不良）
    - 大前庭水管
    - 卵圆窗闭锁
- 如果是 CHARGE 综合征的一部分，则常有砧骨发育不良

MR 表现

- T2WI＝前庭及外半规管共腔

推荐的影像检查

- 颞骨层厚为 1mm 的 CT 或高分辨率 T2WI

鉴别诊断：耳蜗异常

耳蜗共腔

- 影像：无耳蜗圈；无蜗轴

耳蜗阶间隔发育不良

- 影像：只有耳蜗基底圈有阶腔，中间圈及顶圈形态异常

耳蜗未发育（译者注：应为迷路未发育）

- 影像：耳蜗和前庭缺如
- 先天性完全性感音神经性耳聋

病理

概况

- 遗传学
    - 常见于 CHARGE 综合征/联合畸形
    - 7 个先天异常中出现 4 个时，可诊断 CHARGE 综合征（C 眼球壁缺损，H 心脏缺损，A 后鼻孔闭锁，R 生长和/或发

育迟缓，G 生殖器发育不良，E 耳畸形）
- 胚胎学-解剖学基础
  - 在妊娠前 3 个月，膜迷路分化为上部和下部
    - 上部发育比下部早
    - 上部发育为半规管、椭圆囊及内淋巴管
    - 下部发育为耳蜗及球囊
- 病因及发病机制
  - 于 6～8 周之间半规管发育停止
- 流行病学
  - 是 CHARGE 综合征最常见的组成部分
  - 常为散发，基因易患因素还没证实
  - 少见的内耳畸形
    - 大内淋巴囊＞＞耳蜗发育不良＞半规管发育不良＞耳蜗发育不良

大体病理及手术所见
- 可伴有发生在卵圆窗处的镫骨固定
- 镫骨井喷为潜在的手术并发症

镜下特点
- 半规管缺如

临床要点

临床表现
- 常见症状/体征：轻到中度感音神经性耳聋
- 如耳蜗正常，则半规管发育不良可无症状
- 脑脊液漏为少见症状

治疗
- 如果为双侧以及感音神经性耳聋较重，可行人工耳蜗植入

预后
- 单独畸形预后较好
- 如为 CHARGE 联合畸形的一部分，预后由其他畸形决定，特别是心脏畸形

参考文献

1. Bauer PW et al: Cochlear implantation in children with CHARGE association. Arch Otolaryngol Head Neck Surg 128:1013-17, 2002
2. Wiener-Vacher SR et al: Vestibular function in children with the CHARGE association. Arch Otolaryngol Head Neck Surg 125(3):342-7, 1999
3. Morgan D et al: Ear-nose-throat abnormalities in the CHARGE association. Arch Otolaryngol Head Neck Surg 119:49-54, 1993

膜迷路炎

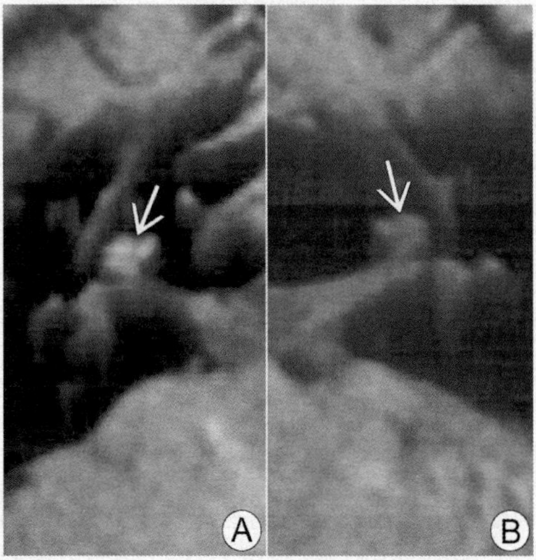

膜迷路炎。(A) 右耳增强 T1WI 示液体充盈的耳蜗膜迷路间隙有病理性强化（箭）。患者有急性发作的单侧感音神经性耳聋及耳鸣。(B) 对侧左耳示耳蜗无强化（箭）

要点

- 同义词：亚急性迷路炎
- 定义：内耳膜迷路的亚急性炎性或感染性疾病
- 典型影像学表现：增强 T1WI 示正常充满液体的膜迷路间隙内有轻到中度强化影
- 其他要点
  - 膜迷路炎（MLab）按病因及致病因子分类
    - 按病因分类：脑膜源性、鼓室源性、血源性、外伤后及术后
    - 按致病因子分类：病毒、细菌及自身免疫性

影像学表现

一般影像特征

- 最佳影像线索：增强 T1WI 示在正常充满液体的内耳膜迷路

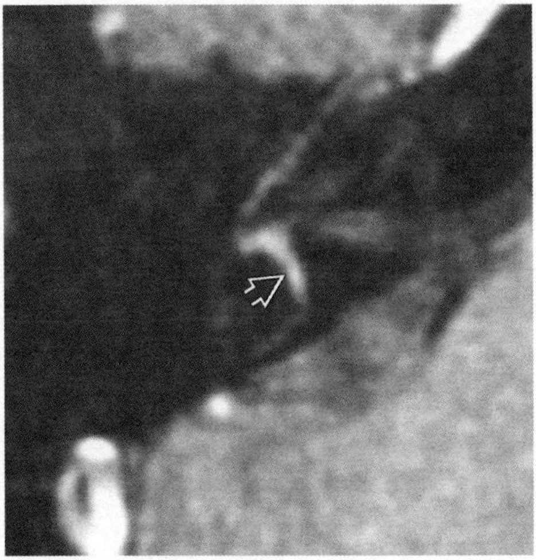

膜迷路炎。右侧内耳横断面增强 T1WI 示前庭及半规管膜迷路内液体充盈的间隙内有病理性强化（空箭）。高分辨率影像应当显示只有液体的内耳膜迷路

间隙内有强化影
- 病变部位：内耳膜迷路的耳蜗、前庭及半规管部分

CT 表现
- 急性期-亚急性期无异常
- 慢性期含液体的迷路间隙可骨化＝骨化性迷路炎
  - 尤其是化脓性膜迷路炎

MR 表现
- 平扫 T1WI：正常，除非膜迷路内有出血
- 增强 T1WI：正常含液体的耳蜗、前庭及半规管间隙内有轻到中度强化影
  - 局限于一个区域或弥漫性
  - 耳蜗受累可引起听力下降
    - 例如：耳蜗基底圈强化时，高频听力下降
- 高分辨率 T2WI
  - 可用于鉴别迷路内神经鞘瘤与膜迷路炎
    - 膜迷路炎：内耳为正常高信号

    - 迷路内神经鞘瘤：肿瘤为低信号

推荐的影像检查

- 如有典型临床表现，不需要进行影像检查
- 不典型表现：内耳增强 T1WI 为关键影像
- 如有局部强化，高分辨率 T2WI 可鉴别膜迷路炎与迷路内神经鞘瘤

鉴别诊断：膜迷路病变

迷路内出血

- 平扫 T1WI 为高信号

迷路内神经鞘瘤

- 增强 T1WI：迷路内局部强化
- 高分辨率 T2WI：局部信号减低

病理

概况

- 一般病理特征
  - 是膜迷路的非特异性炎症
  - 最常见病因为病毒
  - 细菌感染更危险
  - 耳梅毒复发
- 病因及发病机制
  - 可能为浆液性或化脓性迷路炎
  - 内耳强化原因
    - 迷路血管破裂，MR 对比剂漏出及随后膜迷路有新生血管形成
    - 在亚急性期出现，可持续几个月
    - 如治疗不充分，可进展为慢性疾病

镜下特点

- 慢性 Mlab 早期表现：纤维期显示纤维母细胞增生
- 慢性 Mlab 晚期表现：骨化期显示迷路骨化
  - 继发于骨膜内及蜗轴基底膜内未分化的间充质细胞异常增

殖引起的骨母细胞形成
  - 仅见于严重的化脓性 Mlab

膜迷路炎病因分类

- 鼓室源性膜迷路炎
  - 急性或慢性中耳乳突炎引起的单侧病变
  - 致病源经圆窗进入耳蜗基底圈鼓阶
- 脑膜源性膜迷路炎
  - 细菌性脑膜炎引起的双侧病变
  - 儿童期获得性耳聋最常见原因
  - 致病源通常经内耳道进入
- 血源性膜迷路炎
  - 罕见的血源性病变；常为麻疹或流行性腮腺炎
- 外伤后或手术后
  - 骨折伴外淋巴瘘
  - 镫骨切除术后或其他内耳术后

临床要点

临床表现

- 常见症状：单侧突发性耳聋
- 其他症状：眩晕、耳鸣
- 如为鼓室源性：与急性中耳乳突炎相关的症状
- 如为脑膜源性：与脑膜炎相关的症状
- 如为血源性：与麻疹或流行性腮腺炎相关的症状

治疗

- 病毒源性：类固醇、前庭遏抑剂及前庭功能锻炼
- 细菌源性：局部及静脉抗生素治疗；严重时需手术
  - 导致重度聋的双侧严重病变需采用人工耳蜗植入治疗

预后

- 一些病人可完全恢复
- 持续性单侧聋常见

参考文献

1. Swartz JD et al: Anatomic moment: Balance and equilibrium I: Vestibule and semicircular canals. AJR 17:17-21, 1996
2. Mafee MF: MR imaging of intralabyrinthine schwannoma, labyrinthitis, and other labyrinthine pathology. Otolaryngol Clin North Am 28:407-30, 1995
3. Casselman JW et al: Pathology of the membranous labyrinth: Comparison of T1- and T2-weighted and gadolinium-enhanced spin-echo and 3DFT-CISS imaging. AJNR 14:59-69, 1993

骨化性迷路炎

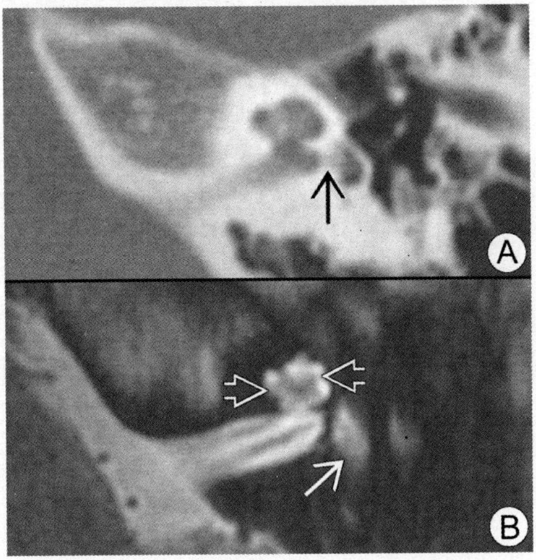

骨化性迷路炎早期纤维骨化型。(A) 内耳 CT 示耳蜗正常，前庭有骨化斑块（箭）。(B) 同一水平的高分辨率 T2WI 示耳蜗纤维骨化型骨化迷路炎蜗轴增大（空箭），前庭有低信号影（箭）

要点

- 同义词：迷路骨化
- 定义：感染、炎症或手术损伤内耳的愈合反应引起膜迷路骨化
- 典型影像学表现
  - CT：在膜迷路内有高密度骨沉积
  - T2WI：在内耳高信号液体内有低信号病灶
- 脑膜炎后骨化性迷路炎（LO）＝儿童期获得性耳聋的首要原因
- 双侧耳蜗 LO 对人工耳蜗植入是严重的威胁，需重新考虑治疗方法

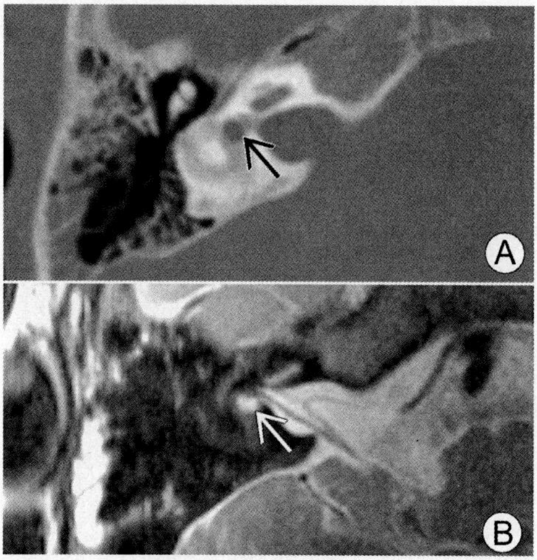

重度 LO。（A）CT 示外半规管及前庭大部分为骨质充填。前部见小部分未骨化的前庭（箭）。（B）高分辨率 T2WI 示外半规管及前庭大部分为骨质取代。小的前庭残余腔内液体为高信号（箭）

影像学表现

一般影像特征

- 最佳影像线索：膜迷路有骨性密度影
- 放射医师需描述 LO 是“耳蜗性”还是“非耳蜗性”
  - 只描述内耳 LO 不能帮助人工耳蜗植入医师决定应当怎么做
    - 耳蜗型 LO 使人工耳蜗植入成为问题
  - 下一步是详细描述非耳蜗的哪些膜迷路结构受累

CT 表现

- 轻度 LO：纤维骨性改变表现为膜迷路液体间隙密度增高、模糊，蜗轴增大
- 中度 LO：膜迷路液体间隙有局灶性骨性密度影；可为耳蜗型或非耳蜗型
- 重度 LO：膜迷路完全消失，液体间隙为骨质取代

MR 表现

- 继发于感染的膜迷路炎通常为 LO 前兆
  - 在 LO 前期，膜迷路强化
  - 迷路可整个或部分强化
- 轻度 LO：等信号及低信号的骨纤维结构取代膜迷路高信号液体，蜗轴增大
- 中度 LO：膜迷路高信号液体间隙有局灶性低信号骨区；可为耳蜗型或非耳蜗型
- 重度 LO：膜迷路高信号消失，完全被低信号骨取代

推荐的影像检查

- 高分辨率 T2WI 是最好的检查方法
- 如无法行 MR，层厚为 1mm 的颞骨 CT 为 LO 的首选检查方法
- 高分辨率 T2WI 可显示膜迷路纤维性闭塞，而 CT 不能发现

鉴别诊断：膜迷路骨性闭塞

耳蜗发育不良或未发育

- 耳蜗小或缺如（<2½圈）
- 出生时即有感音神经性耳聋

耳蜗型耳硬化症

- 累及骨迷路
- 即使在愈合期也不累及膜迷路
- 发生于成人

病理

概述

- 病因及发病机制
  - 化脓性膜迷路炎引起膜迷路级联性炎症反应
  - 开始为纤维化，逐步进展为骨化
  - LO 起源于多源性化脓性迷路炎
    - 脑膜炎⇒脑膜源性 LO，常为双侧
    - 中耳⇒鼓室源性 LO，常为单侧

  - ▪ 血源性⇒血源性 LO（麻疹，流行性腮腺炎），常为双侧
- ○ LO 也可发生于严重外伤或颞骨手术后
- 流行病学
  - ○ 脑膜源性迷路炎是儿童获得性耳聋的最常见原因

大体病理及手术所见

- LO 患者双侧内耳示膜迷路新骨形成
- 人工耳蜗植入术时可见骨性结构阻碍人工耳蜗进入圆窗龛

镜下特点

- 纤维期示纤维母细胞增生
- 骨化期示骨母细胞在膜迷路间隙内形成异常骨小梁

临床要点

临床表现

- 主要症状：双侧感音神经性耳聋
- 常有脑膜炎病史
  - ○ 急性脑膜炎发作后 6～18 个月出现双侧重度感音神经性耳聋
- 其他可能的病史
  - ○ 化脓性中耳炎
  - ○ 严重流行性腮腺炎、麻疹或其他病毒疾病发作
  - ○ 重度头部及颅底外伤
  - ○ 曾行颞骨手术
- 其他不常见症状
  - ○ 重度眩晕虽少见但却是很危险的症状
  - ○ 眩晕可较严重，需要行迷路切开术

治疗

- 迷路切开术用于治疗顽固性眩晕
- 人工耳蜗植入适用于治疗感音神经性耳聋
  - ○ 双侧重度耳蜗型 LO 是人工耳蜗植入的禁忌证

预后

- 感音神经性耳聋的预后完全由人工耳蜗植入的可能性有多大及其效果决定

参考文献

1. Johnson MH et al: CT of postmeningitic deafness: Observations and predictive value for cochlear implants in children. AJNR 16:103-9, 1995
2. Harnsberger HR et al: Cochlear implant candidates: Assessment with CT and MR imaging. Radiology 164:53-7, 1987
3. Swartz JD et al: Labyrinthine ossification: Etiologies and CT findings. Radiology 157:395-9, 1985

耳梅毒

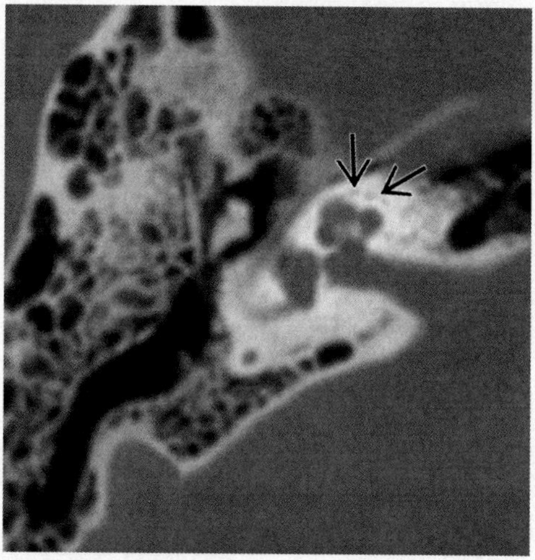

轻度耳梅毒患者的横断面 CT。弥漫浸润性脱钙累及听囊（箭），特别是耳蜗顶。此 CT 表现容易误认为是轻度耳蜗型耳硬化症。组织病理学检查应当显示为听囊炎性吸收性骨炎

要点

- 同义词：梅毒性骨迷路炎，听囊骨炎
- 定义：梅毒螺旋体引起的性传播性内耳疾病
  - 与梅毒性脑膜炎鉴别：这种病变沿硬脑膜及脑神经呈线性强化
    - 累及桥小脑角-内耳道（CPA-IAC）时，第 7、8 对脑神经及硬脑膜表面有线性强化
  - 与梅毒性迷路炎鉴别：此病变的膜迷路强化
    - 可由迷路血管闭塞性动脉内膜炎引起
- 典型影像学表现
  - 听囊浸润性脱钙
- 其他要点
  - 有耳部症状和血清梅毒阳性时可作出耳梅毒诊断

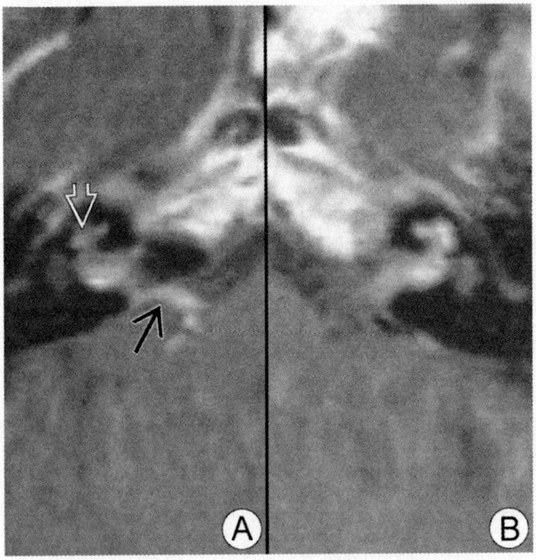

神经梅毒引起的脑膜炎、神经炎及迷路炎。(A) 右侧内耳道横断面增强 T1WI 示脑池第 7、8 对脑神经束强化（箭）、内耳道脑膜强化及耳蜗迷路强化（空箭）。(B) 同一病人的左侧内耳道可见相似表现，但脑池段无强化

  - 耳梅毒通常在梅毒晚期才出现
  - 梅毒性迷路炎可单独发生，也可与耳梅毒同时发生

影像学表现

一般影像特征

- 最佳影像线索：
  - 听囊浸润性脱钙

CT 表现

- 听囊骨炎
  - 听囊弥漫性虫蚀样浸润性破坏
  - 为晚期表现
  - 采用软组织算法重建的颞骨 CT 不能显示迷路炎

MR 表现

- 耳梅毒＝听囊骨炎

  - 增强 T1WI 不能显示
- 梅毒性膜迷路炎
  - 增强 T1WI 示迷路的正常液体信号间隙有轻到中度强化
- 梅毒性脑膜炎-神经炎
  - 为并发的疾病或自身性疾病
  - 神经梅毒表现
  - 增强 T1WI 示第 7、8 脑神经强化
    - 急性脑膜炎伴神经梅毒表现
  - CPA-IAC 硬脑膜强化

推荐的影像检查

- CT 骨窗显示耳梅毒最好
- 增强 T1WI 显示神经梅毒最好

鉴别诊断：听囊低密度病灶

内耳自身免疫性疾病

- CT 无异常
- 严重时有听囊溶骨性改变

耳蜗型耳硬化症

- 脱钙一般为斑片状而不是浸润性
- 窗型耳硬化症伴耳蜗耳硬化症

Paget 病

- 也导致迷路脱钙
- 一般为弥漫性骨质缺失，并超出颞骨及颅底的范围
  - 表现为听囊变薄

病理

概况

- 一般病理特征
  - 耳梅毒
    - 先天性及获得性耳梅毒均可发生
    - Lyme 病也继发于螺旋体感染
- 听-前庭症状的病因

    - 耳梅毒：骨炎引起迷路炎
    - 神经梅毒
        - 脑膜炎引起 CPA-IAC 第 8 对脑神经发生炎症
        - 迷路血管闭塞性动脉内膜炎引起迷路炎
- 流行病学
    - 由于 AIDS 增加，在 20 世纪 80 年代发病率开始增高
    - 大多数病例发生于美国南部
        - 100 000 人内约有 15 例梅毒
    - 神经梅毒病人中约有 80％的病人出现听力下降

大体病理及手术所见

- 内淋巴管很少被梅毒橡胶肿阻塞

镜下特点

- 耳梅毒：骨迷路炎性吸收性骨炎
    - 圆形细胞浸润＝淋巴细胞及浆细胞
    - 多核巨细胞
- 梅毒性膜迷路炎：闭塞性血管内膜炎

临床要点

临床表现

- 耳梅毒
    - 常见症状/体征：急性发作的波动性听力下降
    - 其他症状：与美尼尔病相似的眩晕及耳鸣
    - 必须尽快作出诊断；听力下降有治愈的可能
- 神经梅毒
    - 急性梅毒性脑膜炎-脑神经炎
    - 脑膜血管梅毒
    - 脑实质神经梅毒

治疗

- 抗生素及皮质类固醇激素

预后

- 治疗后 25％病人听力下降可改善
- 治疗后 70％病人耳鸣及眩晕可改善

- 当病人年龄小于 60 岁、听力下降时间少于 5 年、为波动性症状时，治疗效果最好

参考文献

1. Smith MM et al: Neurosyphilis as a cause for facial and vestibulocochlear nerve dysfunction: MR imaging features. AJNR 21:1673-5, 2000
2. Linthicum FH: Temporal bone histopathology case of the month: Otosyphilis. Am J Otol 20:259-60, 1999
3. Gleich LL et al: Otosyphilis: A diagnostic and therapeutic dilemma. Laryngoscope 102:1255-9, 1992

内耳神经鞘瘤

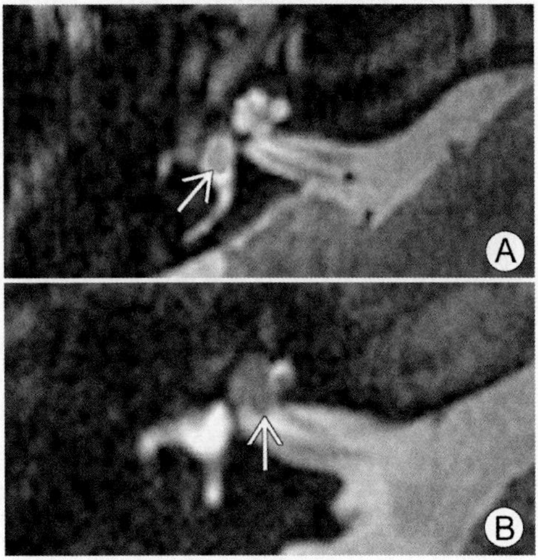

两个不同的迷路内神经鞘瘤病例。（A）T2WI 示前庭内神经鞘瘤表现为内耳前庭内局限性肿块（箭）。（B）病例 2 示耳蜗内神经鞘瘤表现为耳蜗膜迷路内软组织信号肿块，跨蜗轴突入到内耳道底部（箭）

要点

- 定义：起源于膜迷路内施万细胞（Schwann 细胞）的良性肿瘤
- 典型影像学表现：MR 示内耳膜迷路内局限性肿块
  - 增强 T1WI：膜迷路内局限性强化肿块
  - 高分辨率 T2WI：高信号的外淋巴液内“充盈缺损”
- 迷路内神经鞘瘤（ILS）是一个易被经验丰富的放射学医师也漏诊的疾病，因为他们没意识到此病的存在
- ILS 患者如仍保留有基本听力，保守疗法是慎重的选择

影像学表现

一般影像特征

- 最佳影像线索：膜迷路内局限性肿块
- 根据迷路内局限性肿块的位置命名

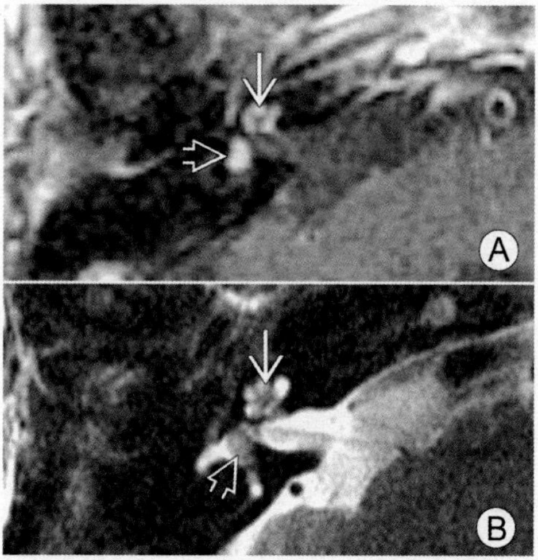

迷路内前庭耳蜗神经鞘瘤。（A）右侧内耳增强 T1WI 轴位示耳蜗（箭）及前庭（空箭）内强化肿块。（B）横断面 T2WI 示前庭耳蜗神经鞘瘤在耳蜗（箭）及前庭（空箭）内均为软组织信号病变

  - 前庭内＝前庭神经鞘瘤
  - 耳蜗内＝耳蜗神经鞘瘤
  - 位于前庭耳蜗＝前庭耳蜗神经鞘瘤
  - 中耳、内耳及内耳道＝跨迷路神经鞘瘤
- ILS 可从内耳向多个方向生长
  - 经圆窗进入中耳
  - 沿前庭神经分支进入内耳道底＝跨听斑
  - 经蜗轴及耳蜗孔进入内耳道＝跨听斑

CT 表现

- CT 一般正常，除非肿块经圆窗龛突入中耳
- CT 对诊断没有帮助

MR 表现

- 增强 T1WI 示 ILS 局限性强化
- 高分辨率 T2WI 示膜迷路的高信号液体内的局限性低信号肿块

推荐的影像检查

- 桥小脑角-内耳道增强 T1WI 或高分辨率 T2WI 靶扫描（放大扫描）可诊断 ILS
- 在行排除听神经病变的 MR 检查时仔细观察以确定迷路内有无肿块是关键
- 观察肿瘤的准确位置
  - 考虑是否累及前庭、耳蜗或均受累
  - 考虑是否突入中耳或内耳道底部
- 所有欲行手术治疗 Meniere 病的患者术前都应行 MR 靶扫描来排除 ILS

鉴别诊断：迷路内病变

迷路炎

- 膜迷路大部分或全部强化
- 高分辨率 T2WI 显示液体信号，而不是低信号肿块

骨化性迷路炎

- 膜迷路液体被骨质取代
- CT 及 MR 均可直接显示

内耳道听神经瘤累及膜迷路

- 内耳道底肿块为主要表现
- 可延伸入内耳，但与内耳道肿块相比病变较小

面神经瘤并累及内耳

- 管形肿块使颞骨内面神经管扩大
- 内耳受累为继发改变

病理

概况

- 病因及发病机制
  - 肿瘤起源于迷路内包绕前庭或耳蜗远端神经轴突的施万细胞（Schwann 细胞）
  - 继发内淋巴积液可解释 Meniere 综合征的症状
- 流行病学

  - 罕见疾病
  - 发病率约为 CPA-IAC 听神经瘤的 1/100

大体病理及手术所见

- 迷路内褐-灰色、圆形/卵圆形、有包膜的肿块

镜下特点

- 分化的肿瘤性施万细胞（Schwann 细胞）
- 致密、细长细胞区＝Antoni A
- 其他由排列松散的细胞构成的非致密区（疏松区），伴有/不伴含脂质的细胞束＝ Antoni B
- S-100 蛋白弥漫性强表达

临床要点

临床表现

- 主要症状：单侧感音神经性耳聋
- 与 CPA-IAC 的典型听神经瘤的症状不同；病史更长
- 与肿瘤位置相关的特异性症状
  - 位于前庭
    - 耳鸣、发作性眩晕伴恶心和呕吐、混合性耳聋（肿瘤阻碍镫骨底板运动，导致传导性耳聋）
  - 位于耳蜗
    - 缓慢的进展性感音神经性耳聋

自然病程

- 膜迷路内生长非常缓慢的良性肿瘤
- 进展性听力下降的病史可追溯到 20 年前
- 生长的肿瘤充满内耳后停止生长

治疗

- 当症状轻微（基本听力存在）及肿瘤局限于内耳时，为慎重起见，应进行观察
- 如症状较重（顽固性眩晕），可经迷路手术切除前庭肿瘤，经耳手术切除累及耳蜗或中耳的肿瘤

预后

- 如不干预，最终将导致全聋

• 如切除肿瘤，肯定会引起耳聋

参考文献

1. Green JD et al: Diagnosis and management of intralabyrinthine schwannomas. Laryngoscope 109:1626-31, 1999
2. Deux JF et al: Slow-growing labyrinthine masses: Contribution of MRI to diagnosis, follow-up and treatment. Neuroradiology 40:684-9, 1998
3. Mafee MF et al: CT and MR imaging of intralabyrinthine schwannoma: Report of two cases and review of the literature. Radiology 174:395-400, 1990

内淋巴囊肿瘤（ELST）

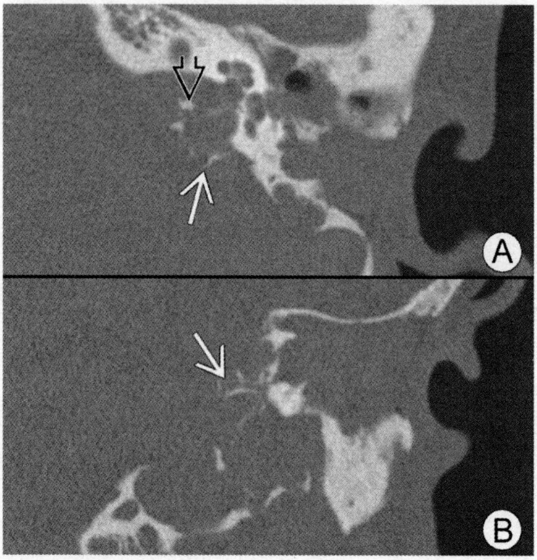

内淋巴囊肿瘤的 CT 表现。（A）横断面 CT 示 ELST 的针状钙化基质（箭）。钙化进入内耳道（空箭）。患者以前曾行乳突切除术。（B）CT 冠状面示肿瘤侵犯颞骨后缘。肿瘤基质内仍可见肿瘤针状钙化（箭）

要点

- 同义词：内淋巴囊腺瘤样肿瘤
- 定义：内淋巴囊的乳头状囊腺瘤样肿瘤
- 典型影像学表现：主要位于迷路后，伴特征性 CT 及 MR 表现
  - CT：肿瘤内骨针
  - 平扫 T1WI：高信号病灶（血液）；信号流空影
- 可伴有 von Hippel-Lindau 病

影像学表现

一般影像特征

- 最佳影像线索：平扫 T1WI 示肿瘤基质内高信号病灶
- 肿瘤中心位于乙状窦前、颞骨岩部后表面的内淋巴囊凹

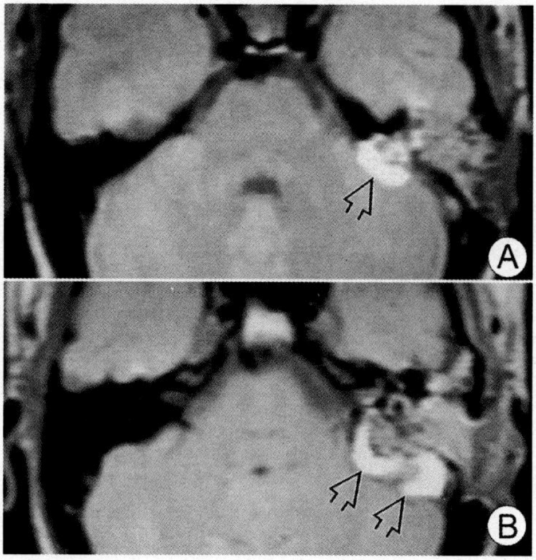

内淋巴囊肿瘤的 MR 表现。（A）曾行内淋巴囊肿瘤部分切除的患者的颞骨平扫 T1WI 示肿瘤间隙内的特征性高信号血液（空箭）。（B）下一层面 MRI 仍示肿瘤内高信号血液灶（空箭）

- 肿瘤增大可累及颞骨整个后壁、桥小脑角池及颈静脉孔
- 大病变（＞3cm）可累及中耳
  - 从内淋巴囊区经内耳（半规管及前庭）扩散至中耳

CT 表现

- 侵犯颞骨后壁的侵袭性软组织肿块
- 肿瘤基质内有中心性针状钙化（100％）
- 大多数肿瘤后缘有较薄的环形钙化

MR 表现

- 平扫 T1WI 示：病灶＜3cm 时，肿瘤边缘有高信号灶；＞3cm 时肿瘤基质内有高信号灶
  - 80％内淋巴囊肿瘤（ELST）有高信号区
- 增强 T1WI 示不均匀强化
- 肿瘤＞2cm 时，有信号流空影（平扫 T1WI 示局限性低信号区）

脑血管造影表现

- 小肿瘤（<3cm）仅由颈外动脉分支供血
- 大肿瘤（>3cm）由颈外动脉分支、±颈内动脉、±后循环分支供血
- 颈外动脉供血分支＝咽升动脉、脑膜中动脉茎乳支及岩支
- 常为富血管性肿瘤染色

推荐的影像检查

- CT 及增强 T1WI 对于全面显示此病是必须的，特别是病灶较大时
- MRA 及 MRV 有助于确定与血管的关系
- 术前栓塞对于大病灶是非常有用的

鉴别诊断：内耳道后岩尖病变

岩尖胆固醇肉芽肿

- 中心位于岩尖
- 平扫 T1WI 示整个病变呈高信号

颈静脉球瘤及颈静脉鼓室球瘤

- 累及颈静脉孔，后累及中耳
- 很少累及迷路后颞骨
- 在平扫 T1WI 上很少呈高信号

颈静脉孔神经鞘瘤

- 中心位于颈静脉孔
- 当病灶较大时只累及迷路后颞骨

转移性肾癌或甲状腺乳头状癌

- 破坏性表现更明显
- 后缘无钙化
- 平扫 T1WI 示肿瘤内部无高信号影

病理

概况

- 遗传学
  - 大多数 ELSTs 为散发

  - von Hippel-Lindau 肿瘤抑制基因的突变及等位基因缺失对这些散发肿瘤的产生有重要作用
  - 7%von Hippel-Lindau 病患者出现 ELST
  - 如 ELST 为双侧，则为 von Hippel-Lindau 病
- 病因及发病机制
  - 起源于覆盖内淋巴囊的细胞的生长缓慢的肿瘤

大体病理及手术所见

- 堆积在颞骨后壁的肿瘤，肿瘤实质内有陈旧出血灶

镜下特点

- 组织病理学表现多种多样，导致 ELST 被称为腺瘤、腺癌、腺瘤样肿瘤或癌样肿瘤
- 复杂的指状间乳头状病变浸润周围结缔组织及骨
  - 乳头状病变包埋于致密纤维组织中，并有近期及以前出血
  - 与内淋巴囊被覆细胞相似的单层立方上皮细胞覆盖着乳头状病变
    - 被覆细胞为矮柱状及立方上皮，内有浓染的嗜酸性均质胞浆
    - 细胞内也有小的位于中央的卵圆形核

临床要点

临床表现

- 主要症状：感音神经性耳聋（100%）
- 其他症状
  - 面神经麻痹（60%）
  - 搏动性耳鸣（50%）
  - 眩晕（20%）

治疗

- 大范围彻底手术切除
- 散发性 ELST 病人应全身检查寻找 von Hippel-Lindau 病的临床及分子学证据

预后

- 如能彻底手术切除，预后较好

- 如肿瘤生长缓慢，后来可复发

参考文献

1. Richard S et al: Central nervous system hemangioblastomas, endolymphatic sac tumors and Von Hippel-Lindau disease. Neurosur Rev 23:1-22, 2000
2. Mukherji SK et al: Papillary endolymphatic sac tumors: CT, MR imaging, and angiographic findings in 20 patients. Radiology 202:801-8, 1997
3. Lo WW et al: Endolymphatic sac tumors: Radiologic appearance. Radiology 189:199-204, 1993

耳蜗型耳硬化症

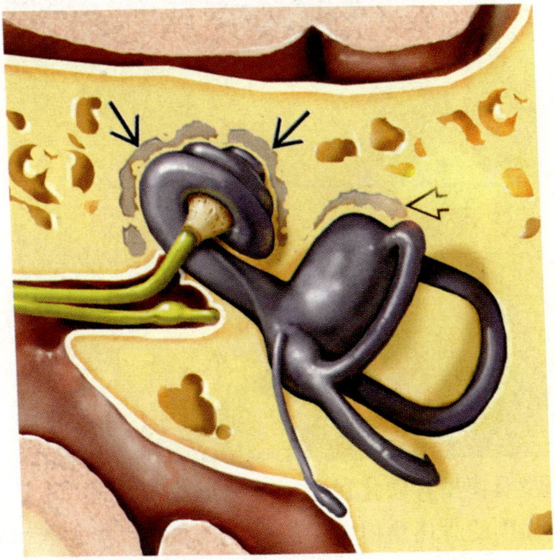

耳蜗型耳硬化症。内耳的横断面示意图示耳蜗周围骨性听囊内有活动性耳海绵样变的斑块（箭）。可见活动性的耳蜗型耳硬化症也累及了窗前小裂（空箭）

要点

- 同义词：耳蜗型耳海绵样变＝窗后耳硬化症＝Beethover 病
- 定义：不明原因的骨迷路内生软骨层的原发性溶骨性病变
- 由于“耳海绵样变”一词描述此病变是活动的病变过程而不是愈合期，因此这个词比“耳硬化症”更好
- 当有耳蜗型耳硬化症（COt）时，常常也有窗型耳硬化症（FOt）
- 临床表现为耳鸣及双侧进行性混合性耳聋
- CT 显示耳蜗周围有耳海绵样变的斑块

影像学表现

一般影像特征

- 最佳影像线索：骨迷路内的局灶性溶骨性斑块

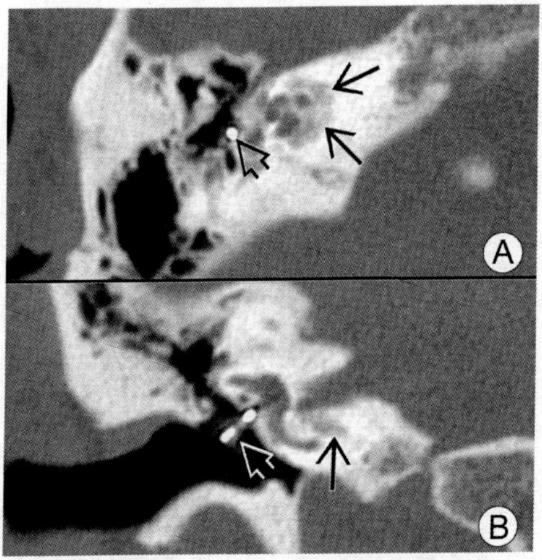

耳蜗型及窗型耳硬化症。(A) 耳蜗的横断面 CT 显示耳蜗周围的骨迷路内多发的耳硬化斑块(箭)和卵圆窗镫骨假体尖(空箭)。(B) 冠状面 CT 示听囊的斑块(箭)及进入狭窄的卵圆窗的全镫骨假体(空箭)

- 85%的病例为双侧对称性
- 大多数的耳蜗型耳硬化症患者同时有窗型耳硬化症

CT 表现

- 活动性病变表现为骨迷路内的低密度病灶,耳蜗周围骨迷路呈"晕状"表现
- CT 描述曾使用"脱钙"一词
- 低密度病灶首先在耳蜗底圈边缘出现,但也可累及内耳道外侧壁及耳蜗岬
- 严重的病例可出现"双环征"——耳蜗周围的低密度环
- 卵圆窗及圆窗周围出现低密度区提示同时有窗型耳硬化症
  - 愈合的、大量的新生骨提示为窗型耳硬化症慢性期

MR 表现

- 增强后 T1WI 示耳蜗周围的线状强化标志着病变位于骨迷路内生软骨层

推荐的影像检查

- 颞骨 CT 是诊断耳蜗型耳硬化症及窗型耳硬化症的最佳影像检查方法

鉴别诊断

迟发性成骨不全

- 影像：影像学表现与耳蜗型耳硬化症可能无法鉴别
  - 表现类似于耳蜗型耳硬化症的严重类型，骨迷路出现更广泛的脱钙改变
- 临床：发生于儿童，伴有骨质易碎及蓝色巩膜

Paget 病

- 影像：累及颅底的范围比耳蜗型耳硬化症更广泛
  - 弥漫性累及骨迷路，不局限于内生软骨层
  - 常有弥漫性骨膨大
  - 常表现为弥漫性棉絮状改变
- 临床：发生于老年人

骨纤维异常增殖症

- 影像：累及颞骨的所有部分
  - 一般情况下，听囊相对不受累
  - 常表现为骨质硬化及磨玻璃样改变
- 临床：发生于年轻人（<30 岁）的骨病变

耳梅毒

- 影像：听囊的溶骨性病变可类似于耳蜗型耳硬化症
- 临床：发生于全身性梅毒感染的成年人

病理

概况

- 遗传学：散发或常染色体显性遗传
- 病因及发病机制
  - 耳蜗型耳硬化症病因不明
  - 螺旋韧带受损和/或毒性蛋白酶累及耳蜗的神经细胞导致耳蜗型耳硬化症的感音神经性耳聋

- 流行病学
  - 发病率为1%
  - 耳硬化症的两种类型：窗型（85%）和耳蜗型（15%）
  - 耳蜗型耳硬化症常有窗型耳硬化症

大体病理及手术所见

- 耳镜检查可见鼓膜后方的血管区，此即为Schwartze征
  - Schwartze征代表耳蜗岬下方的活动性耳硬化区

镜下特点

- 骨迷路内生软骨层形成海绵状、富血管的、无钙化的不规则骨
- 病理分三期
  - 急性期：骨样组织岛状沉积
  - 亚急性期：海绵状塑形伴有破骨细胞引起的骨重吸收及大空腔形成
    - 耳海绵样变表现为听囊内的局灶性脱钙
  - 慢性硬化期：成骨细胞产生不规则新骨，与“马赛克”相似
    - 窗型耳硬化症患者有大量新生骨聚集于卵圆窗及圆窗周围
    - 由于听囊是人体内最致密的骨，因此听囊内新生骨显示较差

临床要点

临床表现

- 主要症状：进行性、混合性、传导性耳聋以及感音神经性耳聋
- 其他症状：耳鸣（铃声样）
- 11～30岁发病
- 男∶女＝1∶2
- 在妊娠及哺乳期病情会加重

治疗及预后

- 对于窗型耳硬化症，先行镫骨切除术，再行人工听小骨植入
- 耳蜗型耳硬化症早期使用氟化物治疗

- 如果较早治疗，能够阻止感音神经性耳聋的进展
- 较严重的双侧耳蜗型耳硬化症可能需要进行人工耳蜗植入
    - 在窗型耳硬化症中，如果大量愈合的骨质遮蔽了圆窗，到耳蜗基底圈的入路可能会受阻
- 逐步的进展性混合性听力下降会导致耳聋
- 早期使用氟化物进行治疗可阻止听力下降

参考文献

1. Ziyeh S et al: MRI of active otosclerosis. Neuroradiology 39:453-7, 1997
2. Mafee MF et al: Use of CT in the evaluation of cochlear otosclerosis. Radiology 156:703-8, 1985
3. Swartz JD et al: Cochlear otosclerosis (Otospongiosis): CT analysis with audiometric correlation. Radiology 155:147-50, 1985

上半规管骨质缺损

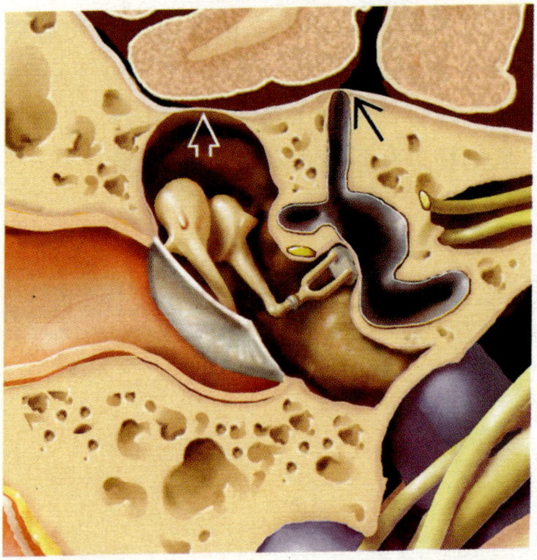

上半规管骨质缺损。颞骨的冠状面示意图示上半规管无骨质覆盖（箭）。上半规管上方只有硬脑膜。有时也可伴鼓室盖变薄（空箭）

要点

- 缩写词：上半规管骨质缺损（SSCD）
- 定义：上半规管顶部骨板极度变薄或缺损
- 采用颞骨的冠状面高分辨率 CT 进行诊断
- 患者的典型表现为声音和/或压力引起的前庭症状和/或眼部运动
  - 临床表现称为 Tullio 现象
  - 当影像学表现证实为上半规管骨质缺损时，称为上半规管骨质缺损综合征
- 是一种可以治疗的前庭功能紊乱的类型

影像学表现

一般影像特征

- 最佳影像线索：颅中窝的上半规管最高点（弓状隆起）的骨质缺损

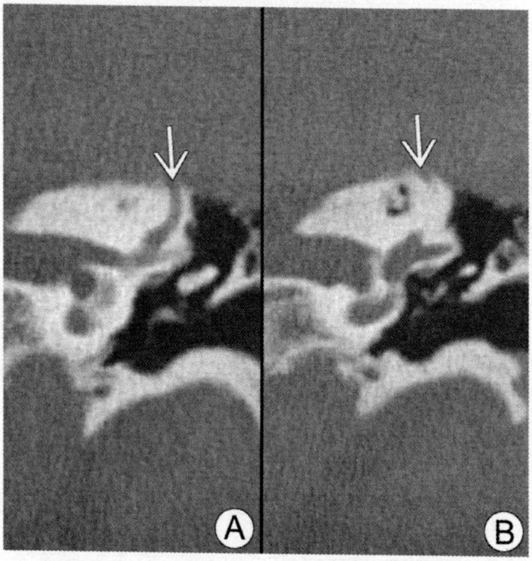

上半规管骨质缺损。左侧颞骨骨算法重建的冠状面CT平扫连续两层图像示上半规管上方骨质极度变薄或缺损（箭）。患者临床表现为异常的旋转性眩晕症状，同时左耳内有较大噪音

CT表现

- 平扫CT：颞骨冠状面的骨算法（最大边缘强化效应）重建的高分辨率（层厚为1mm）CT，至少有两个连续的层面能显示上半规管上部骨质缺损

MR表现

- MR用来排除中枢性眩晕、评价脑干和小脑以及肿瘤等其他复杂问题
- 薄层冠状面扫描可提示弓状隆起变薄，而这一改变在高分辨率T2WI图像上显示最好，因为脑脊液与骨质对比明显

推荐的影像检查

- 颞骨冠状面骨算法重建（最大边缘强化效应）高分辨率（1mm层厚）CT平扫
- 推荐使用1mm层厚的连续扫描，因为多平面重建可以形成伪影
- 层厚小于1mm可降低信噪比，使弓状隆起显示模糊

鉴别诊断

弓状隆起正常变薄

- 仅 1 幅图像显示上半规管上方骨质变薄

颅中窝脑膨出

- 缺损的骨质通常并不是在上半规管的正上方
- 可见脑实质通过缺损处膨出

中耳胆脂瘤

- 可累及外半规管
- 软组织肿块伴骨质受侵改变，听小骨也可受累

病理

概况

- 病因及发病机制
  - 病因不明，很可能为发育异常
    - 头部创伤或颅内压改变可能会造成薄骨骨折，或事先已存在的骨质缺损上方的硬脑膜破裂
  - 临床表现的最佳假说：上半规管上方的骨质缺损形成了进入内耳的“第三活动窗”，这可使半规管对声音或膜迷路内的压力改变产生反应
    - 卵圆窗运动（来自强噪音）及颅内压增高能引起没有骨质覆盖的上半规管弓状变形
  - 胆脂瘤累及外半规管有相似的临床表现
- 流行病学
  - 尸检中大约 2%有骨质变薄或缺损，其中一半为双侧异常
  - 相对轻微的头部外伤或气压伤能够导致薄骨板中断，引起症状

临床要点

临床表现

- 常见症状：声音和/或压力引起的眩晕
- 其他症状和体征
  - 慢性的失平衡可能是最严重的症状

  - 振动幻视
  - Tullio 现象：与声音相关的眩晕和/或眼球震颤
  - Hennebert 征：在鼓气耳镜检查中出现眩晕、眼球震颤、平衡能力丧失和/或恶心
- 特征性体征：使用 Frenzel 眼镜（一种置于眼前来评价眼球震颤的放大镜，带或不带放像系统）进行的检查中出现由声音或压力刺激所激发的眼球垂直旋转运动
  - 出现向上及偏离患耳的眼球慢时相运动
  - 激发动作（Valsalva 动作、耳屏压迫）也可以诱发眼球运动
  - 有报道先天性梅毒及 Meniere 病晚期也可以出现相似的由压力引起的眼球运动

自然病程

- 到成年才第一次出现症状

治疗

- 改变生活方式包括使用耳塞及避免诱发刺激
- 在出现功能不全症状的患者中对受累半规管进行手术填塞或重建可能会取得较好效果
  - 如果手术治疗后挤压鼻孔进行 Valsalva 动作时症状仍持续存在，可能提示填塞不能有效缓解因中耳腔压力的改变所造成的上半规管顶的偏离

参考文献

1. Kertesz TR et al: Superior semi-circular canal dehiscence: Resurfacing with calcium phosphate bone cement. Aust J Otolaryng 4(3):167-73, 2001
2. Carey JP et al: Dehiscence or thinning of bone overlying the superior semicircular canal in a temporal bone survery. Arch Otolaryngol Head Neck Surg 126(2):137-47, 2000
3. Minor LB et al: Superior canal dehiscence syndrome. Am J Otol 21(1):9-19, 2000

迷路内出血

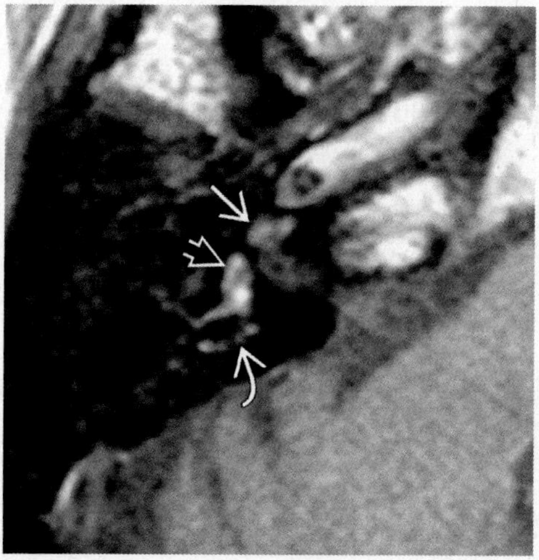

内耳亚急性出血。横断面 T1WI 平扫示整个膜迷路内呈高信号，包括耳蜗（箭）、前庭（空箭）及半规管（弯箭）。患者临床表现为急性发作的感音神经性耳聋

要点

- 同义词：内耳出血
- 定义：内耳膜迷路正常充满液体的间隙内出现血液
- 典型影像学表现
  - 平扫 T1WI 上正常膜迷路低信号（液体信号）间隙内出现高信号影
- 其他要点
  - 细胞内或细胞外的正铁血红蛋白引起 T1 弛豫时间缩短
  - 内耳高浓度蛋白内容物可有相同表现
- 迷路内出血是引起突发感音神经性耳聋的原因之一
  - 不伴迷路内出血的其他引起突发感音神经性耳聋的原因
    - 血液性病变：白血病、镰状细胞性贫血及其他血液高粘状态

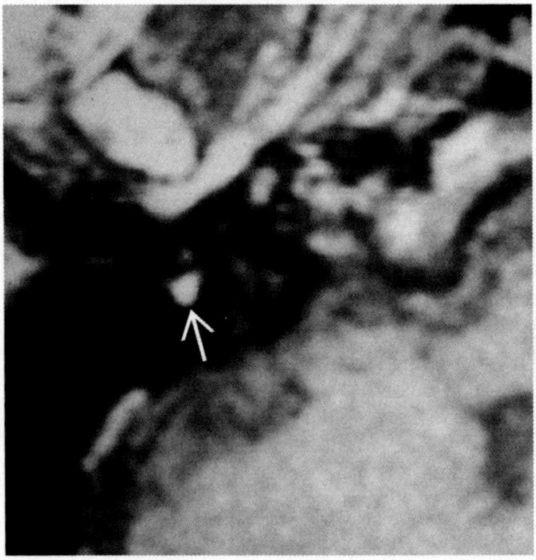

内耳前庭内亚急性出血。右侧颞骨横断面 T1WI 平扫示前庭内（箭）病理性高信号影，该患者表现为突然发作的感音神经性耳聋

- ▪ 迷路炎
- ▪ 颞骨骨折
- ▪ 迷路内肿瘤
- ▪ 迷路外肿瘤伴瘘形成

- 迷路内出血可自发或由外伤、潜在的血液学异常导致的微血管闭塞、出血体质或迷路炎引起

影像学表现

一般影像特征

- 最佳影像线索：薄层平扫 T1WI 表现为高信号

CT 表现

- CT 不能显示

MR 表现

- 平扫 T1WI：膜迷路充满液体的低信号内出现高信号影
- 高分辨率 T2WI：为高信号，与正常表现相似

推荐的影像检查

- 在全部内耳或内耳道扫描计划中至少应包含一个薄层平扫T1WI序列

鉴别诊断：膜迷路异常信号

膜迷路含蛋白质的液体

- 和迷路内出血表现相同
- 平扫T1WI示膜迷路内液体信号间隙内出现高信号

亚急性迷路炎

- 在增强T1WI上膜迷路通常表现为弥漫高信号
- 仅在增强后图像上显示

伴有听神经瘤的迷路高信号影

- 内耳道内听神经瘤
- 平扫T1WI显示的膜迷路高信号影可能是继发于液体内的高蛋白质成分

迷路内神经鞘瘤

- 增强T1WI示膜迷路内局灶性高信号影
- 仅在增强后图像上才显示

病理

概况

- 一般病理特征
  - 病理检查通常显示外淋巴内的血液多于内淋巴
- 相关解剖学
  - 内淋巴
    - 内耳的功能性液体
    - 充填膜迷路（椭圆囊、球囊、半规管、蜗管、内淋巴管及内淋巴囊）
  - 外淋巴
    - 和脑脊液相似
    - 位于膜迷路结构和骨性听囊之间
    - 充填耳蜗水管

- 骨迷路即骨性听囊
  - 前庭
  - 半规管
  - 耳蜗
  - 前庭水管
- 膜迷路
  - 球囊
  - 椭圆囊
  - 半规管
  - 蜗管
  - 内淋巴管和内淋巴囊
  - 内淋巴管终止于内淋巴囊
- 病因及发病机制
  - 自发性迷路内出血最常见
  - 诱发迷路内出血的情况
    - 头外伤或颞骨外伤
    - 由于潜在的血液学异常导致的微血管闭塞、出血体质及迷路炎

临床要点

临床表现

- 常见症状：单侧急性突发性感音神经性耳聋

其他症状

- 眩晕、耳鸣

治疗

- 如果没有潜在疾病，不用治疗
- 如果存在潜在疾病，则进行治疗

自然病程及预后

- 和潜在疾病的病程及预后相同
- 听力恢复的情况各不相同

参考文献

1. Vakkalanka S et al: Inner ear hemorrhage and sudden sensorineural hearing loss. Am J Otol 21:764-5, 2000
2. Whitehead RE et al: Spontaneous labyrinthine hemorrhage in sickle cell disease. AJNR 19:1437-40, 1998
3. Weissman JL et al: High signal from the otic labyrinth on unenhanced magnetic resonance imaging. AJNR 13:1183-7, 1992

人工耳蜗植入

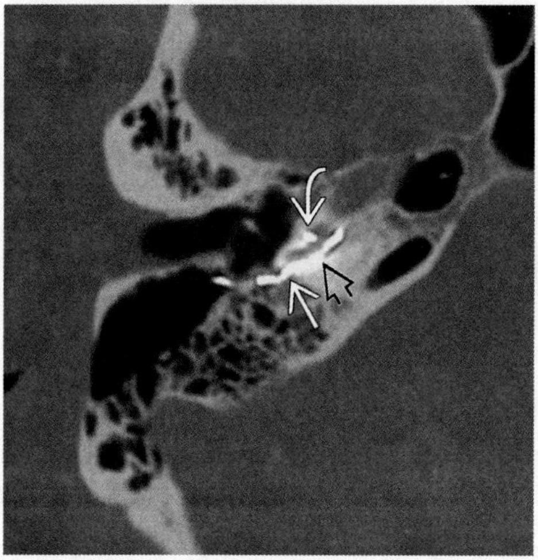

人工耳蜗植入。右侧颞骨横断面 CT 显示人工耳蜗植入的导线进入圆窗（箭），通过耳蜗的基底周（空箭）到达耳蜗第二周（弯箭）。乳突切除术是人工耳蜗植入术的一部分

要点

- 定义：通过圆窗将刺激电极置于耳蜗鼓阶内，帮助听力受损的患者恢复听力
- 典型影像学表现：颞骨平片或 CT 示皮下接收器及耳蜗内的金属电极
- 其他要点
    - 是使用传统助听器效果不佳的重度听力下降患者的有效的恢复听力的方法
    - 耳蜗植入包括三个电子元件，通过直接刺激耳蜗内存活的听觉纤维而获得听觉信息
        - 接收器/刺激器：植于耳后皮下的盘状结构以及手术植于耳蜗内用来直接刺激听神经纤维的电极导联
        - 麦克风/传导器：用来接收环境中的声音并将其传到植入

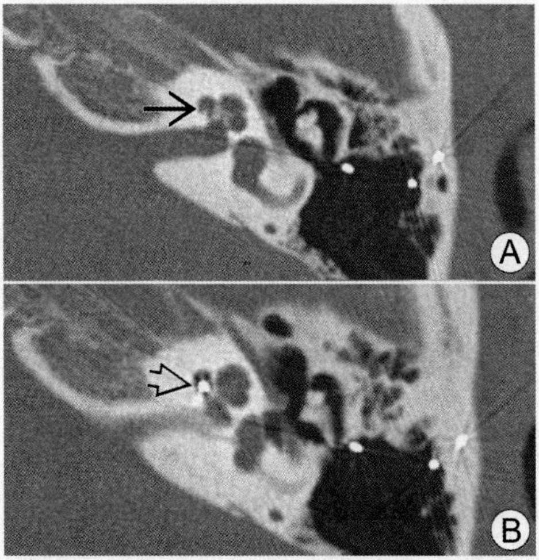

人工耳蜗植入。(A) 左侧颞骨横断面 CT 显示耳蜗有轻度骨化性迷路炎(箭)。(B) 左侧颞骨横断面 CT 显示电极线仅到达耳蜗基底周的中部(空箭)。毫无疑问，纤维-骨性阻塞物较 CT 所示的轻度骨化性迷路炎严重

的接收器的耳外元件
- 语言处理器：附于麦克风/传导器的常规编码处理器，将声音转换为电子数据传至刺激器

○ 人工耳蜗植入开始于二十世纪六十年代，食品及药品管理局(美国) 1985 年批准用于成人，1990 年批准用于儿童
○ 超过 50 000 人次已进行了人工耳蜗植入

影像学表现

一般影像特征

- 最佳影像线索：耳蜗圈内的金属电极

CT 表现

- 平扫 CT
  ○ 术前评价乳突、圆窗及耳蜗是否适合进行手术
    - 乳突发育不全、永存镫骨动脉、颈内动脉异位、颈静脉

窝骨质缺损及面神经异位都会妨碍耳蜗植入
  - 术后：观察断裂的导线，观察导线穿出耳蜗的情况

MR 表现

- 高分辨率 T2WI
  - 术前：评价蜗神经及耳蜗的液体间隙是否存在
  - 术后：现认为 1.5T MRI 对植入的耳蜗是不安全的

其他影像表现

- 平片用来在术中和术后评价人工耳蜗的位置
- PET 用来评价脑对听刺激的反应

推荐的影像检查

- 术前影像检查方法
  - 颞骨 CT
    - 可充分评价圆窗的大小
    - 显示耳蜗骨化性迷路炎
  - 颞骨高分辨率 T2WI
    - 显示耳蜗内纤维性及骨性阻塞
    - 可显示蜗神经缺如或发育不良
- 术后评价
  - 常规颞骨平片能够显示人工耳蜗穿出耳蜗的情况
  - 颞骨 CT 是可选择的检查方法

鉴别诊断：人工耳蜗植入禁忌证

迷路未发育（Michel 畸形）

- 影像：耳蜗和前庭缺如
- 胚胎发生：于胚胎第 3 周发育停止
- 人工耳蜗植入的绝对禁忌证

耳蜗未发育

- 影像：无耳蜗
- 胚胎发生：于胚胎第 3 周末发育停止
- 人工耳蜗植入的绝对禁忌证

共腔畸形

- 影像：融合的囊性耳蜗和前庭形成共腔

- 胚胎发生：于胚胎第 4 周发育停止
- 人工耳蜗植入的相对禁忌证

囊性耳蜗前庭畸形（耳蜗阶间隔发育不良 I 型）

- 影像：耳蜗及前庭为囊性改变，没有内部结构
- 胚胎发生：于胚胎第 5 周发育停止
- 人工耳蜗植入的相对禁忌证

大内淋巴囊

- 影像：内淋巴管及内淋巴囊扩大伴轻微耳蜗发育不良
- 胚胎发生：于胚胎第 7 周发育停止
- 人工耳蜗植入的相对禁忌证

骨化性迷路炎

- 影像：致密的骨性结构充填部分膜迷路
- 临床表现：感音神经性耳聋，通常继发于脑膜炎
- 如果耳蜗未受累，则仍可能进行人工耳蜗植入
- 如果双侧耳蜗都明显受累，为耳蜗植入的相对禁忌证

病理

概况

- 胚胎学-解剖学基础
  - 成人内耳在胚胎第 10 周完全形成
- 病因及发病机制
  - 引起耳聋的主要病因为先天性及感染性

临床要点

临床表现

- 人工耳蜗植入的合适人群：必须大于两岁且使用助听器不能改善的双侧重度感音神经性耳聋患者

治疗

- 进行了人工耳蜗植入的患者必须至少每年到医院进行一次语言处理器的调整
- 术后效果由耳蜗内电极的数量决定
  - 对耳蜗闭塞的病例可使用双线性元件

预后

- 语后聋（大于 5 岁）患者进行人工耳蜗植入的效果最佳
- 可能出现的术后并发症（5％）
  - 面神经一过性麻痹、平衡失调、外淋巴瘘、电子元件失效及皮瓣出现问题
- 据报道 90％的人工耳蜗植入患者在六个月后能够理解基本句子
- 在 1.5T 的 MRI 中人工耳蜗的轴距足以能够引起植入的人工耳蜗移动，因此人工耳蜗植入的患者不应该进行 1.5T MRI 检查

参考文献

1. Ellul S et al: Preoperative cochlear implant imaging: Is magnetic resonance imaging enough? Am J Otol 21(4):528-33, 2000
2. Lo WW: Imaging of cochlear and auditory brain stem implantation. AJNR 19(6):1147-54, 1998
3. Weber BP et al: Magnetic resonance imaging compatibility testing of the Clarion 1.2 cochlear implant. Am J Otol 19(5):584-90, 1998

岩 尖

岩尖假病变

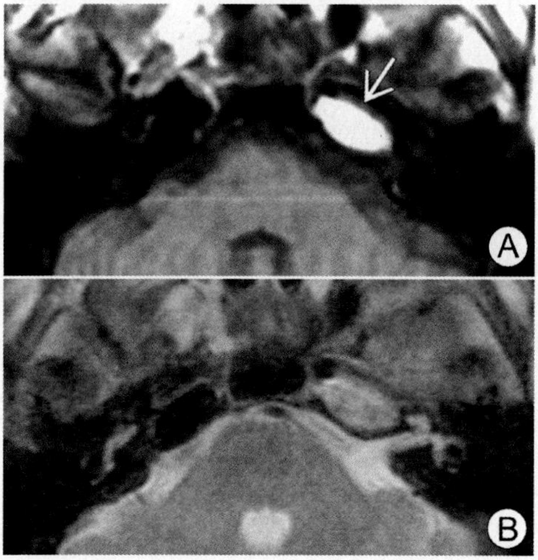

岩尖假病变。(A) 横断面 T1WI 平扫显示考虑为胆固醇肉芽肿的高信号“病变”(箭)。(B) 岩尖层面的横断面 T2WI 显示信号减低影与扫描层面内其他脂肪信号一致。正确的解释是：与对侧岩尖气化相比，这一侧为岩尖正常的黄骨髓

要点

- 定义：岩尖气化不对称，对侧岩尖内未气化的骨髓腔与肿块性病变相似
- 典型影像学表现：气化侧岩尖为正常气房，对侧岩尖为骨髓腔
  - CT：一侧为正常岩尖气房，另一侧为岩尖骨髓腔
  - MRI：岩尖气房呈低信号，对侧岩尖骨髓腔为脂肪信号
- 其他要点
  - 颅脑 MRI 图像上的意外发现，常被误诊为岩尖胆固醇性肉芽肿
  - 为岩尖的“leave-me-alone”(“不用处理”) 的病变之一
  - 如果误诊，可导致不必要的药物或外科治疗

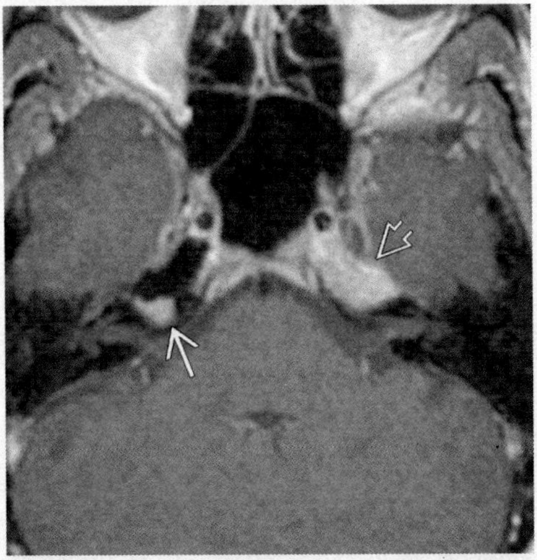

岩尖假病变。岩尖层面的横断面未使用脂肪抑制的增强T1WI显示岩尖有大量脂肪，为正常变异。右侧岩尖大部分气化伴有颈内动脉紧前方的局灶骨髓残留（箭），左侧岩尖为非气化的有明显强化的黄骨髓（空箭）

影像学表现

一般影像特征

- 最佳影像线索：岩尖不对称气化，对侧为正常的岩尖骨髓腔并无膨胀性改变

CT 表现

- CT 平扫：骨算法重建图像显示一侧岩尖为正常气房，对侧为正常岩尖骨髓腔
- CT 增强：无异常强化

MR 表现

- T1WI：非气化侧岩尖显示正常的黄骨髓高信号
- T2WI：岩尖的脂肪信号影与皮下脂肪信号影相同，T2WI 信号都减低
- 脂肪抑制序列证实为正常不对称的岩尖黄骨髓

推荐的影像检查

- 在未使用脂肪抑制技术的颅脑 MRI 图像上首先怀疑为“病变”

- 脂肪抑制序列能够证实是“leave-me-alone”（“不用处理”）的特征
- 是颅脑 MRI 图像上最常见的意外发现，建议行颞骨 CT 来显示周围的解剖结构
- 骨算法重建的 CT 能够证实骨小梁无异常改变，也无骨侵蚀

鉴别诊断：岩尖肿块

岩尖先天性胆脂瘤

- CT：边缘光滑的膨胀性病变
- MRI：类似于粘液囊肿的长 T1 长 T2 信号影

岩尖积液

- CT：岩尖气房密度增高，无膨胀性改变
- MRI：大多数病例为长 T1 长 T2 信号影

岩尖炎

- CT：破坏性病变伴骨小梁及骨皮质缺失
- MRI：壁厚且强化，有局限性液体，脑膜强化

岩尖粘液囊肿

- CT：边缘光滑的膨胀性病变
- MRI：长 T1 长 T2 信号影
- 和岩尖胆脂瘤非常相似

岩尖胆固醇肉芽肿

- CT：边缘光滑的膨胀性病变
- MRI：T1WI 和 T2WI 均为高信号

病理

概况

- 一般病理特征
  - 易误诊为病变的正常骨髓腔
- 胚胎学-解剖学基础
  - 33%的人岩尖发生气化
    - 5%岩尖气化不对称
  - 40%的颅脑 MRI 显示岩尖黄骨髓不对称

  - 岩尖气化程度与乳突气化程度相关
- 病因及发病机制
  - 岩尖气化——骨髓腔的先天正常变异

临床要点

临床表现

- 常见症状：无
- 患者因别的与之无关的症状进行颅脑 MRI 检查
- MRI 图像上意外发现的岩尖改变，影像学报告描述为“可疑胆固醇肉芽肿”
- 患者来进行术前评价
- 颞骨 CT 显示一侧为正常岩尖气房，而对侧为岩尖正常骨髓

自然病程

- 在患者一生中都保持不变

治疗

- 不需要任何治疗或随诊

预后

- 意外发现
- 对岩尖“leave-me-alone”（“不用处理”）病变进行治疗可引起多种病残

参考文献

1. Leonetti JP et al: Incidental petrous apex findings on magnetic resonance imaging. Ear Nose Throat J 80(4):200-6, 2001
2. Moore KR et al: "Leave me alone" lesions of the petrous apex. AJNR 19:733-8, 1998
3. Virapongse C et al: Computed tomography of temporal bone pneumatization, 1: Normal pattern and morphology. AJR 145:473-81, 1985

弓下管

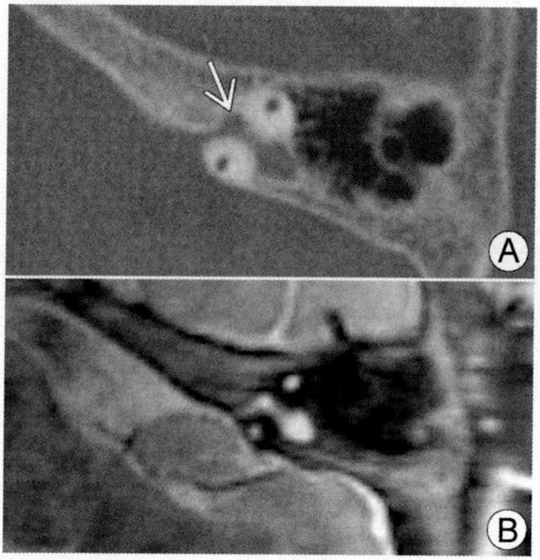

2 个月婴儿的弓下管。(A) 左侧颞骨横断面 CT 显示走行于上半规管下方的明显的弓下管（箭）。(B) 横断面高分辨率 T2WI 显示同一管道内充满高信号影。蛛网膜下腔和弓下管脑脊液相连是 MRI 显示为高信号影的原因

要点

- 同义词：弓下管/道，岩乳管
- 定义：颞骨内的骨性管道，穿过上半规管弓，为听囊供血
- 典型影像学表现：颞骨 CT 示穿过上半规管的骨性管道
- 其他要点
  - 弓下管是炎症蔓延的潜在路径
  - 婴儿的弓下管可被误诊为先天性病变
  - 成人的弓下管可被误诊为骨折
  - 弓下动脉是迷路动脉的分支，起自基底动脉或小脑前下动脉
  - 在听囊、岩尖及乳突气化不良的病例中弓下管最为明显

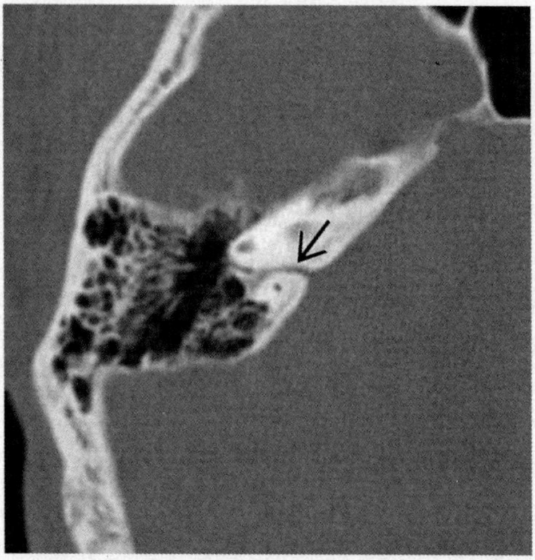

成人的弓下管。右颞骨横断面 CT 显示成人的弓下管（箭）。最常见的错误是将成人的弓下管误诊为颞骨骨折

影像学表现

一般影像特征

- 最佳影像线索：穿过上半规管的较粗的骨性管道 MRI 表现为脑脊液信号，CT 显示有硬化缘

CT 表现

- CT 平扫
    - 婴儿：弓下管在上半规管下方穿过，横断面直径为上半规管直径的 2～3 倍
    - 成人：弓下管表现为上半规管下方的“黑线”，横断面直径≤上半规管横断面直径

MR 表现

- 婴儿的高分辨率 T2WI
    - 脑脊液信号进入弓下窝，位于上半规管下方
    - 通常在 2 岁之内退化
- 成人的高分辨率 T2WI：弓下管不能显示

推荐的影像检查

- 颞骨薄层的骨算法重建CT平扫显示弓下管骨性边缘最佳
- 由于部分容积效应，如果层厚大于1mm，弓下管可能不能显示

鉴别诊断：岩骨后缘异常

大内淋巴囊

- 岩骨后缘内淋巴囊扩大
- 影像学可显示的最常见的内耳先天性异常
- 伴耳蜗发育不良（90%）
- 伴前庭及/或半规管异常（50%）

先天性内耳道狭小

- 如果内耳道内神经先天性缺如，内耳道的直径可能会较小
- 内耳道直径小于2.5mm提示蜗神经缺如

颞骨骨折

- 无弓下管的硬化缘
- 有外伤史
- 通常在中耳腔及/或乳突气房内有气液平

病理

概况

- 一般病理特征
    - 成人的弓下窝通常表现为位于内耳道后上方的岩骨后缘一个“漏斗状”压迹，与弓下管相连
- 胚胎学-解剖学基础
    - 在胚胎发育的第21周弓下窦最大
    - 随后逐渐变小形成弓下窝及弓下管
    - 出生后第二年弓下窝逐渐闭塞形成岩骨后缘的一浅凹或裂隙以及大小变化较大的弓下管，其内包含弓下动静脉
    - 弓下管能否看见由迷路的骨化程度及乳突的气化程度决定
    - 弓下动脉在内耳道内侧起自迷路动脉
        - 迷路动脉起自小脑前下动脉或基底动脉

        - 弓下动脉也可直接起自小脑前下动脉
        - 很少起自小脑后下动脉
    - 通常起自内耳道内侧，然后进入弓下窝（位于岩骨后壁）
    - 然后动脉穿过颞骨进入上半规管包绕的弓下管，向外后上方走行相对较直
    - 然后弓下动脉到达乳突窦
    - 供应听囊、半规管及前庭后壁
    - 远端分支与来自以下动脉的分支吻合：岩浅动脉、茎乳动脉、脑膜后动脉及枕动脉
    - 弓下管的平均长度为10.5mm
    - 大约50%的弓下管宽度在0.5～1.0mm之间
        - 其他50%超过1.0mm（很少有大于2.0mm的情况）
- 病因及发病机制
    - 炎性病变的潜在蔓延途径

临床要点

临床表现

- 因其他临床表现进行检查时意外发现
- 可能会误诊为病变
    - 儿童：内耳异常
    - 成人：颞骨骨折

自然病程

- 正常解剖变异，一生中没有改变
- 炎性病变在乳突窦与颅内之间的潜在蔓延途径

治疗

- 为正常解剖结构，不需治疗

预后

- 为颞骨岩部正常管道

参考文献

1. Tekdemir I et al: The subarcuate canaliculus and its artery: A radioanatomical study. Anat Anz 181(2):207-11, 1999
2. Wilbrand H et al: The subarcuate fossa and channel. A radioanatomic investigation. Acta Radiol Diagn (Stockh) 27(6):637-44, 1986
3. Mazzoni A: The subarcuate artery in man. Laryngoscope 80(1):69-79, 1970

岩尖脑膨出

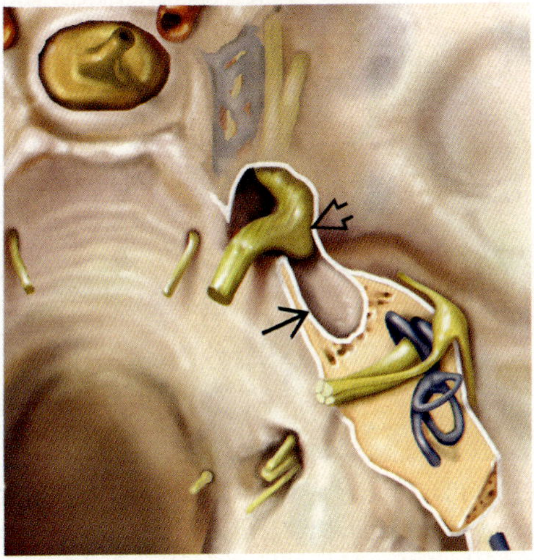

岩尖脑膨出。颞骨及岩尖示意图上面观显示岩尖脑膨出（箭），表现为 Meckel 腔向后外侧疝入同侧岩尖。可见三叉神经及三叉神经节突入脑膨出内（空箭）

要点

- 同义词：岩尖囊肿
  - 错误用词为“岩尖蛛网膜囊肿”及“岩尖脑膜膨出”
- 定义：先天性或获得性 Meckel 腔后外侧壁疝入颞骨岩尖部分
- 典型影像学表现
  - 病变源于 Meckel 腔
  - CT：岩尖边缘光滑的膨胀性的病变并与 Meckel 腔相延续
  - MRI：岩尖内长 T1 长 T2 信号病变
- 其他要点
  - 通常为颅脑 MRI 上观察到的无症状的病变
  - 注意不要将此病误诊为必须进行手术治疗的病变！通常该病不需治疗
  - 与岩尖气房内潴留液及岩尖不对称的骨髓腔同属于最常见

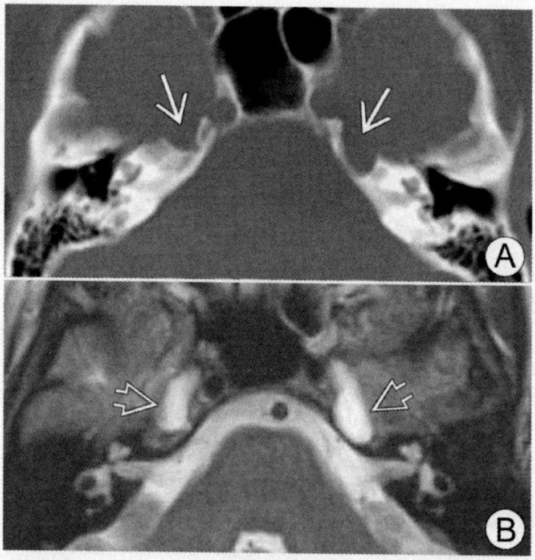

岩尖脑膨出。(A) 颅底横断面 CT 显示双侧岩尖的凹陷性病变，左侧较右侧明显（箭）。(B) 横断面 T2WI 显示高信号的脑膨出由 Meckel 腔进入双侧岩尖（空箭）

的“leave-me-alone”（“不用处理”）病变

◦ 影像学如果没有观察到与 Meckel 腔相延续，则与岩尖粘液囊肿或岩尖胆脂瘤非常相似

影像学表现

一般影像特征

- 最佳影像线索：与 Meckel 腔相延续的岩尖囊肿
- 其他特征
  ◦ 中心位于岩尖

CT 表现

- 平扫 CT（仅使用骨算法重建的薄层的颞骨 CT）
  ◦ 岩尖的膨胀性病变，骨质边缘光滑呈良性改变
- 增强 CT
  ◦ 无强化的液体密度病变

MR 表现

- 平扫 T1WI
  - 岩尖的卵圆形低信号病灶
  - 由单侧开放的 Meckel 腔溢出
- 增强 T1WI
  - 常表现为中央无强化而边缘强化
  - 如果三叉神经节位于其内，表现为无强化病灶内的卵圆形的强化部分
    - 如果不支持脑膨出的诊断，这一强化表现会给影像学医师造成很大麻烦
- T2WI
  - 岩尖的卵圆形高信号病灶
  - 冠状面 T2WI 对显示脑膨出与 Meckel 腔延续最佳
- FLAIR
  - 脑膨出内的液体信号减低

推荐的影像检查

- 在颅脑 MRI 上意外发现后开始探寻诊断
- 薄层高分辨率 T2WI 能作出诊断
- 如果仍然感到迷惑，用薄层颞骨 CT 可确诊

鉴别诊断：岩尖囊性病变

岩尖先天性胆脂瘤

- CT：岩尖边缘光滑的膨胀性生长的肿块
- MRI：T1WI 为低信号，无脑膜强化

岩尖潴留液

- CT：岩尖气房小梁存在；气房无膨胀性改变
- MRI：T1WI 通常为低信号（也可为中等信号，罕见情况下为高信号），T2WI 为高信号

岩尖炎

- CT：岩尖皮质及小梁呈浸润性、破坏性改变
- MRI：长 T1 长 T2 信号影
- 增强后 T1WI：壁厚，强化，脑膜增厚并强化

岩尖粘液囊肿

- CT：岩尖边缘光滑的膨胀性的肿块
- MRI：长 T1 长 T2 信号影
- 类似于先天性胆脂瘤；是非常罕见的病变

岩尖胆固醇肉芽肿

- CT：岩尖小梁破坏，皮质膨胀性变薄
- MRI：T1WI 及 T2WI 均为高信号

病理

概况

- 病因及发病机制
  - 胚胎学：最佳假说
    - 先天性 Meckel 腔疝入岩尖
- 流行病学
  - 颅脑 MRI 上不常见的意外发现
  - 比岩尖潴留液少见

大体病理及手术所见

- 如果没有并发症，不应该进行活检
- 如果进行活检，结果为正常的脑膜及三叉神经节

镜下特点

- 可见脑膜的全部三层结构

临床要点

临床表现

- 常见的临床症状：颅脑 MRI 的意外发现
- 如果有并发症，其症状和体征可表现为
  - 三叉神经病或三叉神经痛
  - 脑脊液耳漏

治疗

- 通常不需治疗
- 在进行任何治疗之前一定要注意有无与该病相对应的客观症状

- 观察证实

预后

- 如果能避免误诊，预后佳

参考文献

1. Moore KR et al: Petrous apex cephaloceles. AJNR 22:1867-71, 2001
2. Cheung SW et al: Petrous apex arachnoid cyst: Radiographic confusion with primary cholesteatoma. Am J Otol 16:690-4, 1995
3. Larson TL: Petrous apex and cavernous sinus: Anatomy and pathology. Semin Ultrasound CT MRI 14:232-46, 1993

岩尖胆脂瘤

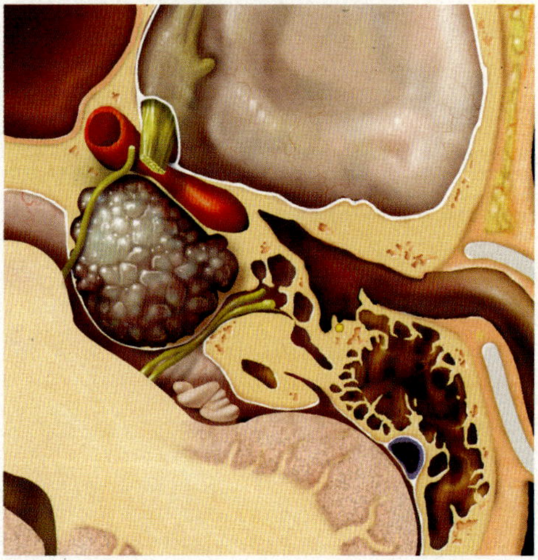

岩尖的先天性胆脂瘤。岩尖胆脂瘤示意图显示膨胀性病变，岩尖扩大。该示意图显示胆脂瘤为珍珠白色的上皮碎屑的堆积。可见与病变邻近的颈内动脉岩骨部水平段、内耳及第 6 对脑神经

要点

- 同义词：岩尖的先天性胆脂瘤、表皮样囊肿
- 定义：由胚胎来源的上皮残留形成的岩尖的局灶性胆脂瘤
- 典型影像学表现：岩尖的膨胀性病变，为长 T1 长 T2 信号影，无强化
- 其他要点
  - 岩尖的非常少见的病变

影像学表现

一般影像特征

- 最佳影像线索
  - 岩尖的膨胀性肿块，边缘强化或无强化
- 病变中心：岩尖

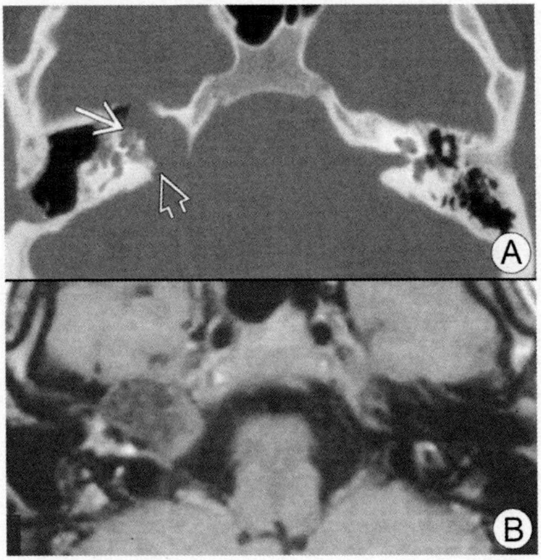

岩尖先天性胆脂瘤。(A) 横断面 CT 显示岩尖的膨胀性软组织肿块，侵及听囊（箭）及内耳道（空箭）。(B) 横断面 T1WI 平扫显示胆脂瘤为低至等信号的混杂性病变

- 病变形态：卵圆形或圆形
- 病变蔓延方向：离心性

CT 表现

- 平扫 CT
  - 颞骨薄层 CT 显示岩尖边缘光滑的膨胀性病变
  - 较大病灶可累及
    - 颈内动脉岩骨部水平段
    - 听囊
    - 内耳道

MR 表现

- T1WI 平扫
  - 岩尖的卵圆形肿块表现为混杂的低到等信号
- 增强后 T1WI
  - 通常有边缘轻度强化
- T2WI

 - ○ 岩尖的等至高信号肿块

推荐的影像检查

- 颅底和颞骨薄层的横断面和冠状面（连续 1mm 层厚）CT 扫描是最好的初步检查方法
- 治疗前采用薄层（连续 3mm 层厚）的横断面和冠状面增强后 T1WI 获得软组织路程图
  - ○ 对大病变尤其有用

鉴别诊断：岩尖病变

岩尖积液

- CT：岩尖气房密度增高，无膨胀性改变
- MRI：大多数病例为长 T1 长 T2 信号

岩尖炎

- CT：为破坏性病变，小梁及皮质破坏
- MRI：壁厚且强化，并伴局灶性液体；脑膜强化

岩尖粘液囊肿

- CT：边缘光滑的膨胀性病变
- MRI：长 T1 长 T2 信号
- 与岩尖胆脂瘤非常相似

岩尖胆固醇肉芽肿

- CT：边缘光滑的膨胀性病变
- MRI：T1WI 及 T2WI 均为高信号

病理

概况

- 一般病理特征
  - ○ 大多数岩尖胆脂瘤为先天性
  - ○ 少数岩尖胆脂瘤由获得性中耳胆脂瘤蔓延而来
- 胚胎学-解剖学基础
  - ○ 残留的上皮组织可在颞骨及周围的多个部位存在
    - ▪ 发病率为中耳＞桥小脑角＞乳突＞岩尖
- 病因及发病机制

  - ○ 岩尖的复层鳞状上皮内脱落的角蛋白内有异位的上皮组织残余
- 流行病学
  - ○ 岩尖的非常少见的病变
  - ○ 岩尖渗出性积液≥岩尖胆固醇肉芽肿≥岩尖胆脂瘤

大体病理及手术所见

- 蛋壳样骨内有珍珠白色组织

镜下特点

- 复层的角化鳞状上皮，无异常有丝分裂的现象
  - ○ 周围常有肉芽组织及纤维包绕
- 胆固醇结晶含量丰富

临床要点

临床表现

- 常见症状及体征：感音神经性耳聋
- 其他临床症状
  - ○ 周围性面瘫
  - ○ 第 6 对脑神经病
- 人口学
  - ○ 发病年龄：大于 20 岁

治疗

- 手术方法
  - ○ 经岩骨入路切除病灶
  - ○ 也可以采用颅中窝入路

预后

- 是生长非常缓慢的病变
- 手术彻底切除可以阻止症状进一步发展

参考文献

1. Atlas MD et al: Petrous apex cholesteatoma: diagnostic and treatment dilemmas. Laryngoscope 102:1363-8, 1992
2. Jackler RK et al: The radiographic differential diagnosis of petrous apex lesions. Am J Otol 13:561-74, 1992
3. Glasscock ME et al: Petrous apex cholesteatoma. Otolaryngol Clin North Am 22:981-1002, 1989

岩尖潴留液

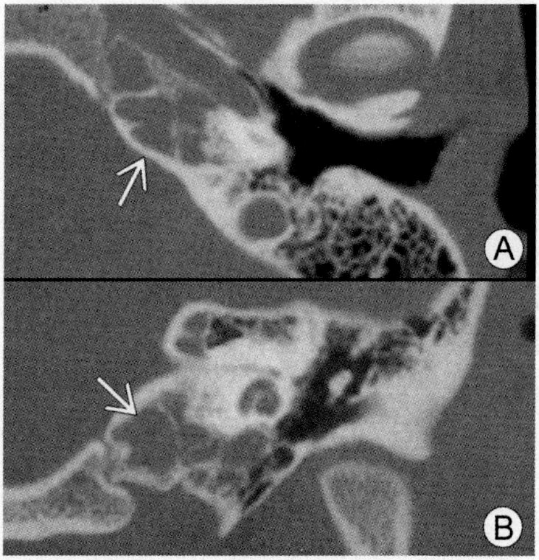

岩尖潴留液的 CT 图像。(A) 横断面 CT 显示左侧岩尖气房密度增高(箭)。该区域小梁存在，没有膨胀性改变。(B) 同一患者的岩尖气房冠状面 CT 显示潴留液位于本应正常的岩尖气房内(箭)

要点

- 同义词：岩尖积液；岩尖“leave-me-alone”(“不用处理”)病变
- 定义：可能是远处的中耳乳突炎遗留下来的、岩尖气房内的残留的无菌性液体的积聚
- 典型影像学表现
    - CT：岩尖气房密度增高，无膨胀性或破坏性改变
    - MRI：大多数病例显示岩尖气房内的液体(长 T1 长 T2 信号)
- 由于岩尖潴留液是颅脑 MRI 常见的意外发现，可被误诊为胆固醇肉芽肿或岩尖炎，因此把此病包括在颞骨 100 个常见病变中
    - 可能会误诊而进行侵袭性药物或手术治疗
- 对于典型的岩尖潴留液，不需进行治疗或随访

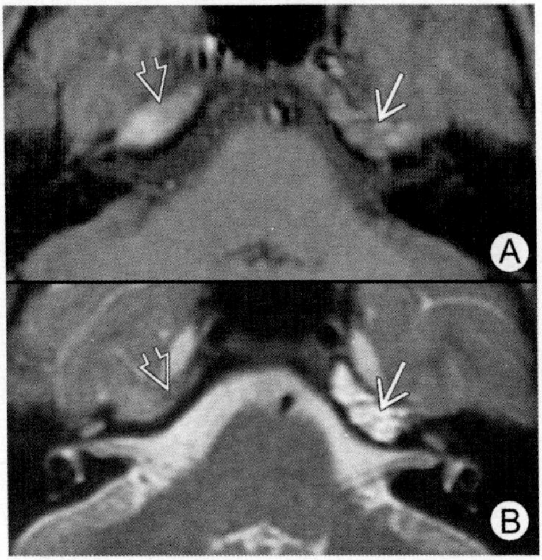

岩尖潴留液的 MR 图像。(A) 横断面 T1WI 显示左侧岩尖气房内有低信号影(箭),右侧岩尖表现为未气化的黄骨髓(空箭)。(B) T2WI 显示左侧岩尖气房内有高信号影(箭),右侧岩尖为黄骨髓(空箭)

影像学表现

一般影像特征

- 最佳影像线索:乳突气房密度增高,不伴小梁消失
- 如果岩尖未气化,不会发生岩尖潴留液
  - 正常岩尖的气化率为 33%
- 无破坏性或膨胀性骨质改变

CT 表现

- 单侧岩尖气房密度增高通常不伴有中耳或乳突的炎性改变
- 由于以前发生过炎症,气房边缘可有硬化改变
  - 岩尖气房的小梁或皮质边缘无膨胀性或破坏性征象

MR 表现

- 最常见的表现:正常的岩尖气房内出现长 T1 长 T2 信号、无强化的液体影
- 不常见的表现:正常的岩尖气房内出现 T1WI 呈等或高信号、T2WI 呈高信号的、无强化的液体

  - 岩尖潴留液在 T1WI 呈等或高信号是由于高蛋白成分造成的

推荐的影像检查

- 由于岩尖潴留液是颅脑 MRI 最常见的意外表现，推荐用颞骨 CT 来评价这一表现的意义
- 颞骨骨算法重建的 CT 用于鉴别需要手术治疗的较为少见的岩尖病变与常见的意外发现的岩尖潴留液
- 对岩尖气房内 T1WI 呈高信号的岩尖潴留液患者，建议采用 CT 进行远期（2～3 年）随访，以排除其转变为胆固醇肉芽肿的可能

鉴别诊断：岩尖病变

岩尖先天性胆脂瘤

- CT：岩尖气房的边缘光滑的膨胀性病变
- 增强后 T1WI：病变为低信号，边缘强化
- 无脑膜强化

岩尖粘液囊肿

- CT：岩尖气房的边缘光滑的膨胀性病变
- MRI：长 T1 长 T2 信号
- 增强后 T1WI 表现为边缘强化
- 表现可与岩尖先天性胆脂瘤相似

岩尖胆固醇肉芽肿

- CT：岩尖气房的膨胀性病变
- 短 T1 长 T2 信号

病理

概况

- 胚胎学与解剖学基础
  - 33％的人有岩尖气化
  - 其中 5％气化不对称
  - 岩尖气化程度与乳突气化程度之间有高度相关性
- 病因及发病机制

  - 岩尖潴留液可能为远处中耳乳突炎后遗留下来的、岩尖气房内残留的无菌性液体的积聚
- 流行病学
  - 所有颅脑 MRI 中约 1%患者的岩尖气房内有液体潴留
  - 岩尖潴留液是最常见的岩尖病变
  - 岩尖潴留液与岩尖胆固醇肉芽肿发病率之比为 500∶1

大体病理及手术所见

- 岩尖气房内的清亮至黄色液体
- 邻近的皮质骨未变软，脑膜未增厚

镜下特点

- 无菌液体
- 不存在微生物或肿瘤细胞

临床要点

临床表现

- 主要临床症状：无！
- 患者因其他与此病不相关的症状进行颅脑 MRI 检查
- MRI 意外发现的岩尖病变在影像学报告中常被描述为“怀疑为胆固醇肉芽肿或岩尖炎”
- 患者因术前评估而进一步就诊
- 颞骨 CT 显示除岩尖气房密度增高外，其他均正常

自然病程

- 真正的岩尖潴留液在患者一生中都保持不变
- 一种理论上的可能性是极少数 T1WI 表现为等或高信号的病变将会转变为胆固醇肉芽肿
- 还没有发生这种转变的病例报道

治疗

- 典型的岩尖潴留液不需要治疗或随诊

预后

- 如果对岩尖潴留液不进行治疗，其预后良好！

参考文献

1. Moore KR et al: "Leave me alone" lesions of the petrous apex. AJNR 19:733-8, 1998
2. Flood LM et al: The investigation and management of petrous apex erosion. J Laryngol Otol 99:439-50, 1985
3. Virapongse C et al: Computed tomography of temporal bone pneumatization, 1: Normal pattern and morphology. AJR 145:473-81, 1985

岩尖炎

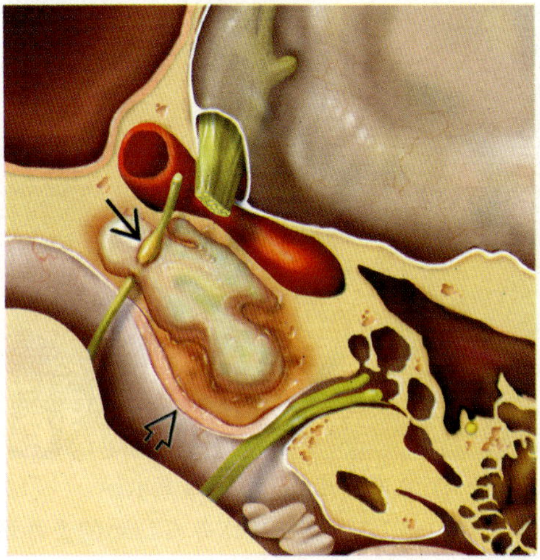

岩尖炎。示意图显示小梁骨髓炎造成的岩尖气房融合。在此区域有一脓肿形成，累及了邻近骨质及第 6 对脑神经（箭）。邻近硬脑膜增厚（空箭）提示机体有将此感染隔离的倾向

要点

- 同义词
  - 融合性岩尖炎
  - 岩尖炎伴临床三联征［中耳乳突炎、第 6 对脑神经麻痹及面深部疼痛（第 5 对脑神经麻痹）］被称为 Gradenigo 征
- 定义：岩尖气房的感染性病变伴小梁破坏及脑膜受累
- 典型影像学表现
  - CT 显示融合的岩尖炎
  - 增强后 T1WI 显示脑膜、Meckel 腔及海绵窦增厚并强化，伴岩尖有环形强化的融合的低信号影
- 在使用抗生素时代，岩尖炎少见
- 虽然强效的抗生素能够治愈岩尖炎，但是常常需要进行手术治疗

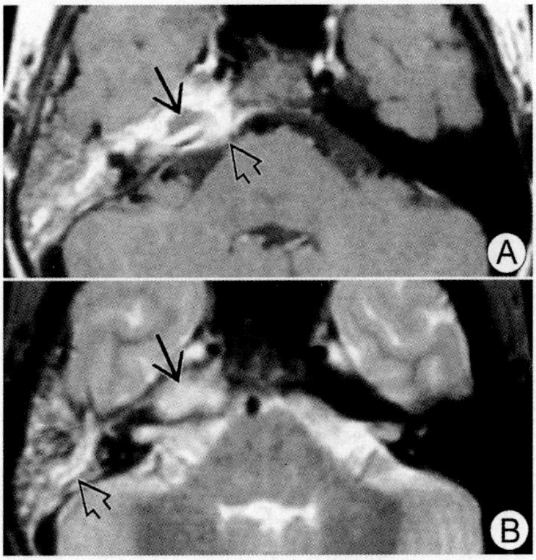

岩尖炎。(A) 横断面增强后 T1WI 显示融合的岩尖气房内有脓腔（箭），内侧壁破坏并有脑膜的炎性增厚的蜂窝织炎（空箭）。(B) 横断面 T2WI 显示局部岩尖脓肿（箭）以及中耳乳突炎（空箭）

影像学表现

一般影像特征

- 最佳影像线索：岩尖气房的小梁破坏
- 岩尖的气化是发生岩尖炎的必要条件
- 在融合的岩尖气房内可发生蜂窝织炎或脓肿

CT 表现

- 岩尖气房膨胀并有破坏性改变
- 岩尖小梁破坏＝融合性岩尖炎
- 在疾病的进展期，皮质边缘为浸润性改变
- 中耳及乳突密度也常增高（感染）

MR 表现

- 增强后 T1WI 显示融合的岩尖气房内有环形强化的液体
- 邻近脑膜增厚并明显强化
- 单侧 Meckel 腔及海绵窦受累更明显
    - 不对称强化

推荐的影像检查

- 颞骨薄层 CT 是最佳的初诊方法
- 增强后 T1WI 对评价岩尖炎的颅内并发症非常重要

鉴别诊断：岩尖病变

岩尖先天性胆脂瘤

- CT：岩尖的边缘光滑的膨胀性肿块
- T1WI 呈低信号，无脑膜强化

岩尖潴留液

- CT：岩尖气房的小梁存在
- 岩尖气房无膨胀性改变
- 岩尖气房内有稀薄的液体潴留

岩尖胆固醇肉芽肿

- CT：岩尖小梁破坏，皮质呈膨胀性改变
- T1WI 及 T2WI 均呈高信号

岩尖区原发性恶性肿瘤（软骨肉瘤、脊索瘤）

- CT：斜坡、岩枕裂或岩尖的破坏性肿块
- 临床表现缺乏急性的炎性病变症状

岩尖区转移性病变（转移瘤、非霍奇金淋巴瘤）

- CT：岩尖区浸润性和破坏性肿块
- 常有全身肿瘤病史或其他相关病变
- 临床表现缺乏急性感染症状

病理

概况

- 胚胎学与解剖学基础
  - 约 33％的人有岩尖气化
  - 岩尖气化是发生岩尖炎的必要条件
- 病因及发病机制
  - 急性或慢性化脓性中耳乳突炎通过气房或血管蔓延至岩尖
  - 岩尖气房的感染引起融合性改变及小梁破坏＝“融合性岩尖炎”

  - 血栓性静脉炎或感染直接蔓延累及邻近结构，包括脑膜、Meckel 腔及海绵窦，引起第 5、6 对脑神经麻痹
- 流行病学
  - 在使用抗生素时代，岩尖炎少见

大体病理及手术所见

- 发生骨髓炎的骨较软，融合的岩尖气房内有脓液充填
- 蜂窝织炎引起邻近脑膜增厚并炎症形成

镜下特点

- 致病微生物常常不能培养出来
  - 病人已经使用多种抗生素治疗

临床要点

临床表现

- 主要临床症状：耳及眶后部疼痛
- 典型临床表现
  - 儿童或青少年有急性中耳乳突炎
  - 第 6 对脑神经麻痹伴或不伴面深部（眶后）或耳部疼痛
- 临床综合征称为 Gradenigo 征
  - 急性中耳乳突炎
  - 第 6 对脑神经麻痹：损伤了岩尖内侧（Dorello 管）
  - 面深部（眶后）或耳部疼痛＝三叉神经分布区疼痛

自然病程

- 急剧发作的面深部（眶后）疼痛
- 第 6 伴或不伴第 5 对脑神经麻痹
- 如果不进行治疗，可发展为意识模糊及死亡

治疗

- 首选乳突切除术并岩尖引流的侵袭性手术治疗方法
- 曾有报道采用静脉内注射抗生素治疗而不进行手术治疗

预后

- 如果手术引流充分并给予强效抗生素治疗，预后好

参考文献

1. Gadre AK et al: Venous channels of the petrous apex: Their presence and clinical importance. Otolaryngol Head Neck Surg 116:168-74, 1997
2. Murakami T et al: Gradenigo's syndrome: CT and MRI findings. Pediatr Radiol 26:684-5, 1996
3. Allam AF et al: Pathology of petrositis. Laryngoscope 78:1813-32, 1968

岩尖胆固醇肉芽肿

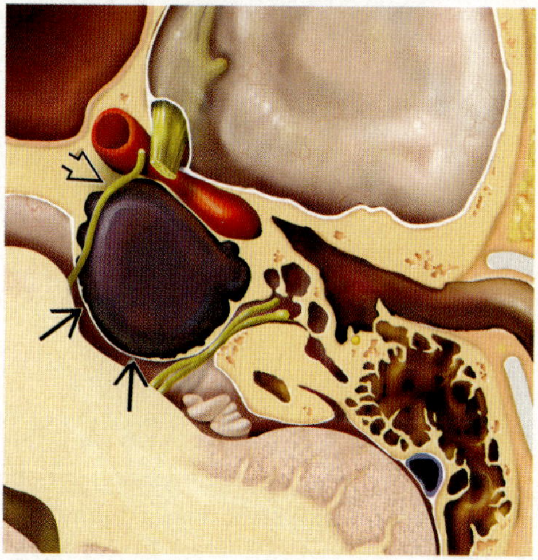

岩尖胆固醇肉芽肿。示意图显示“巧克力囊肿”，岩尖气房扩大。病变内侧呈膨胀性改变的边缘表现为蛋壳样变薄（箭）。囊性肿块内有陈旧性出血。第6对脑神经受累（空箭）

要点

- 同义词：胆固醇囊肿，“巧克力”囊肿
- 定义：与中耳分开的岩尖气房的水肿引起反复出血，形成岩尖的膨胀性肿块
- 典型影像学表现
  - CT显示边缘光滑的膨胀性肿块，伴小梁破坏、皮质变薄及缺损
  - MRI显示短T1长T2信号
- 岩尖胆固醇肉芽肿是最常见的需手术治疗的岩尖病变

影像学表现

一般影像特征

- 最佳影像线索：岩尖的短T1长T2信号的膨胀性肿块

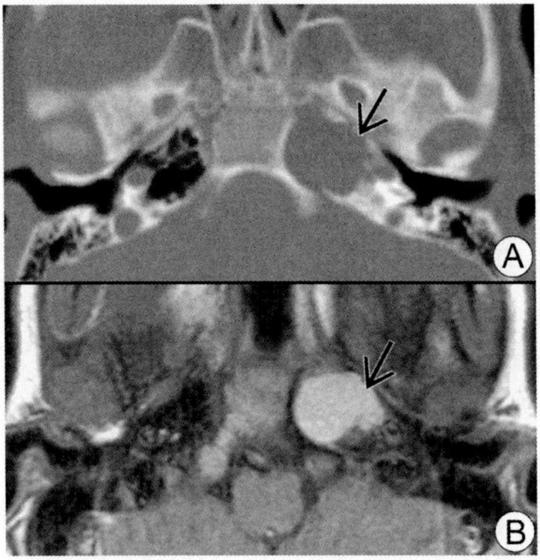

岩尖胆固醇肉芽肿。(A) 岩尖横断面 CT 显示边界清晰的膨胀性病变(箭)。(B) 横断面 T1WI 显示病变内容物呈高信号(箭)。CT 表现为边缘光滑的膨胀性改变及 T1WI 平扫呈高信号高度提示岩尖胆固醇肉芽肿

- 中心位于岩尖的、光滑的、边界清晰的膨胀性病变
- 如果病灶较大,可蔓延至邻近区域
    - 向内累及斜坡
    - 向后累及脑膜及桥前池-桥小脑角池
    - 向外累及内耳及中耳

CT 表现

- 岩尖皮质边缘光滑,呈膨胀性改变
- 岩尖小梁破坏
- 当病灶较大,斜坡及内耳也可见局限的、边缘光滑的骨侵蚀改变

MR 表现

- 短 T1 长 T2 信号
    - 由出血、血液降解产物及胆固醇结晶形成
- 如果病灶较小,岩尖呈光滑的膨胀性改变

- 如果病灶较大，则呈分叶状改变

推荐的影像检查

- 颞骨骨算法重建的 CT 是显示岩尖胆固醇肉芽肿的首选方法
- MRI 可显示特征性的短 T1 长 T2 信号影而确诊
    - 增强扫描对诊断此病没有帮助

鉴别诊断：岩尖病变

先天性胆脂瘤

- CT：边缘光滑的膨胀性改变
- T1WI：低至等信号；T2WI：等至高信号
- 增强 T1WI：边缘强化
- 大体病理学：珍珠白色组织
- 镜下病理：鳞状上皮伴角蛋白碎屑

岩尖炎

- CT：骨皮质及小梁的浸润性破坏性改变
- T1WI：低信号；T2WI：高信号
- 增强 T1WI：壁厚且强化；脑膜增厚并强化
- 大体病理学：黄绿色脓液
- 镜下病理：白细胞，若未进行抗生素治疗，则有细菌

岩尖潴留液（积液）

- CT：气房密度增高，非膨胀性改变，皮质及小梁完整
- T1WI：低至等信号（很少为高信号）；T2WI：高信号
- 增强 T1WI：病变或脑膜均无强化
- 大体病理学：无菌、透明或黄色液体
- 镜下病理：少量慢性炎性细胞；无细菌

病理

概况

- 胚胎学及解剖学基础
    - 33%的人发生岩尖气化
- 病因及发病机制（当前假说）
    - 慢性中耳炎、胆脂瘤或以前手术阻塞了岩尖气房，产生负压

- ○ 气房腔内压力减低引起粘膜充血肿胀，导致血管破裂及出血
- ○ 红细胞降解成胆固醇结晶，导致多核异物巨细胞对此刺激产生反应
- ○ 血管破裂后，随之出现炎性改变及小血管增生
- ○ 反复出血刺激肉芽组织形成，导致岩尖膨胀性病变

- 流行病学
  - ○ 所有岩尖病变的60％为胆固醇肉芽肿
  - ○ 中耳乳突区的胆固醇肉芽肿较岩尖胆固醇肉芽肿更常见

大体病理及手术所见

- 具有纤维包膜的、含有陈旧出血及胆固醇结晶的棕色液体的囊性肿块＝“巧克力囊肿”
- 其内的液体被称为“曲轴箱油”

镜下特点

- 不同降解时期的红细胞
- 结缔组织内的胆固醇结晶及周围的多核巨细胞、内有含铁血黄素的巨噬细胞、慢性炎性细胞及血管

临床要点

临床表现

- 主要症状：感音神经性耳聋
- 其他症状：耳鸣、半面痉挛、面部麻木、三叉神经痛及展神经麻痹
- 发病年龄：青年至中年

自然病程

- 岩尖胆固醇肉芽肿生长速度快慢不均
- 由微小出血的频率及严重程度决定
- 多数生长期为几十年
  - ○ 在慢性中耳炎发作几年后出现症状

治疗

- 传统治疗方法：引流或经颞骨入路置入支架
  - ○ 这种方法复发率较高

- 广泛的、经颅中窝入路在硬脑膜外清除岩尖胆固醇肉芽肿并闭塞其腔
  - 此方法显著降低了复发率

预后

- 若引流充分，预后良好

参考文献

1. Chaljub G et al: Magnetic resonance imaging of petrous tip lesions. Am J Otolaryngol 20:304-13, 1999
2. Greenberg JJ et al: Cholesterol granuloma of the petrous apex: MR and CT evaluation. AJNR 9:1205-14, 1988
3. Lo WW et al: Cholesterol granuloma of the petrous apex: CT diagnosis. Radiology 153:705-11, 1984

颈内动脉岩骨段动脉瘤

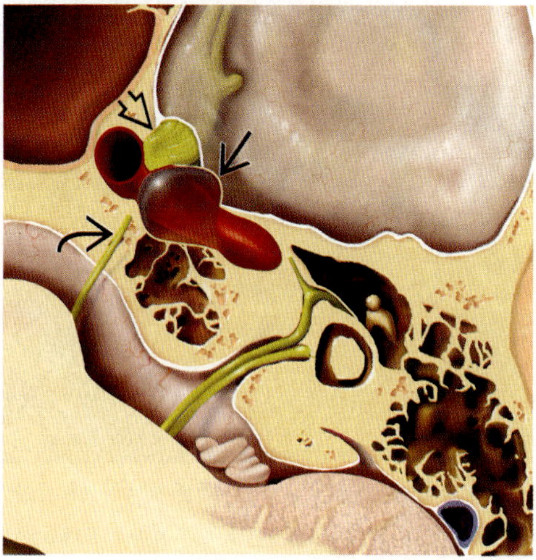

颈内动脉岩骨段动脉瘤。左侧颞骨横断面示意图显示颈内动脉岩骨段水平部远端的动脉瘤（箭）。颈动脉管因动脉瘤的搏动而变形。较大的颈内动脉岩骨段动脉瘤可累及第 5 对（空箭）或第 6 对脑神经（弯箭）

要点

- 同义词：颈动脉岩骨段动脉瘤；颈内动脉岩骨内段动脉瘤
- 定义：颈内动脉岩骨段的先天性或获得性动脉瘤；可发生于颅底入口至进入海绵窦之前的任何部位
- 典型影像学表现
    - CT：颈内动脉岩骨段局限性变形扩大
    - MRI：颈内动脉岩骨段的卵圆形或梭形混杂信号肿块
- 其他要点
    - 颈内动脉管岩骨段这一坚硬骨性管道的少见的血管性病变
    - 如果术前没有发现，会产生严重后果
    - 在颈内动脉岩骨段置入血管内球囊进行治疗

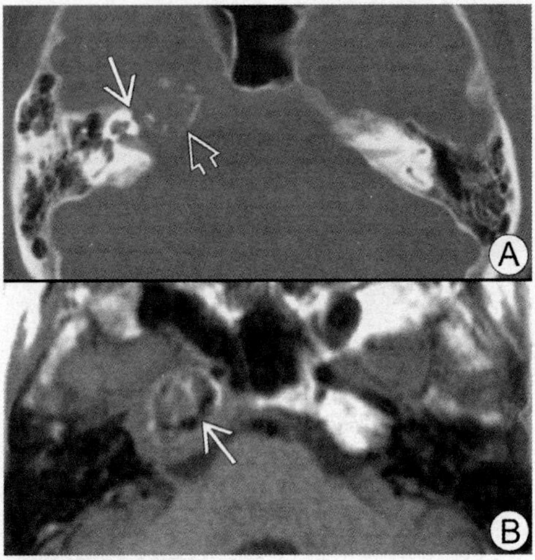

颈内动脉岩骨段动脉瘤。(A) 横断面 CT 显示颈内动脉岩骨段动脉瘤侵蚀右侧岩尖(箭)。曲线形钙化(空箭)代表动脉瘤壁。(B) 横断面 T1WI 显示动脉瘤为一卵圆形肿块(箭),瘤腔内血栓及复杂血流导致瘤腔内信号混杂

影像学表现

一般影像特征

- 最佳影像线索
  - CT 显示颈内动脉岩骨段的膨胀性病变
  - MRI 显示沿颈内动脉岩骨段走行的混杂信号的肿块
- 大多数为梭形(先天性)伴腔内血栓形成
- 当病灶为局限性时,为创伤后或动脉粥样硬化性动脉瘤

CT 表现

- 平扫 CT:颈内动脉岩骨段局限性或梭形扩大
  - 动脉瘤壁呈曲线形钙化
- 增强 CT:扩大的颈内动脉岩骨段内强化的病变

MR 表现

- 平扫 T1WI:圆形或梭形肿块,腔内为混杂信号
  - 腔内不同时期的血凝块及血管流空现象

- MRA：沿颈内动脉岩骨段走行的增粗的不规则区域
    - 由于只可显示瘤腔内流动的血液，因此 MRA 显示的病变大小可能小于动脉瘤的实际大小

血管造影表现

- 颈内动脉岩骨段动脉瘤样扩张
- 由于瘤腔内有血凝块，血管造影图像显示的动脉瘤的大小常远小于动脉瘤的实际大小

推荐的影像检查

- MRI 及 MRA 是首选检查方法，显示动脉瘤的大小、形态及位置最佳；能显示瘤腔内有无出血和范围以及颈内动脉岩骨段的通畅情况
- 薄层骨算法重建的 CT 能够证实病变沿颈动脉管走行
- 血管造影用于血管内治疗，而不是用于诊断

鉴别诊断：颞骨血管性病变

颈内动脉异位

- CT 显示穿过中耳腔并汇合于颈内动脉岩骨水平段的管形病变；下鼓室小管扩大
- 耳镜：鼓膜后前下象限搏动性的红色病变

颈静脉窝骨质缺损

- 乙状窦板的局限缺损使颈静脉球与中耳的“肿块”相连
- 耳镜：鼓膜后的后下象限的深蓝色病变

永存镫骨动脉

- CT 显示面神经管鼓室段前部轻微扩大
- CT 显示永存镫骨动脉侧棘孔缺如
- 耳镜：正常或鼓膜后浅粉色病变

鼓室球瘤

- CT：耳蜗岬的局限性肿块，而不是管形
- 增强后 T1WI 显示肿块强化
- 耳镜：鼓膜后前下象限樱桃红色的搏动性肿块

颈静脉鼓室球瘤

- CT 显示颈静脉孔外上缘浸润性骨质破坏

- 增强后 T1WI 显示由颈静脉孔向上延伸至中耳腔的强化的肿块
- 耳镜：鼓膜后血管性肿块，与鼓室球瘤无法区分

病理

概况

- 病因及发病机制
  - 先天性动脉瘤最常见
  - 创伤后假性动脉瘤少见
  - 动脉粥样硬化性动脉瘤最少见
- 流行病学
  - 非常少见的病变，常误诊

大体病理及手术所见

- 颈内动脉岩骨段局灶性或弥漫性增粗，伴有腔内血凝块

镜下特点

- 血管壁缺少弹力层及平滑肌层

临床要点

临床表现

- 常见症状及体征：听力下降
- 其他症状及体征由蔓延的方向决定
  - 向外侧蔓延
    - 鼓膜后血管性肿块
    - 传导性耳聋
    - 耳出血及/或鼻出血（血液经咽鼓管流出）
  - 向内侧（海绵窦）蔓延
    - 复视
    - 第 6 对脑神经麻痹
    - Horner 综合征
- 临床病史
  - 可有颅底骨折史

自然病程及预后

- 逐渐增大
- 可发生远端栓塞
- 如果不进行治疗可能发生栓塞性或闭塞性中风

治疗

- 血管内治疗
  - 球囊置入或动脉瘤闭塞，颈内动脉仍保留
  - 血管内支架置入
- 外科手术不再是首选方法

参考文献

1. Eliason JL et al: Skull base resection with cervical-to-petrous carotid artery bypass to facilitate repair of distal internal carotid artery lesions. Cardiovasc Surg 10:31-7, 2002
2. Redekop G et al: Treatment of traumatic aneurysmal and arteriovenous fistulas of the skull base by using endovascular stents. J Neurosurg 95:412-9, 2001
3. Halbach V et al: Aneurysms of the petrous portion of the internal carotid artery: Results of treatment with endovascular or surgical occlusion. AJNR 11:253-7, 1990

岩尖转移瘤

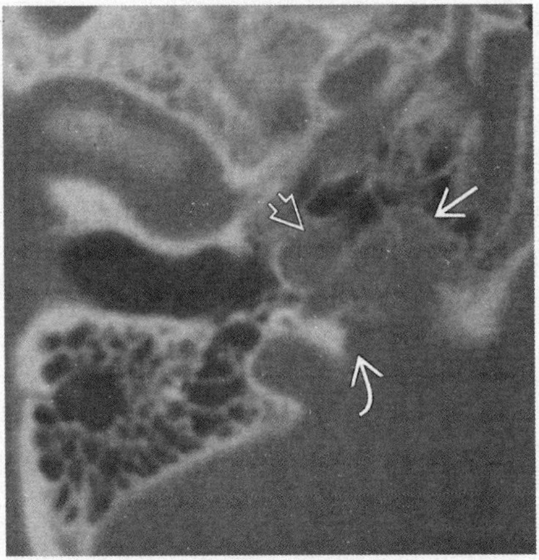

岩尖转移瘤。肺癌转移至右侧岩尖的横断面 CT。颈内动脉岩骨段（空箭）后内侧可见不规则破坏性病变（箭）。也可见颈静脉孔前缘（弯箭）受侵

要点

- 定义：原发肿瘤经血转移至岩尖
- 典型影像学表现
  - CT 表现为破坏性病灶，在增强后 T1WI 上强化
- 其他要点
  - 岩尖溶骨性转移瘤必须与融合性岩尖炎相鉴别
  - 在诊断岩尖转移瘤前需排除鼻咽癌直接蔓延
  - 不能将岩尖转移瘤与良性病变混淆
    - 良性病变骨质呈膨胀性改变而不是骨质破坏
    - T1WI 呈高信号：胆固醇肉芽肿
    - 液体信号并有边缘强化：粘液囊肿
    - 液体信号并与 Meckel 腔相连：岩尖脑膨出
    - 液体信号，无骨质改变：潴留液
  - 常转移至骨的典型的原发肿瘤

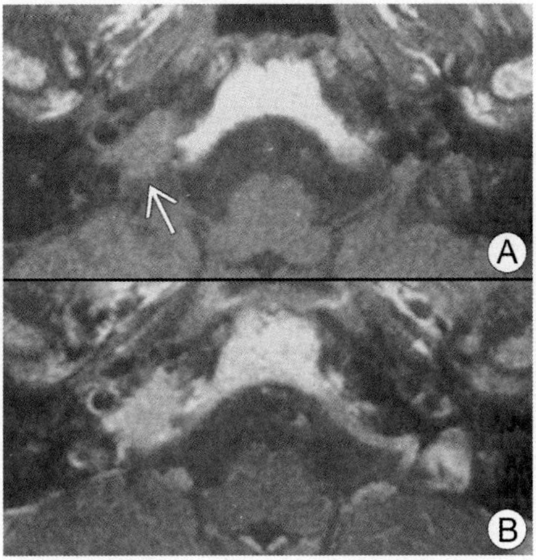

岩尖转移瘤的横断面 MRI。（A）横断面 T1WI 显示右侧岩尖边界不清的病变（箭）。（B）为与（A）同层面的增强后 T1WI 显示肿瘤明显强化，边界不清。弥漫性强化把肿瘤与岩尖气房内潴留液区分开

- 常见的为乳腺、肺、肾脏或前列腺原发肿瘤

影像学表现

一般影像特征

- 最佳影像线索
  - CT 显示岩尖骨质局限性破坏

CT 表现

- 岩尖小梁及骨髓腔正常结构破坏
- 病变通常为溶骨性而不是成骨性
  - 成骨性转移瘤少见
  - 成骨性转移瘤可与良性纤维性骨病变相似
- 若岩尖高度气化，转移瘤可表现不明显

MR 表现

- 增强后 T1WI 显示不对称性病理性强化
  - 脂肪抑制对于排除骨髓脂肪是必需的

- T2WI 表现为不均匀病理性等至高信号

核医学表现

- 如果病灶足够大（＞1cm），PET 为阳性表现
- 放射性核素骨扫描成像表现为异常但无特异性

推荐的影像检查

- CT 及 MRI 增强扫描都是必需的
- 薄层横断面及冠状面 CT
  - 如果进行 MRI 增强扫描，则不需 CT 增强扫描
- MRI 增强扫描需联合脂肪抑制技术
  - 脂肪抑制技术能够排除强化的黄骨髓

鉴别诊断：岩尖强化病灶

融合性岩尖炎

- 为岩尖破坏性病变，与岩尖转移瘤非常相似
- 临床表现提示为感染性病变

原发性岩尖神经鞘瘤

- 岩尖边界清晰的膨胀性肿块
- 强化均匀，内可有囊变

软骨肉瘤

- 岩枕裂的破坏性肿块
- 如果存在软骨样钙化，则可诊断

非霍奇金淋巴瘤或浆细胞瘤

- 岩尖的破坏性肿块
- 常有全身非霍奇金淋巴瘤或多发性骨髓瘤的病史
- 常有其他病变
- 临床无急性感染表现

病理

概况

- 一般病理特征
  - 岩尖转移瘤为远处原发性肿瘤转移至骨髓丰富的岩尖
  - 必须排除脑膜癌病或鼻咽癌直接蔓延后才能作出诊断

- 病因及发病机制
    - 肿瘤细胞可被滤过而保护岩尖骨髓
    - 未气化的充满骨髓的岩尖易发生转移瘤
- 流行病学
    - 乳腺癌是最常见的组织学类型
    - 岩尖是颞骨转移瘤最好发的部位
    - 由于岩尖骨髓腔较小，因此转移瘤是岩尖的少见病变
    - 由于患者在发生岩尖转移之前其他部位已有转移灶，因此岩尖转移瘤可能更常见，但往往被低估

镜下特点

- 进行特异性肿瘤类型的诊断

临床要点

临床表现

- 常见症状及体征
    - 第 6 对脑神经病
- 其他症状
    - 第 5 对脑神经病
    - 第 7 对脑神经病
    - 第 8 对脑神经病，尤其是眩晕
- 临床表现可多种多样
    - 可以无症状，为意外发现
- 患者原发肿瘤引起的其他症状可掩盖这些症状

治疗

- 姑息性治疗，与原发病变治疗方法相同
- 对放疗的反应差异很大

预后

- 差，与原发肿瘤相同
- 一旦发生岩尖转移瘤，其他部位常已有多发的转移瘤

参考文献

1. Gloria-Cruz TI et al: Metastases to temporal bones from primary nonsystemic malignant neoplasms. Arch Otolaryngol Head Neck Surg 126:209-14, 2000
2. Moore KR: "Leave me alone" lesions of the petrous apex. AJNR 19:733-8, 1998
3. Muckle RP et al: Petrous apex lesions. Am J Otol 19:219-25, 1998

面神经

正常面神经强化

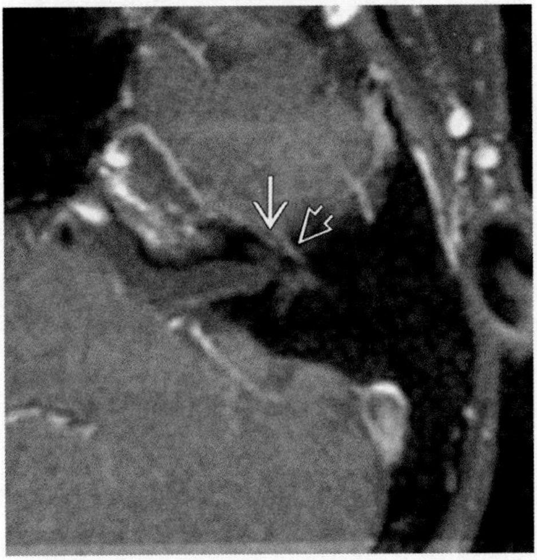

正常面神经强化。左耳采用脂肪抑制技术的横断面增强后 T1WI 显示膝状窝（箭）及面神经鼓室段前部（空箭）的正常强化表现。迷路段及内耳道底无强化

要点

- 定义：为在增强后 T1WI 上面神经的正常强化表现，不伴有异常骨质改变
- 典型影像学表现：颞骨内面神经的局限性“斑点状”和不均匀强化
- 其他要点
  - 75%～98%的病例颞骨内面神经至少有一段强化
  - 膝状神经节及鼓室段的强化最常见
  - 面神经脑池段、内耳道段或乳突段强化是不正常的
  - 强化通常不对称

影像学表现

一般影像特征

- 最佳影像线索：增强后 T1WI 显示只有面神经膝状神经节及

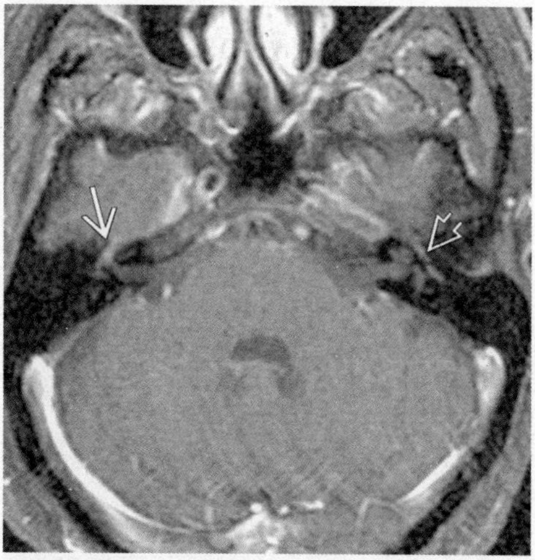

正常面神经强化。内耳道水平的横断面增强后 T1WI 显示右侧膝状神经节及鼓室段前部的正常强化（箭）。左侧颞骨鼓室段表现为正常强化（空箭）。内耳道及迷路段无强化

鼓室段有强化，面神经管无骨质改变

CT 表现

- 平扫 CT：面神经管骨质正常

MR 表现

- T1WI 平扫：正常解剖结构
  - 与周围骨性结构相比，正常面神经 T1WI 表现为较高信号
- 增强后 T1WI：部分面神经强化是正常表现，最常见的强化部位是膝状神经节及鼓室段

推荐的影像检查

- 颞骨薄层增强后 T1WI 显示面神经正常强化最佳
- 一定要获取增强前图像，以确保面神经强化不是假阳性
- 如果始终怀疑面神经是否正常，需进行 CT 扫描

鉴别诊断：颞骨内面神经的强化

Bell 氏麻痹

- 增强后 T1WI：颞骨内面神经显著强化

- 内耳道底丛状强化高度提示此病
- CT：面神经管骨质正常

面神经鞘瘤

- 增强后 T1WI：面神经异常的局灶性强化肿块
- CT：颞骨内面神经局灶性增粗
- 常位于膝状神经节

面神经血管瘤

- 增强后 T1WI：扩大的膝状窝内的局限性强化肿块
- CT：蜂窝状骨质改变约 50%，边缘常不规则
- 最常位于膝状神经节

肿瘤沿面神经周围扩散

- 增强后 T1WI：由侵袭性腮腺肿块蔓延而来，表现为面神经乳突段的异常局限性强化
- CT：面神经管乳突段扩大
- 茎乳孔内的脂肪被软组织取代

病理

概况

- 一般病理特征
  - 面神经周围有丰富的动静脉丛包绕
  - 面神经迷路段的血供最不丰富
- 胚胎学及解剖学基础
  - 面神经丛有三个主要组成部分
    - 前部：来自颌内动脉的前鼓室分支或脑膜中动脉
    - 中部：咽升动脉供血的中鼓室内侧壁上的鼓室丛
    - 后部：来自茎乳动脉（起自枕动脉）
- 流行病学
  - 面神经强化见于
    - 膝状神经节：97%
    - 鼓室段：88%
    - 乳突段：67%
    - 70%病例为右侧不对称强化

大体病理及手术所见

- 动静脉丛包含毛细血管丛内相对大的动脉和静脉

镜下特点

- 面神经周围丰富的动静脉丛主要位于
  - 膝状神经节
  - 鼓室段
  - 乳突段
  - 岩浅大神经近段

临床要点

临床表现

- 根据定义应无症状
- 因与面神经无关的临床症状行增强扫描，在增强后 T1WI 意外发现面神经正常强化

自然病程

- 随时间的推移，正常面神经的强化不会改变

治疗

- 无须治疗
- 不要把正常面神经强化误诊为 Bell 氏麻痹或其他面神经病变
- 在面神经强化明显不对称的情况下可能需要进行 CT 扫描来排除潜在的骨质改变

预后

- 为正常表现

参考文献

1. Martin-Duverneuil N et al: Contrast enhancement of the facial nerve on MRI: Normal or pathological? Neuroradiology 39(3):207-12, 1997
2. Gebarski SS et al: Enhancement along the normal facial nerve in the facial canal: MR imaging and anatomic correlation. Radiology 183(2):391-4, 1992
3. Teresi L et al: MRI of the facial nerve: Normal anatomy and pathology. Sem US CT MR 8(3):240-55, 1987

Bell 氏麻痹

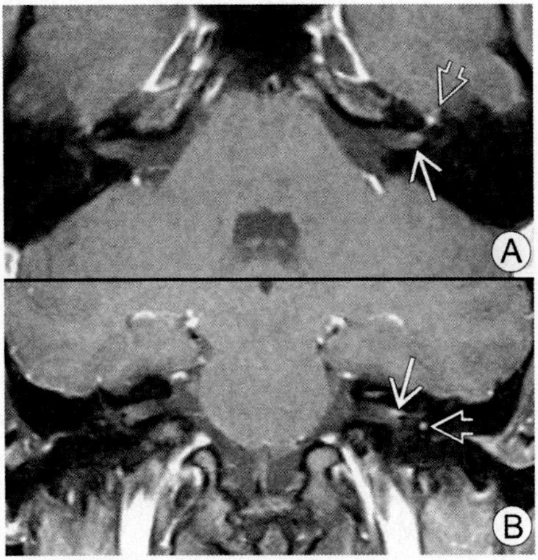

Bell 氏麻痹。(A) 横断面增强后 T1WI 显示面神经自内耳道底（箭）至膝状神经节（空箭）的不对称强化。(B) 冠状面增强后 T1WI 显示内耳道底横嵴上方面神经丛状强化（箭）。左侧面神经鼓室段中部亦可见强化（空箭）

要点

- 同义词：疱疹性面神经麻痹
- 定义
  - Bell 氏麻痹一词最初用于描述急性特发性面神经下运动神经元麻痹
  - 由于单纯疱疹病毒与 Bell 氏麻痹存在相关性，因此现在通常称为疱疹性面神经麻痹
- 典型影像学表现：增强后 T1WI 显示颞骨内面神经不对称的、明显的线形强化
- MRI 检查仅用于表现不典型的病例

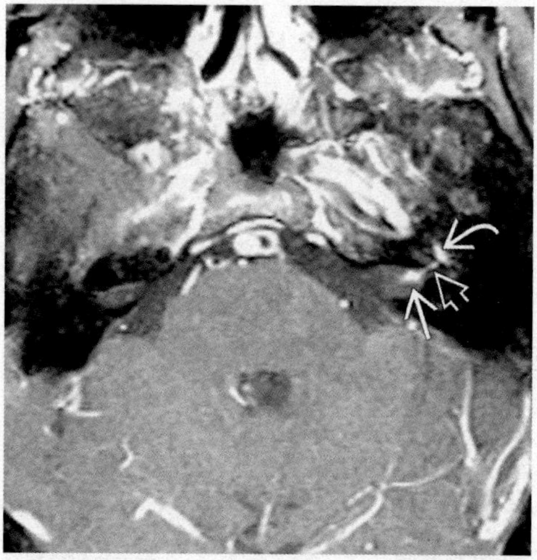

Bell 氏麻痹。横断面增强后 T1WI 显示面神经明显强化，表现为内耳道底的丛状高信号影（箭）。向膝状神经节（弯箭）走行的面神经迷路段（空箭）也强化

影像学表现

一般影像特征

- 最佳影像线索：面神经内耳道底段及迷路段强化
- 正常面神经在前、后膝处可见强化
  - 此处面神经周围的动静脉丛最丰富
  - 为了能够认识 Bell 氏麻痹中面神经的异常强化，放射科医师必须熟悉面神经的正常强化

CT 表现

- Bell 氏麻痹 CT 表现正常

MR 表现

- 增强后 T1WI 显示面神经均匀、连续的强化
  - 面神经正常或轻度增粗
  - 强化方式是线形的，而不是结节性的
- 强化常从内耳道段远端至迷路段、膝状神经节及鼓室段前部
  - 面神经内耳道底段（内耳道段的前段）的丛状强化以及迷路段的强化是 Bell 氏麻痹的特征性 MRI 表现

    - 颞骨内面神经远端的强化不常见
- 即使临床症状改善或完全康复，面神经的异常强化仍可持续一段时间
- 不是所有 Bell 氏麻痹患者的颞骨内面神经都强化
    - Bell 氏麻痹发生的十天之内，面神经一般表现正常

推荐的影像检查

- 典型的迅速发生的 Bell 氏麻痹发病初期不需进行影像学检查
    - 90%的病例在两个月之内面神经功能会自行恢复
    - 如果需进行减压术，建议行 MRI 检查以明确不是其他病变引起的面神经麻痹
- 不典型的 Bell 氏麻痹需观察潜在的病变
    - 不典型 Bell 氏麻痹的定义为慢性进行性麻痹，面神经麻痹前发生面部功能亢进（痉挛）、复发性麻痹、异常的疼痛、多发性脑神经病或周围性面瘫持续存在或加重超过两个月
- 内耳道和颞骨的薄层（3mm）增强后 T1WI 是首选的检查方法
- 颞骨 CT 的作用在于进一步明确增强 MRI 图像上的病变是什么病变并寻找颞骨内小的面神经血管瘤

鉴别诊断：颞骨内面神经病变

正常颞骨内面神经强化

- 颞骨内面神经前膝及后膝轻度不连续的线形强化
- 面神经内耳道段的前段及迷路段无强化

面神经鞘瘤

- 面神经管内边界清楚的管状强化肿块，中心多位于膝状神经节

面神经血管瘤

- CT 可显示肿瘤内的骨针
- 增强后 T1WI 显示边界不清的强化肿块，常见于膝状窝

腮腺恶性肿瘤沿面神经周围扩散

- 有侵袭性腮腺肿瘤
- 茎乳孔被软组织充填；面神经由远端到近端增粗伴有乳突气

房受侵

病理

概况

- 病因及发病机制（当前假说）
  - 膝状神经节潜在的单纯疱疹病毒感染伴炎性病变复燃并沿面神经近端及远端蔓延
  - 病理生理学：由于血-神经屏障的破坏及神经外和神经周围的静脉丛静脉性充血而引起神经鞘内神经的水肿
- 流行病学
  - 疱疹性面神经麻痹占周围性面神经麻痹的 50%以上

大体病理及手术所见

- 面神经水肿在症状出现后 3 周达高峰

镜下特点

- 在 Bell 氏麻痹的面神经标本中可获得单纯疱疹性病毒的 DNA

临床要点

临床表现

- 主要临床症状：急性发作的周围性面神经麻痹
- 常有病毒感染的前驱症状
- 70%的患者在面瘫发生前几天可出现味觉改变
- 50%患者的同侧耳或耳周疼痛
- 20%患者的同侧面部麻木

治疗

- 药物治疗：类固醇±无环鸟苷
- 外科治疗：对内耳道底至茎乳孔之间的面神经进行减压来治疗深度去神经（失去神经支配）改变（>95%）
  - 为了达到最佳效果，必须在完全麻痹发作两周内进行减压术
- 对于某个患者，增强后 T1WI 显示的面神经强化的程度、模式及/或位置对于判断预后没有帮助
- 老年患者的面神经功能完全恢复的可能性较小

预后

- 90%以上的患者发病两个月内在未治疗的情况下面神经功能都可完全或部分自行恢复

参考文献

1. Grogan PM et al: Practice parameter: Steroids, acyclovir, and surgery for Bell's palsy (an evidence-based review): Report of the Quality Standards Subcommittee of the American Academy of Neurology. Neurology 56:830-6, 2001
2. Tien R et al: Contrast-enhanced MR imaging of facial nerve in 11 patients with Bell's palsy. AJNR 11:735-41, 1990
3. Daniels DL et al: MR imaging of facial nerve enhancement in Bell palsy or after temporal bone surgery. Radiology 171:807-9, 1989

面神经血管瘤

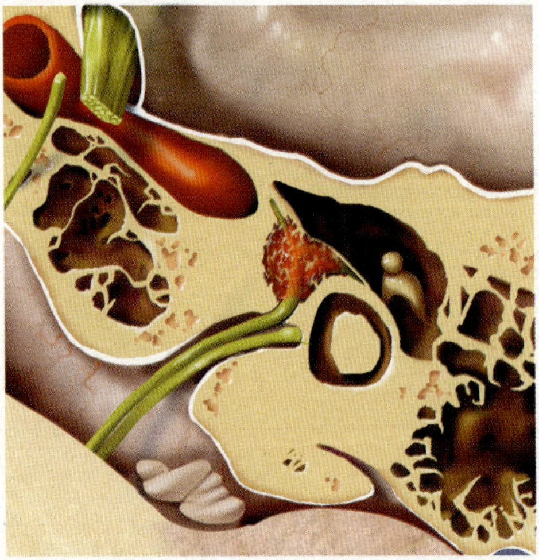

面神经血管瘤。颞骨横断面上面观显示膝状神经节区血管瘤的典型位置及表现。肿瘤基质内可见细小的斑点状骨，也可见病变边缘不规则

要点

- 同义词：颞骨内良性血管性肿瘤，骨化性血管瘤，血管畸形
- 定义：起自面神经周围毛细血管的良性血管性肿瘤，常见于膝状窝区
  - 分为毛细血管型、海绵状型及骨化型
- 典型影像学表现：CT 上如果出现“蜂窝状”基质，则有显著的特征（大病灶 100%存在）
- 面神经血管瘤在发病早期即出现面神经麻痹
- 如果早期发现，手术时肿瘤仍位于神经外，可保留面神经

影像学表现

一般影像特征

- 最佳影像线索：骨性蜂窝状肿瘤基质
- 发生部位

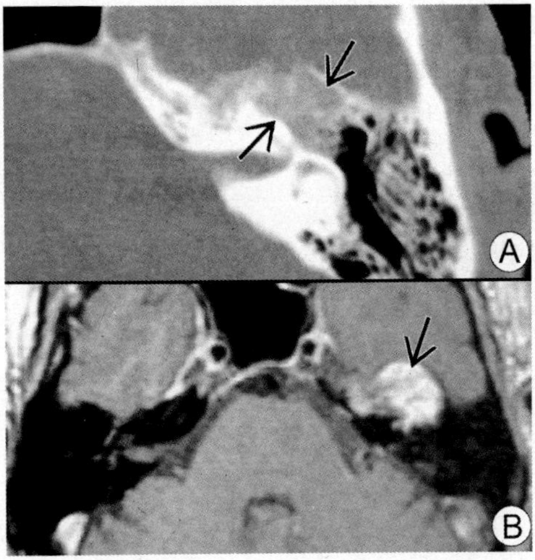

面神经骨化性血管瘤。(A) 横断面 CT 显示骨化性血管瘤(箭)自扩大的膝状窝向面神经管鼓室段前部蔓延。(B) 同一层面的横断面增强后 T1WI 显示膝状窝明显强化的肿块(箭)

- 膝状窝＞＞内耳道底＞面神经后膝
- 出现症状时一般较小，通常＜1cm
- 边缘不规则、呈侵袭性

CT 表现

- 不规则的、蜂窝状的骨质改变有特异性
  - 较大病灶 100％可见此表现

MR 表现

- 增强后 T1WI 显示病变明显强化
- 可沿近端面神经的周围蔓延
- 如果病变位于内耳道底，与听神经瘤非常相似
  - 增强后 T1WI 表现为卵圆形、边界清晰的强化肿块

推荐的影像检查

- 中心位于桥小脑角-内耳道-颞骨-腮腺的薄层增强后 T1WI 是周围性面神经麻痹患者的最佳检查方法
  - 推荐行横断面及冠状面扫描

- 颞骨的薄层（1mm）骨算法重建 CT 用于进一步评价增强后 T1WI 显示的面神经走行区的任何小强化区

鉴别诊断：颞骨内面神经病变

先天性胆脂瘤

- 增强后 T1WI 显示在中耳内的沿面神经管走行的无强化肿块
- 为该病比较少见的影像学表现

Bell 氏麻痹（疱疹性面神经麻痹）

- 增强后 T1WI 显示颞骨内的面神经全部明显强化
- 无局灶性肿块；CT 表现正常

面神经鞘瘤

- 增强后 T1WI 显示管状强化的肿块，CT 表现为面神经管扩大，边缘光滑
- 病变中心常位于膝状神经节

腮腺恶性肿瘤沿面神经周围蔓延

- 有侵袭性腮腺肿瘤
- 茎乳孔被软组织充填
- 面神经自远端至近端增粗，乳突气房受侵

病理

概况

- 病因及发病机制
  - 起源于颞骨供血动脉间吻合以外区域的良性肿瘤
- 流行病学
  - 少见，占所有颞骨肿瘤的 0.7%
  - 较面神经鞘瘤少见

大体病理及手术所见

- 富血供肿块，但没有大的供血血管

镜下特点

- 含不同大小的血管及血管壁的无包膜的良性肿瘤
- 毛细血管型：小血管
- 海绵状型：大血管

- 骨化型：肿瘤产生层状骨针
  - 如果有此表现，称为骨化性血管瘤
- 在同一肿瘤中可见到全部三种组织类型

临床要点

临床表现

- 主要临床症状：周围性面神经麻痹
  - 由于面神经与面神经血管瘤关系密切，因此症状出现较早
  - 可表现为急性、缓慢进展性或间歇性发作
  - 可误诊为“不典型 Bell 氏麻痹”，应该小心！
- 半面痉挛可进展为面神经麻痹
- 当位于内耳道底时，可表现为感音神经性耳聋

自然病程

- 面神经血管瘤是生长缓慢的良性肿瘤
- 由于其位置与面神经邻近，因此肿瘤很小时就可出现症状

治疗

- 小的面神经血管瘤位于神经外
  - 可切除，同时能保留面神经功能
- 大的面神经血管瘤侵及面神经
  - 行面神经节段性切除
  - 随后对面神经进行原始修复或电缆式修复
  - 当必须采取此治疗方法时，预后较差

预后

- 与诊断时肿瘤的大小、术前面神经麻痹的严重程度及病程相关
- 外科手术后，面神经功能一般不能完全恢复

参考文献

1. Gavilan J et al: Ossifying hemangioma of the temporal bone. Arch Otolaryngol Head Neck Surg 116:965-7, 1990
2. Curtin HD et al: "Ossifying" hemangiomas of the temporal bone: evaluation with CT. Radiology 164:831-5, 1987
3. Lo WW et al: Intratemporal vascular tumors: Evaluation with CT. Radiology 159:181-5, 1986

面神经鞘瘤

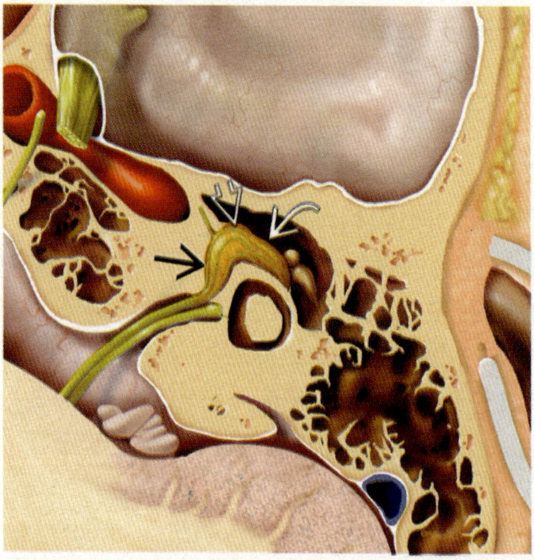

面神经鞘瘤。示意图显示面神经鞘瘤的典型表现为累及面神经迷路段（箭）、膝状神经节（空箭）及鼓室段前部（弯箭）的面神经肿块。由于该面神经鞘瘤突入至中耳腔，无疑会出现传导性耳聋

要点

- 同义词：面神经瘤；面神经鞘瘤（facial neurilemmoma）
- 定义：面神经鞘瘤是源于周围面神经的施万（Schwann）细胞的一种少见的良性肿瘤
- 典型影像学表现：沿面神经走行的管状肿块，面神经管扩大（CT）及均匀强化（增强后 T1WI）
- 其他要点
  - 膝状神经节区最常受累
  - 常见症状为缓慢进行性面神经麻痹及耳聋

影像学表现

一般影像特征

- 最佳影像线索：面神经管扩大，边缘光滑

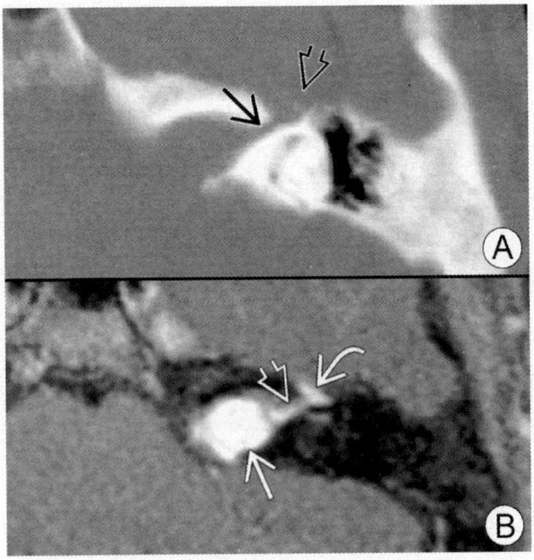

从内耳道至膝状神经节的面神经鞘瘤。（A）横断面CT显示面神经管迷路段（箭）和膝状窝（空箭）扩大。（B）增强后T1WI显示内耳道内强化的面神经鞘瘤（箭），伴特征性的“尾征”（空箭），导致膝状神经节（弯箭）扩大

- 桥小脑角及内耳道面神经鞘瘤：若未蔓延至迷路段，则其表现与听神经鞘瘤非常相似
  - 如果蔓延至迷路段，则迷路段“尾征”可作出影像学诊断
- 颞骨内面神经鞘瘤：面神经管呈节段性管形扩大
  - 特异性的影像学表现由面神经的受累节段决定

CT表现

- CT表现由面神经肿瘤的位置决定
  - 膝状神经节面神经鞘瘤：膝状窝扩大、变形伴骨壁变薄
  - 鼓室段面神经鞘瘤：由面神经鼓室段发出并进入中耳腔的带蒂肿块
    - 表现为鼓膜后无血管的肿块
  - 乳突段面神经鞘瘤：既可表现为边界清楚的管状肿块，又可表现为边缘不规则的球形肿块，主要由肿块是否累及邻近的乳突气房决定

MR表现（增强后T1WI）

- 膝状神经节面神经鞘瘤：扩大的膝状窝内的强化肿块
- 鼓室段面神经鞘瘤：进入中耳腔的带蒂肿块
- 乳突段面神经鞘瘤
    - 既可为边界清晰的管状肿块，也可为边缘不规则的球形肿块
        - 由肿瘤是否累及邻近的乳突气房决定
- 岩浅大神经面神经鞘瘤
    - 当强化的肿块位于岩浅大神经区时可诊断为此病
        - 位于膝状窝的前内侧
    - 可向上蔓延至颅中窝
    - 对于这类神经鞘瘤，确定其位于脑外可能较难

鉴别诊断：颞骨内面神经病变

先天性胆脂瘤

- 增强后T1WI显示在中耳内的沿面神经管走行的无强化肿块
- 为该病比较少见的影像学表现

Bell氏麻痹（疱疹性面神经麻痹）

- 增强后T1WI显示颞骨内面神经明显强化
- 无局灶性肿块，CT表现正常

面神经血管瘤

- 增强后T1WI显示边界不清的强化肿块，常位于膝状窝
- CT能够显示肿瘤内的骨针（50%）

腮腺恶性肿瘤沿面神经周围蔓延

- 有侵袭性腮腺肿瘤
- 茎乳孔被软组织充填
- 面神经自远端至近端增粗

病理

概况

- 遗传学
    - 多发性神经鞘瘤即为神经纤维瘤病2型

- 病因及发病机制
  - 起源于面神经施万（Schwann）细胞的生长缓慢的良性肿瘤
- 流行病学
  - 面神经鞘瘤是少见的肿瘤（不到岩骨肿瘤的1%）

大体病理及手术所见

- 棕褐色、卵圆形或管形的有包膜的肿块
- 起自面神经鞘外层，向外呈偏心性膨胀性生长

镜下特点

- 有包膜的良性肿块，镜下表现为由梭形施万（Schwann）细胞束组成，排列成漩涡状
- 细胞结构包括致密的细胞区（Antoni A）及疏松粘液区（Antoni B）

临床要点

临床表现

- 主要临床症状：肿瘤位置不同，其症状不同
- 周围性面神经麻痹逐渐发生的不到50%
- 耳±面部疼痛、半面痉挛及Bell氏麻痹样的面神经麻痹的急性发作=与肿瘤位置无关的症状
- 桥小脑角及内耳道面神经鞘瘤：感音神经性耳聋、眩晕及耳鸣
- 鼓室段或乳突段面神经鞘瘤
  - 传导性耳聋
  - 完整鼓膜后的肿块

治疗

- 保守治疗：在患者出现明显面神经麻痹症状前不作任何治疗
  - 一些肿瘤不生长；一些永远不出现症状
- 外科手术治疗目的：完全切除肿瘤并保留听力及恢复面神经功能
- 联合进行面神经电缆式修复或肿瘤较小（<1cm）时进行原始面神经吻合并错位

- 当诊断面神经鞘瘤时无面神经麻痹或仅有轻微症状，外科手术治疗比病变本身损害更大！
  - 尽管手术恢复了面神经的连续性，但是面神经功能仍不会完全恢复
- 特殊部位面神经鞘瘤的手术
  - 桥小脑角及内耳道面神经鞘瘤：枕骨下经内耳道入路
    - 如果听力丧失，则选择经迷路入路
  - 迷路段或膝部面神经鞘瘤：颅中窝及经乳突联合入路
  - 鼓室段及乳突段面神经鞘瘤：仅行经乳突入路

参考文献

1. Liu R et al: Facial nerve schwannoma: surgical excision versus conservative management. Ann Otol Rhinol Laryngol 110:1025-29, 2001
2. Fagan PA et al: Facial neuroma of the cerebellopontine angle and the internal auditory canal. Laryngoscope 103:442-46, 1993
3. Inoue Y et al: Facial nerve neuromas: CT findings. JCAT 11:942-7, 1987

腮腺恶性肿瘤沿面神经周围扩散

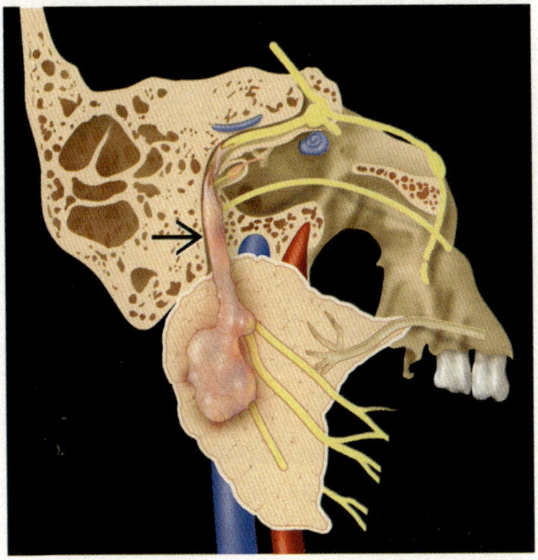

颞骨内腮腺恶性肿瘤沿面神经周围扩散。示意图显示病变侧的腮腺间隙以及腮腺恶性肿瘤沿面神经周围蔓延，肿瘤经茎乳孔累及面神经乳突段（箭）

要点

- 同义词：沿面神经周围转移的病变/亲神经性转移
- 定义：是转移性病变的一种，原发恶性肿瘤沿面神经蔓延至颞骨
- 典型影像学表现：腮腺来源的、经扩大的茎乳孔蔓延的强化的软组织肿块，至少累及面神经乳突段
- 其他要点
  - 肿瘤沿面神经周围扩散改变了治疗和预后
  - 肿瘤沿面神经周围扩散可逆行或顺行蔓延至乳突
  - 最常见的腮腺癌是粘液表皮癌及腺样囊性癌
  - 如果放射科医师在腮腺区发现侵袭性病变，应该评估茎乳孔脂肪情况来寻找沿面神经周围扩散的肿瘤

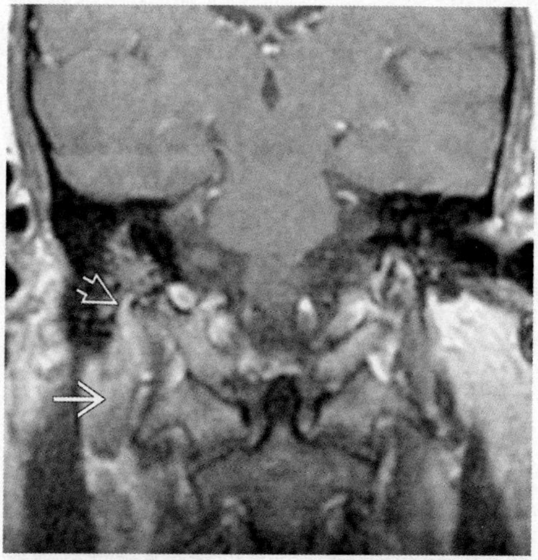

腮腺腺样囊性癌沿面神经周围扩散。冠状面增强后T1WI显示腮腺的侵袭性恶性肿瘤（箭）沿面神经周围扩散，向上达面神经乳突段（空箭）。颞骨内沿面神经周围扩散的肿瘤的上方的软组织信号影也是侵犯的肿瘤

影像学表现

一般影像特征

- 最佳影像线索：起自腮腺内的边界不清的、强化的侵袭性肿块，经茎乳孔沿面神经乳突段蔓延

CT 表现

- 平扫 CT（颞骨 CT）
  - 颞骨 CT 显示茎乳孔及面神经管乳突段不对称性扩大
  - 邻近乳突气房常被肿瘤侵犯

MR 表现

- T1WI
  - 易区分软组织肿瘤与腮腺
  - 茎乳孔脂肪消失符合肿瘤沿面神经周围扩散至面神经乳突段的表现
- 增强后 T1WI

  - 颞骨冠状面增强后 T1WI 显示沿面神经扩散的肿瘤经茎乳孔累及面神经管乳突段

推荐的影像检查

- 采用脂肪抑制技术的增强后 MRI 是评价沿面神经周围扩散的肿瘤经茎乳孔累及面神经的范围的最好方法
- 骨算法重建的 CT 平扫显示骨性茎乳孔及面神经管乳突段最佳

鉴别诊断：颞骨内面神经管异常

Bell 氏麻痹

- 影像：颞骨内面神经整个明显强化
- 临床：突发的周围性面神经麻痹

面神经血管瘤

- 影像：膝状窝区浸润性的、局灶性强化的面神经；50%具有“蜂窝状”骨改变
- 临床：面神经麻痹

面神经鞘瘤

- 影像：颞骨内面神经管因有强化的肿块而呈梭形扩大，常见于膝状神经节
- 临床：常表现为听力下降，而不是面神经麻痹

病理

概况

- 一般病理特征
  - 所有的肿瘤均可表现为沿面神经周围扩散
  - 肿瘤沿面神经周围扩散常来源于腮腺内恶性肿瘤
  - 肿瘤沿面神经周围扩散也可因皮肤恶性病变直接侵犯腮腺而产生
- 胚胎学与解剖学基础
  - 面神经是“肿瘤沿神经周围扩散的高速公路”，如果生长时间足够，可被腮腺内任何恶性肿瘤累及
- 病因及发病机制
  - 当肿瘤长大时，肿瘤沿神经周围扩散是阻力最小的蔓延途

径之一

- 流行病学
  - 鳞状细胞癌是肿瘤沿神经周围扩散的最常见的头颈部恶性肿瘤
  - 腺样囊性癌沿神经周围扩散发生率高
  - 其他源于腮腺的沿神经周围扩散的恶性肿瘤
    - 非霍奇金淋巴瘤，粘液表皮癌
  - 头颈部恶性肿瘤沿神经周围扩散的发生率为3.7%

大体病理及手术所见

- 头颈部癌沿神经周围扩散在病变早期就可发生
- 肿瘤沿神经周围可扩散到远处而没有邻近结构的局部受侵或明显的淋巴结肿大

镜下特点

- 肿瘤沿神经通路/神经内间隙蔓延

涎腺肿瘤分期标准

- T4：肿瘤侵及面神经
- 第四期：T4、N1、M0

临床要点

临床表现

- 常见症状：无症状（60%）
- 肿瘤沿神经周围扩散可表现为烧灼样痛或刺痛、蚁行感（蚂蚁爬行的感觉）及/或面神经麻痹

自然病程

- 神经纤维本身可抵抗肿瘤的侵袭，但邻近结构破坏
- 如果癌伴有肿瘤沿神经周围扩散，则预后较差

治疗

- 面神经受侵是腮腺切除的主要指征
- 手术联合术后放疗
- 辅助放疗及化疗可提高部分不能治疗患者的生存率

预后

- 面神经受侵可导致面部变形及功能丧失

- 头颈部肿瘤可在神经内存在几年而没有临床症状
- 诊断常被延误，并且一旦出现临床表现时，预后常较差
- 5 年总体生存率为 25％
- 腺样囊性癌是一种特殊的病变
  - 复发率及生存率由特定的肿瘤分级决定
  - 10 年总生存率为 65％
  - 由于腺样囊性癌有复发的趋势，建议进行长期（5～10 年）影像学随访

参考文献

1. Lai SY et al: Parotidectomy in the treatment of aggressive cutaneous malignancies. Arch Otolaryngol Head Neck Surg 128(5):521-6, 2002
2. Veness MJ: Perineural spread in head and neck skin cancer. Australas J Dermatol 41(2):117-9, 2000
3. Vander Poorten VL et al: The development of a prognostic score for patients with parotid carcinoma. Cancer 85(9):2057-67, 1999

桥小脑角-内耳道

内耳道内神经缺如

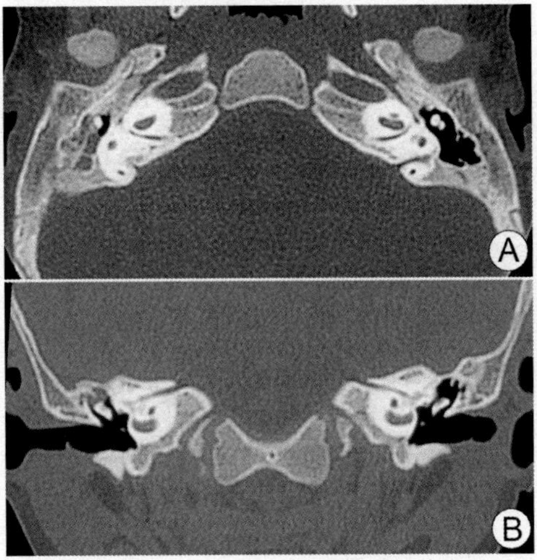

内耳道内神经缺如。颅底骨算法重建的横断面（A）及冠状面（B）CT 显示双侧内耳道狭窄。患者表现为双侧先天性耳聋。MRI 证实双侧蜗神经缺如

要点

- 定义：内耳道内正常神经缺如
- 典型影像学表现：CT 显示内耳道内径较小，斜矢状面高分辨率 T2WI 显示正常的 4 条神经缺如
- 其他要点：蜗神经缺如可伴有先天性感音神经性耳聋
  - 获得性感音神经性耳聋不伴有内耳道发育不良
  - 在所有神经缺如引起的先天性感音神经性耳聋的病例中，内耳道内径较小

影像学表现

一般影像特征

- 最佳影像线索：在高分辨率 T2WI 图像上正常的 4 根神经缺如

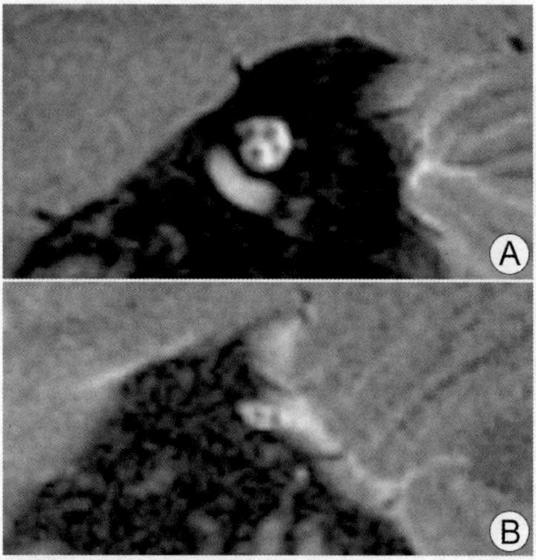

蜗神经未发育。斜矢状面 T2WI 显示右侧内耳道内正常的 4 根神经（A）。左侧内耳道图像（B）上只有 2 根神经显示。患者面神经功能正常，左侧先天性感音神经性耳聋。左侧内耳道内第 2 根神经为第 8 对脑神经前庭部分，狭窄的内耳道内未见蜗神经

CT 表现

- 颞骨骨算法重建的 CT 显示内耳道内径减小

MR 表现

- 内耳道斜矢状面 T2WI 未显示正常的 4 根神经
- 耳蜗及前庭形态可正常
- 高分辨率 T2WI 示耳蜗孔缺失（蜗轴后方脑脊液充填的间隙），被称为“孤立性耳蜗”
  - 骨板充填了本应有蜗神经进入蜗轴的间隙

推荐的影像检查

- 垂直于内耳道长轴的斜矢状面高分辨率 T2WI 显示内耳道内的神经最佳
- 对于先天性感音神经性耳聋，如果使用高分辨率 MRI 作为最初的检查方法，发现有内耳畸形时，建议行颞骨 CT 扫描来显示其特征

鉴别诊断：先天性感音神经性耳聋

迷路未发育（Michel 畸形）

- 影像：耳蜗及前庭缺如
- 胚胎发生：于第 3 孕周停止发育
- 是人工耳蜗植入的绝对禁忌证

耳蜗未发育（Michel 未发育）

- 影像：耳蜗缺如，前庭可正常或发育不良
- 胚胎发生：于第 3 孕周末停止发育
- 是人工耳蜗植入的绝对禁忌证

共腔畸形

- 影像：耳蜗及前庭形成的单个囊腔
- 胚胎发生：于第 4 孕周停止发育
- 是人工耳蜗植入的相对禁忌证

囊性耳蜗前庭畸形（耳蜗阶间隔发育不良Ⅰ型）

- 影像：耳蜗及前庭呈囊性，无内部结构
- 胚胎发生：于第 5 孕周停止发育
- 是人工耳蜗植入的相对禁忌证

大内淋巴囊

- 影像：双侧内淋巴囊及内淋巴管扩大
- 胚胎发生：近第 8 孕周时停止发育
- 是人工耳蜗植入的相对禁忌证

病理

概况

- 一般病理特征
  - 正常情况下内耳道大小及形态对称
- 遗传学
  - 50%患者感音神经性耳聋的原因是非遗传性的（常为经胎盘途径）
    - 另外 50%患者的感音神经性耳聋的病因为遗传原因
- 胚胎学与解剖学基础
  - 正常的 4 条神经在内耳道外侧部的排列关系：面神经（前

上方）、蜗神经（前下方）、前庭上神经（后上方）、前庭下神经（后下方）
  - 小脑前下动脉环表现为信号流空
  - 近第 9 孕周时听囊内侧部分软骨的形成受到抑制而形成内耳道
    - 此种抑制需要有前庭蜗神经的存在
  - 面神经不依赖前庭蜗神经而独立发育
    - 在缺乏前庭蜗神经的情况下，内耳道的直径相当于面神经单独的直径
  - 内耳道形成后（宫内或围产期）的损伤可损伤蜗神经，而内耳道内径不受累
- 病因及发病机制
  - 获得性感音神经性耳聋及耳蜗异常的患者内耳道正常
  - 20％先天性感音神经性耳聋患者 CT 或 MRI 可显示结构异常
- 流行病学——正常值
  - 与对侧内耳道相比，4 根神经的大小相对一致：70％
  - 蜗神经与面神经内径相同或略大：64％
  - 蜗神经较前庭上及前庭下神经粗：90％

大体病理及手术所见

- 耳聋患者病理表现为蜗神经先天性缺陷和获得性退变

镜下特点

- 蜗神经的粗细与螺旋神经节细胞的数量有关

临床要点

临床表现

- 常见症状及体征
  - 自出生时就有完全性感音神经性耳聋
- 人口统计学
  - 罕见

自然病程

- 先天性缺陷，不会随时间变化而改变

治疗

- 内耳道直径<2.5mm 提示蜗神经缺如，为人工耳蜗植入的绝对禁忌证
- 当图像中有较小的神经存在时，注意不要轻易诊断为神经缺如
    - 采用经鼓膜刺激耳蜗岬或耳蜗内电极刺激的临床评价方法来选择人工耳蜗植入可发挥作用的患者

预后

- 不良；如果蜗神经缺如，则永远没有听力
    - 如果对侧正常，患者有听力

参考文献

1. Glastonbury CM et al: Imaging findings of cochlear nerve deficiency. AJNR 23(4): 635-43, 2002
2. Fatterpekar GM et al: Hypoplasia of the bony canal for the cochlear nerve in patients with congenital sensorineural hearing loss: Initial observations. Radiology 215(1): 243-6, 2000
3. Shelton C et al: The narrow internal auditory canal in children: A contraindication to cochlear implants. Otolaryngol Head Neck Surg 100(3): 227-31, 1989

桥小脑角脂肪瘤

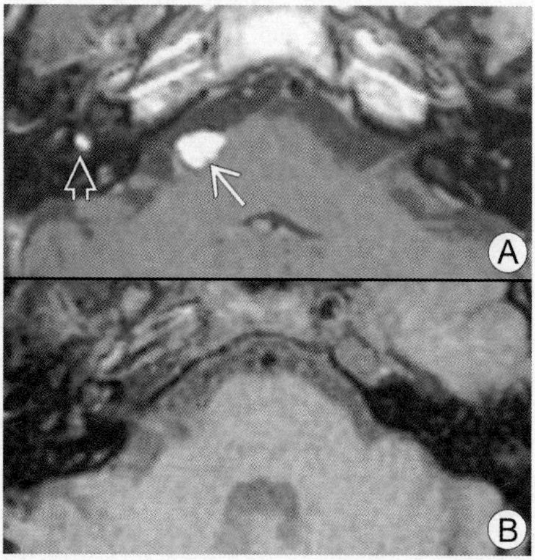

桥小脑角及内耳脂肪瘤。(A) 横断面 T1WI 可见右侧桥小脑角前部的脂肪瘤（箭）和同时发生的内耳前庭脂肪瘤（空箭）。(B) 采用脂肪抑制技术的横断面 T1WI 显示桥小脑角及内耳前庭的脂肪瘤完全消失，证实了诊断

要点

- 定义：桥小脑角的良性先天性脂肪性病变，一般有面神经及前庭蜗神经穿过
- 典型影像学表现：与脂肪密度（CT）及脂肪信号（MRI）一致的桥小脑角的局灶性肿瘤
- 其他要点
  - 桥小脑角脂肪瘤的发病率低于表皮样囊肿及蛛网膜囊肿
  - 既可发生于桥小脑角，也可发生于内耳道
  - 同时发生的第二个脂肪性病变可发生于内耳前庭

影像学表现

一般影像特征

- 最佳影像线索：与脂肪密度（CT）及脂肪信号（MRI）一致

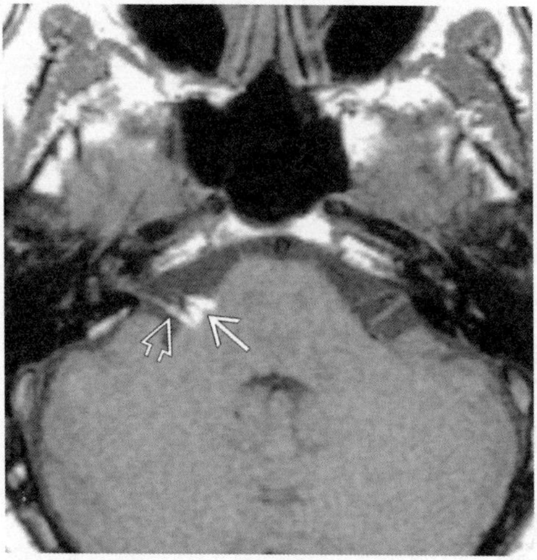

桥小脑角的横断面 T1WI 显示桥小脑角内侧部的位于第 7、8 对脑神经从脑干发出处的高信号肿块（箭），这些脑神经横穿脂肪瘤。脂肪瘤沿第 8 对脑神经向外侧延伸（空箭）

的呈良性表现的桥小脑角的局灶性肿块

- 原发部位为桥小脑角池
  - 也可只位于内耳道内
  - 桥小脑角或内耳道脂肪瘤可同时伴有前庭内脂肪堆积

CT 表现

- 平扫 CT：桥小脑角的脂肪性肿块，可通过测量 CT 值证实

MR 表现

- T1WI：桥小脑角或内耳道的高信号肿块（与皮下及骨髓脂肪信号相同）
  - 内耳可有不连续的第二个脂肪性病变
  - 内耳病变位于前庭
- T2WI：中等“脂肪信号”病变
- 可通过脂肪抑制序列抑制病变的信号而确诊

推荐的影像检查

- 虽然通过测量 CT 值很容易确诊，但是为排除桥小脑角肿瘤，

MRI是首选的检查方法
- 注意至少需要一个平扫序列或脂肪抑制序列
  - 这样可以避免将脂肪瘤误诊为强化的桥小脑角肿块

鉴别诊断：高信号的桥小脑角肿块

"白色"表皮样囊肿
- 是本病的一个比较少见的影像学表现
- T1WI呈高信号可能继发于内部蛋白质含量高的液体
- MRI弥散加权像上表现为高信号
- 可进入邻近脑脊液腔及结构

神经肠源性囊肿
- 常见于桥前池
- 包含蛋白性液体（平扫T1WI为高信号）

破裂的皮样囊肿
- 外胚层包涵性囊肿
- 起始部位常位于中线
- 破裂导致脂肪滴蔓延至蛛网膜下腔
- 破裂可能会导致化学性脑膜炎

听神经瘤继发出血
- 是本病的少见表现
- 平扫T1WI示实质内片状高信号

动脉瘤
- 桥小脑角的卵圆形肿块伴有钙化边缘（CT）及复杂的层状信号（MRI）
- 动脉瘤腔内由于有正铁血红蛋白而呈高信号，MRI信号混杂
- 不会进入内耳道
- 桥小脑角动脉瘤起源于小脑后下动脉＞椎动脉＞小脑前下动脉

病理

概况
- 一般病理特征
  - 先天性病变

- 有浸润及分开桥小脑角脑神经（7、8）的倾向
- 胚胎学与解剖学基础
  - 脂肪瘤发生在内耳道或膜迷路罕见
- 病因及发病机制
  - 病变形成的当前最佳假说
    - 脑膜前体组织（脑膜原基）发育不良
    - 软脑膜内的正常脂肪细胞增生
    - 中胚层异常分化为脂肪细胞而不是蛛网膜细胞

大体病理及手术所见

- 柔软的黄色肿块
- 可与第 7、8 对脑神经紧紧粘连

镜下特点

- 富血管化的脂肪瘤样组织
- 成熟的脂肪细胞

临床要点

临床表现

- 常见症状：轻度的单侧感音神经性耳聋
- 常为意外发现，但由于压迫脑神经可引起缓慢进展的第 8 对脑神经症状
- 如果病变压迫神经血管，可引起
  - 三叉神经痛、眩晕、听力下降、面部无力/痉挛

自然病程

- 常为不生长的良性肿块
- 通过随访检查证实其稳定性

治疗

- 最好的治疗方案是不治疗
- 不建议进行手术切除
  - 由于病变和第 7、8 对脑神经紧紧粘连，因此“治疗的后果常比疾病引起的后果更差”

预后

- 完全切除桥小脑角脂肪瘤可导致第 7 或 8 对脑神经损伤

- 保守的对症治疗可获得较好的预后

参考文献

1. Bonneville F et al: Unusual lesions of the cerebellopontine angle: A segmental approach. Radiographics 21(2):419-38, 2001
2. Zimmermann M et al: Cerebellopontine angle lipoma: Case report and review of the literature. Acta Neurochir (Wien) 141(12):1347-51, 1999
3. Dalley RW et al: Computed tomography of a cerebellopontine angle lipoma. J Comput Assist Tomogr 10(4):704-6, 1986

桥小脑角表皮样囊肿

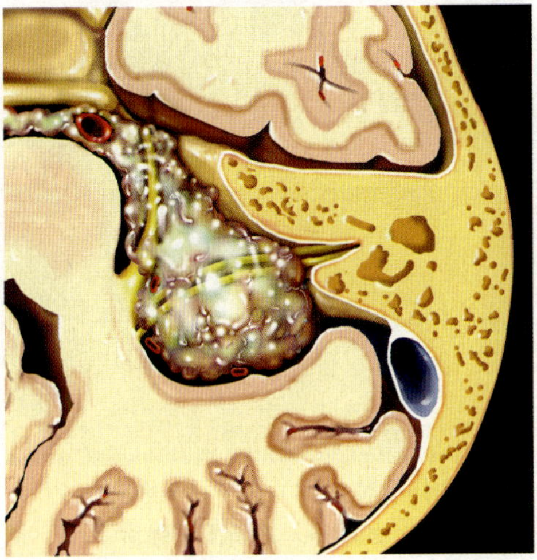

桥小脑角的表皮样囊肿。桥小脑角的表皮样囊肿示意图显示手术医师见到的“珍珠床”。这种病变有图示的包绕面神经和听神经脑池段的倾向

要点

- 同义词：表皮样肿瘤，非肿瘤性包涵性囊肿，桥小脑角的先天性胆脂瘤
- 定义：起源于胚胎第 3 至第 5 周神经管闭合时的外胚层上皮成分包涵体的先天性病变，导致外胚层细胞的移行异常
- 典型影像学表现：表现为位于脑池的、与脑脊液信号相似的长 T1 长 T2 信号的钻缝生长的病变
  - FLAIR 像信号不完全抑制或未抑制
  - 弥散加权像显示表皮样囊肿弥散受限（高信号病灶）
- 其他要点
  - 是桥小脑角-内耳道（CPA-IAC）的第三位常见肿块
  - 占所有颅内肿瘤的 1%

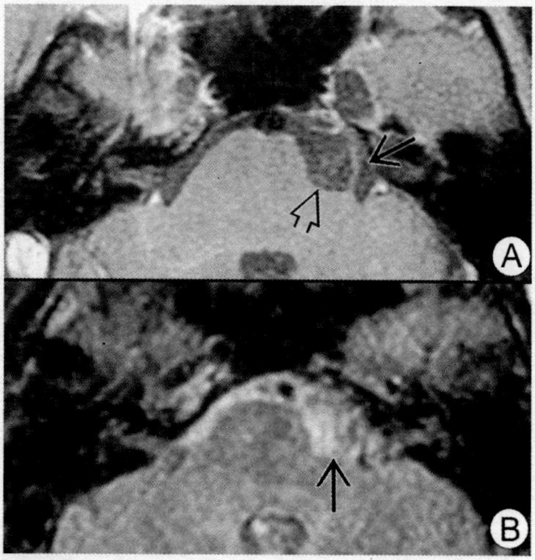

CPA 的表皮样囊肿。(A) 由于“不净脑脊液”(＝表皮样囊肿区域) 的压迫，横断面增强后 T1WI 示左侧三叉神经 (箭) 节前段向外弯曲以及脑桥的压迹 (空箭)。(B) 同一层面的横断面 FLAIR 像显示信号未完全抑制，表明为表皮样囊肿

影像学表现

一般影像特征

- 最佳影像线索：位于脑池的钻缝生长的肿块
  - 包绕脑神经和血管
- 肿块钻入脑池隐窝内
- 包绕面神经、听神经和小脑前下动脉
- 表皮样囊肿的边缘凹陷或不规则

CT 表现

- 平扫 CT 表现与脑脊液类似
- 如果表皮样囊肿较大，则可见占位效应
- 20％有钙化
- 增强后一般无强化；有时囊的边缘有轻度强化
- 高密度的表皮样囊肿属于少见的变异型

MR 表现

- 在所有标准的 MR 序列上病变信号与脑脊液相似
  - T1WI 呈低信号，T2WI 呈高信号
  - 增强后 T1WI 显示表皮样囊肿无强化
- “不净脑脊液”为 MR 的描述术语
  - T1WI 显示最佳
- FLAIR/CISS 和 MR 弥散加权像具有诊断意义
  - 在 FLAIR 和 CISS 图像上不是低信号
    - “信号未完全抑制”是 FLAIR 表现的最好描述
  - 在弥散加权像上呈高信号（弥散受限）
- “白色表皮样囊肿”少见（T1WI 为高信号）

推荐的影像检查

- 从常规 T1WI 和 T2WI 序列开始
- FLAIR 和弥散加权像可进一步明确诊断
- 评价是否复发的随访影像检查必须包括 FLAIR 和弥散加权像

鉴别诊断：桥小脑角的囊性肿块

蛛网膜囊肿

- 对邻近结构广泛推挤，而不是钻缝生长
- 在所有 MR 序列上都与脑脊液信号非常相似
- FLAIR 序列上信号完全抑制（低信号）
- 弥散加权像显示弥散无限制（呈低信号）

良性囊性肿瘤

- 脑膜瘤和神经鞘瘤可有囊性改变
- 增强后 T1WI 可有部分区域强化

恶性囊性肿瘤

- 室管膜瘤和星形细胞瘤可表现为囊性肿块
- 分别起源于脑干和第四脑室，有蒂与脑干和第四脑室相连
- 增强后 T1WI 上显示一些病灶强化

病理

概况

- 病因及发病机制

  - 源于神经管闭合过程中的外胚层成分的包涵体
- 流行病学
  - 颅后窝是最常见的发病部位
  - CPA 占 75%，第四脑室占 25%

大体病理及手术所见

- 为珍珠白色，“漂亮的肿瘤”
- 表面有分叶、呈菜花样
- 在脑池内钻缝生长，包绕血管和神经

镜下特点

- 囊壁：单一的、层状的、立方形鳞状上皮
- 囊内容物：实性胆固醇结晶、角化上皮碎屑
  - 与皮样囊肿不同，不含毛发、皮脂腺或脂肪
- 囊壁脱屑上皮呈连续层状方式生长

临床要点

临床表现

- 主要症状：头晕
- 发病年龄范围大，从 20～70 岁，高峰年龄为 40 岁
- 其他症状：由位置和生长方式决定
  - 头痛
  - 三叉神经痛
  - 面神经痛（半面痉挛）
  - 耳鸣
  - 感音神经性耳聋

自然病程

- 生长缓慢，多年无临床症状

治疗

- 手术彻底切除是目的
- 因包绕神经和血管，手术较复杂并可能产生并发症
- 如复发，需多年才能长大

预后

- 较小的脑池内病灶可通过手术彻底切除而完全治愈

- 向上形成小脑幕上疝的较大的病变很难彻底切除

参考文献

1. Dechambre S et al: Diffusion-weighted MRI postoperative assessment of an epidermoid tumor in the cerebellopontine angle. Neuroradiology 41:829-31, 1999
2. Ikushima I et al: MR of epidermoids with a variety of pulse sequences. AJNR 18:1359-63, 1997
3. Gao P et al: Epidermoid tumor of the cerebellopontine angle. RadioGraphics 13:863-72, 1992

桥小脑角蛛网膜囊肿

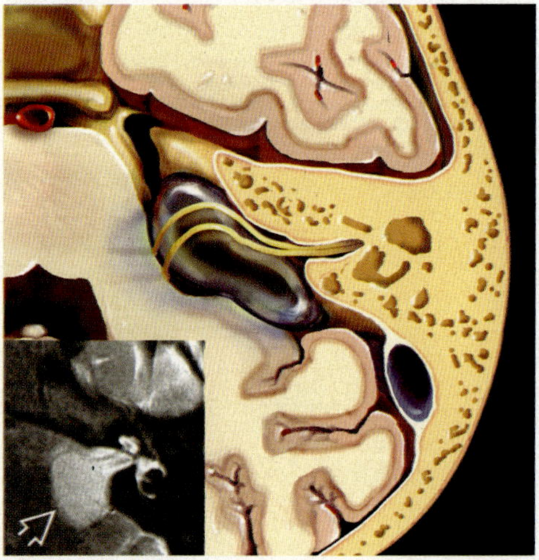

桥小脑角的蛛网膜囊肿示意图。本例显示透明的囊肿推移面神经和听神经。大多数蛛网膜囊肿是意外发现的，与患者的症状无关。左下方插图是横断面高分辨 T2WI 显示的蛛网膜囊肿（空箭）

要点

- 同义词：原发或先天性蛛网膜囊肿
- 定义：蛛网膜或被覆胶原的空腔，与脑室系统或蛛网膜下腔未直接相通
- 典型影像学表现：为脑池内的不能看见壁的脑脊液密度（CT）或信号（MR）的囊性肿块
- 病因学为分开的蛛网膜之间含脑脊液
- 10％蛛网膜囊肿发生于颅后窝
  - 桥小脑角（CPA）为幕下最常发生的部位
- 注意！常在行脑 MR 检查时意外发现

影像学表现

一般影像特征

- 最佳影像线索

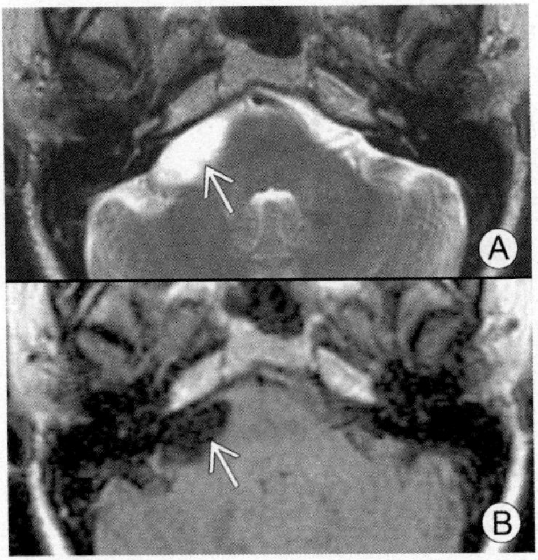

CPA 的蛛网膜囊肿。(A) 横断面 T2WI 像显示右侧 CPA 的高信号蛛网膜囊肿（箭）导致脑桥臂的轻度占位效应。(B) FLAIR 序列显示蛛网膜囊肿呈低信号（箭），提示液体信号被抑制。如行弥散加权像扫描可预测到弥散没有受限

  - FLAIR 显示信号完全抑制（呈低信号），弥散加权像显示无弥散受限
- 密度（CT）和信号（MR）与脑脊液相似
- 为推挤脑池内结构的局灶性病变，但没有钻缝生长的特点
- 边界锐利的圆形或椭圆形病变

CT 表现

- 与脑脊液密度相同
- 出血或蛋白性液体形成高密度影的情况罕见
- 腔或壁无强化
- 很少引起邻近骨质的压迫性侵蚀

MR 表现

- 所有 MR 序列的信号与脑脊液一致
- FLAIR 信号完全被抑制（呈低信号）
- 弥散加权像显示弥散不受限制（呈低信号）

鉴别诊断：CPA 的囊性肿块

表皮样囊肿

- FLAIR 信号抑制不完全
- 弥散加权像完全受限（呈高信号）
- 钻入邻近结构或脑脊液腔

神经肠源性囊肿

- 非常罕见的病变
- 常含有蛋白液体（T1WI 像上呈高信号）
- 通常位于近中线的桥前池

良性囊性肿瘤

- 脑膜瘤和神经鞘瘤可有囊性改变
- 增强后 T1WI 可有部分区域强化

恶性囊性肿瘤

- 室管膜瘤和星形细胞瘤可表现为囊性
- 分别起源于脑干和第四脑室，有蒂与脑干和第四脑室相连
- 增强 T1WI 显示一些病灶强化

病理

概况

- 病因及发病机制
    - 胚胎脑膜未能融合
    - 被覆蛛网膜的含有脑脊液的非交通性液体腔
- 流行病学
    - 占颅内肿块的 1%

大体病理及手术所见

- 有透明膜的含液体的囊肿
- 可推移但不会包绕邻近的脑神经或血管

镜下特点

- 由扁平但正常的蛛网膜细胞构成的薄壁
- 无炎症或肿瘤改变

临床要点

临床表现

- 主要症状：无症状，在 MR 上意外发现
- 可在任何年龄首次发现
    - 75%的蛛网膜囊肿发生于儿童
- 其他症状：由位置决定
    - 头痛
    - 头晕，感音神经性耳聋
    - 半面痉挛或三叉神经痛

自然病程

- 通常不会随时间延长而增大

治疗

- 大多数病例不需治疗
- 严格挑选需手术切除的病例
    - 仅限于有与蛛网膜囊肿的解剖位置有直接联系的明确症状的病例

预后

- 如果手术仅限于有与症状有明确联系的蛛网膜囊肿病例，预后很好

参考文献

1. Choi JU et al: Pathogenesis of arachnoid cyst: Congenital or traumatic? Pediatr Neurosurg 29:260-6, 1998
2. Flodmark O: Neuroradiology of selected disorders of the meninges, calvarium and venous sinuses. AJNR 13:483-91, 1992
3. Weiner SN et al: MR imaging of intracranial arachnoid cysts. JCAT 11:236-41, 1987

NF2 的内耳道-桥小脑角表现

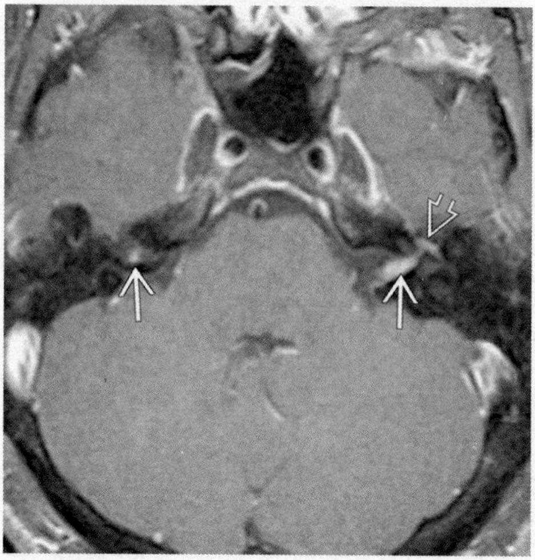

NF2 的 CPA 表现。内耳道采用脂肪抑制技术后的横断面增强 T1WI 显示双侧强化的肿块＝“双侧听神经鞘瘤”（箭）。左侧实际上是面神经鞘瘤。可见病变沿面神经迷路段延伸（空箭）

要点

- 同义词：伴双侧听神经鞘瘤的神经纤维瘤病，神经鞘瘤病，多发遗传性神经鞘瘤，脑膜瘤和室管膜瘤综合征，中枢神经纤维瘤病
- 常用缩写：神经纤维瘤病 2 型＝NF2
- 定义：以多发神经鞘瘤、脑膜瘤和室管膜瘤为特征的遗传综合征
- 典型影像学表现：双侧内耳道内强化的肿块
- 其他要点
  - 与神经纤维瘤病 1 型不同的疾病
  - 缺乏皮肤特征
  - 基因缺陷为 22 号染色体的部分缺失

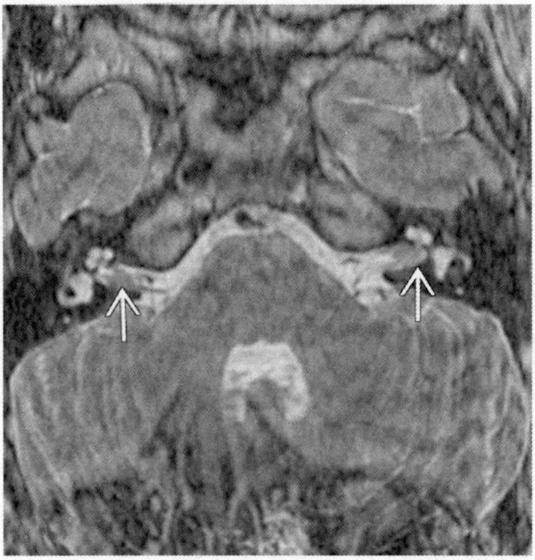

NF2。内耳道横断面高分辨率 T2WI 显示双侧“充盈缺损”（箭），代表双侧听神经鞘瘤。发现双侧内耳道肿瘤提示放射科医师应考虑 NF2

影像学表现

一般影像特征

- 最佳影像线索：双侧内耳道-桥小脑角强化的肿块
- 注意！内耳道肿瘤可能是面神经鞘瘤
- 其他中枢神经系统表现
  - 脉络丛、小脑半球和大脑皮层的颅内良性钙化
  - 其他脑膜瘤和神经鞘瘤（第 3～12 对脑神经）
    - 三叉神经鞘瘤发生率仅次于听神经鞘瘤
  - 室管膜瘤远多于胶质瘤
- 其他脊柱表现
  - 脊膜瘤、神经鞘瘤和室管膜瘤
  - 神经鞘瘤可表现为髓外硬脑膜下肿块或可累及从脊髓发出的神经根

CT 表现

- 增强后 CT
  - 病灶小时位于内耳道的强化的肿块，较大时进入桥小脑角

◦ CT 仅用于有 MR 禁忌证的患者

MR 表现

- 增强后 T1WI：病灶小时表现为位于内耳道的强化的肿块，较大时进入桥小脑角
- 高分辨率 T2WI 显示 CPA 肿块表现为高信号脑脊液中的充盈缺损影
  - ◦ 可鉴别前庭神经的神经鞘瘤和面神经鞘瘤

推荐的影像检查

- 用于筛查 NF2 的 MR 成像：全脑、CPA 和脊柱的增强后 T1WI
- 桥小脑角高分辨率 T2WI 可用于 CPA 肿瘤随访
- 多发脑神经鞘瘤、不常见的颅内神经鞘瘤或Ⅲ、Ⅳ、Ⅵ脑神经的单个神经鞘瘤应该筛查有无 NF2
- 多发脑外或脊髓外肿瘤（脑膜瘤或神经鞘瘤）的患者应该筛查有无 NF2

鉴别诊断：双侧 CPA 肿块

神经结节病

- 多部位的脑膜肿块
- 可累及或不累及 CPA 区

转移性肿瘤

- 双侧神经增粗＋/-散在的肿块

淋巴瘤

- 双侧神经增厚＋/-散在的肿块

病理

概况

◦ 遗传学
  - ◦ 常染色体显性遗传性病变
  - ◦ 22 号染色体长臂的 NF2 基因突变
  - ◦ merlin 的基因产物作为肿瘤抑制剂
  - ◦ 50％的神经纤维瘤病患者源于新的显性基因突变

- 病因及发病机制
  - NF2 基因（肿瘤抑制基因）的突变创造了人体内多种肿瘤生长的环境
- 流行病学
  - 发病率为 1/35 000；较 NF1 少得多

大体病理及手术所见

- 梭形的肿瘤，但不累及发出肿瘤的神经

镜下特点

- 施万细胞（Schwann 细胞）包括 Antoni A 和 B 型
- 有丝分裂增强，但并没有恶变

诊断标准

- NF2 确诊指标
  - MR 或 CT 显示双侧听神经肿块
  - NF2 一级亲属以及单侧听神经鞘瘤发生较早（小于 30 岁）或具有以下表现中的 2 种
    - 神经鞘瘤、脑膜瘤、胶质瘤或青少年后囊下晶状体混浊＝青少年皮质性白内障
- 可疑 NF2 的指标
  - MR 或 CT 显示较早（小于 30 岁）发生单侧听神经鞘瘤及具有以下表现中的 1 种
    - 神经鞘瘤、室管膜瘤、胶质瘤或青少年后囊下晶状体混浊

临床要点

临床表现

- 常见症状：单侧感音神经性耳聋
- 其他症状：耳鸣、平衡异常和面神经麻痹
- 人口统计学：诊断时的平均年龄为 20～25 岁
- 由于 50%的病例为新发生的病变，NF2 可没有明确的家族史
- 皮肤的神经鞘瘤表现为“皮赘”

治疗

- 手术切除要尽可能保留听力

  - 局部侵袭性的生长行为使面神经常常受损
  - 渐进性生长常仅能暂时保留听力
- 在反复发生的数年中诊断 NF2
  - 确诊以后患者应该接受遗传咨询

预后

- 自然病程：双侧前庭神经鞘瘤渐进性生长导致双侧渐进性感音神经性耳聋
- 良性肿瘤恶变罕见
- 致残率较高以及寿命缩短与 NF2 有关

参考文献

1. Gillespie JE: Imaging in neurofibromatosis type 2: Screening using magnetic resonance imaging. Ear Nose Throat J 78:102-9, 1999
2. Samii M et al: Management of vestibular schwannomas (acoustic neuromas): Auditory and facial nerve function after resection of 120 vestibular schwannomas in patients with Neurofibromatosis 2. Neurosurgery 40:696-705, 1997
3. Smirniotopoulos JG et al: The phakomatoses. AJNR 13:725-46, 1992

Ramsay Hunt 综合征

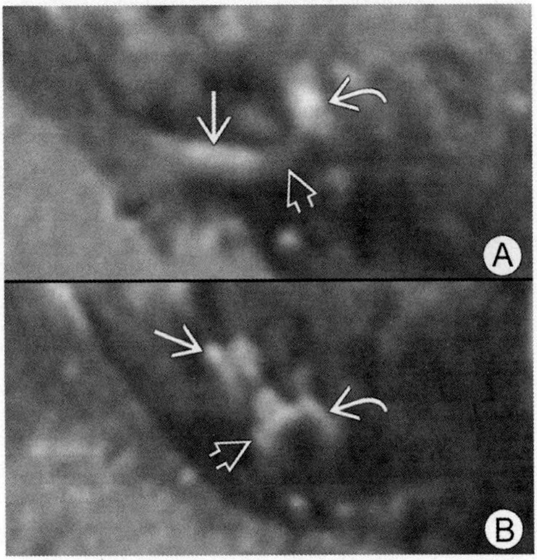

Ramsay Hunt 综合征。（A）面神经内耳道段（箭）、迷路段（空箭）和膝部（弯箭）的病理性强化。（B）下一层面的增强后 T1WI 显示耳蜗（箭）、前庭（空箭）和半规管（弯箭）充满液体的腔强化

要点

- 同义词：耳部带状疱疹
- 定义：带状水痘病毒（VZV）感染累及面神经和听神经的感觉纤维和耳颞神经支配的外耳部分
- 典型影像学表现：面神经±听神经及全部或部分膜迷路的病理性强化
- 其他要点
  - 外耳痛性红斑性水疱性皮疹
    - 病毒可从水疱中培养出来
  - 面瘫较 Bell 氏麻痹更严重
  - 由于听神经受累导致感音神经性耳聋、耳鸣和眩晕
    - 来自面神经的神经间连接
  - 可以累及其他脑神经，尤其是第 5 对脑神经

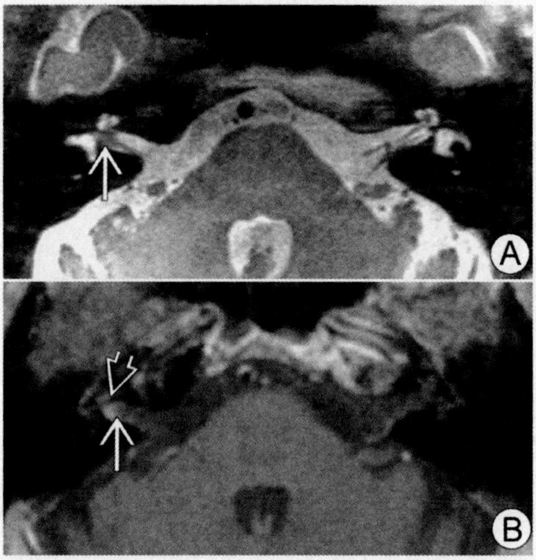

Ramsay Hunt 综合征。(A) 横断面 T2WI 显示内耳道底可见边界不清的软组织信号影(箭),代表面神经受带状水痘病毒感染。(B) 增强后 T1WI 显示这一区域为新月形强化(箭),伴耳蜗基底圈强化(空箭)

- ○ 类似带状疱疹性眼炎
  - ▪ 第 5 对脑神经眼支受累
- ○ 已报道相似的临床症状和 MR 表现可见于人类疱疹病毒 1 型感染

影像学表现

MR 表现

- 采用脂肪抑制技术的增强后 T1WI 显示这些表现最佳
- 面神经的病理性强化,尤其在内耳道底
  - ○ 典型表现为颞骨内面神经全程都可强化
    - ▪ 迷路段明显受累
    - ▪ 膝状神经节也经常强化
    - ▪ 颞骨内面神经的其余部分较少强化
- 与 Bell 氏麻痹患者比较,强化可延迟
- 面神经的病理性强化,尤其在内耳道底

- 即使临床上有感音神经性耳聋或眩晕，上述表现也不常见
- 有时伴膜迷路的病理性强化
  - 包括耳蜗、前庭和半规管液体腔的病理性强化
  - 即使临床上有感音神经性耳聋或眩晕，上述表现也不常见
- 脑干内的面神经核很少强化
  - 可能是内耳道内疾病的继发性蔓延
- 采用脂肪抑制技术的增强后 T1WI 可显示外耳水疱的强化

推荐的影像检查

- 如果临床可见明显的水疱性皮疹，则不需要进行影像学检查来评价伴随的面神经和听神经麻痹
- 内耳道薄层平扫和增强后 T1WI
  - 推荐使用脂肪抑制技术
- CT 对诊断 Ramsay Hunt 综合征没有作用

鉴别诊断：内耳道内面神经和听神经强化

Bell 氏麻痹

- 面神经强化但膜迷路或听神经无强化

脑膜炎

- 脑膜弥漫增厚和强化

结节病

- 多灶性脑膜强化灶
- 内耳不受累

转移瘤

- 多灶性脑膜强化灶
- 也可有脑实质内的病灶

病理

概况

- 一般病理特征
  - 带状水痘病毒可在水疱或唾液内培养出来
  - 血管通透性增加可允许对比剂通过血-神经屏障
- 病因及发病机制

 ○ 经典假说：病毒在膝状神经节内保持静止，但可周期性复燃
 ○ 最新假说：原发性多神经炎，伴第 7 对和第 8 对脑神经干感染，并通过神经间连接蔓延

镜下特点

- 膝状神经节、面神经和听神经以及膜迷路中有炎性淋巴细胞和浆细胞浸润

临床要点

临床表现

- 常见症状：面瘫
- 耳深部的烧灼痛
- 在外耳的痛性红斑水疱发生 7 天内出现外耳疼痛
- 疼痛发生后即产生面瘫（典型的比 Bell 氏麻痹更严重），可以在水疱长出前后发生
  ○ 在发病后 2～3 周才出现面神经的损害
    ▪ 而 Bell 氏麻痹的损害高峰出现在第 10 天
- 感音神经性耳聋
- 在疼痛发生后出现眩晕，可在水疱出现前后
- 可有恶心和呕吐

治疗

- 热敷
- 镇痛药
- 对面瘫患者进行角膜护理
- 类固醇
- 无环鸟苷减轻疼痛并且有助于改善面神经功能

预后

- 多组脑神经瘫痪和年龄较大的患者预后欠佳

参考文献

1. Lavi ES et al: Enhancement of the eighth cranial nerve and labyrinth on MR imaging in sudden sensorineural hearing loss associated with human Herpesvirus 1 infection: Case report. AJNR 22:1380-2, 2001
2. Sweeney CJ et al: Ramsay Hunt syndrome. J Neurol Neurosurg Psychiatry 71:149-54, 2001
3. Schefer-Sartorettet S et al: Ramsay Hunt Syndrome associated with brain stem enhancement. AJNR 20:278-80, 1999

桥小脑角-内耳道神经结节病

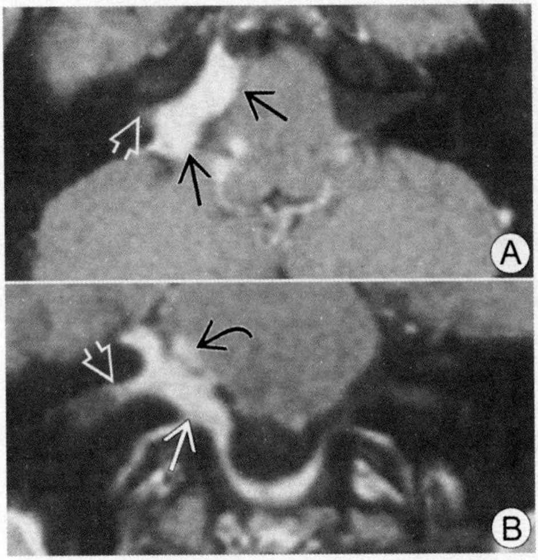

桥小脑角-内耳道神经结节病。(A) 横断面增强后 T1WI 显示增厚的脑膜的结节样病变（箭）突入内耳道（空箭）。(B) 冠状面 MR 成像可更好地显示内耳道受累（空箭）。斑块状肿块（箭）具有脑膜瘤的外观。软脑膜播散也较明显（弯箭）

要点

- 同义词：中枢神经系统结节病
- 定义：结节病为全身性疾病，特征为非干酪性肉芽肿累及多个器官
- 典型影像学表现：
  - 多灶性强化的脑膜肿块
- 其他要点
  - 5%的结节病患者有神经症状
  - 视力障碍和中枢性尿崩症为特征性的联合表现
  - 15%的结节病患者脑膜受累
    - 脑膜是颅内病变发生的最常见位置
    - 20%继发脑积水

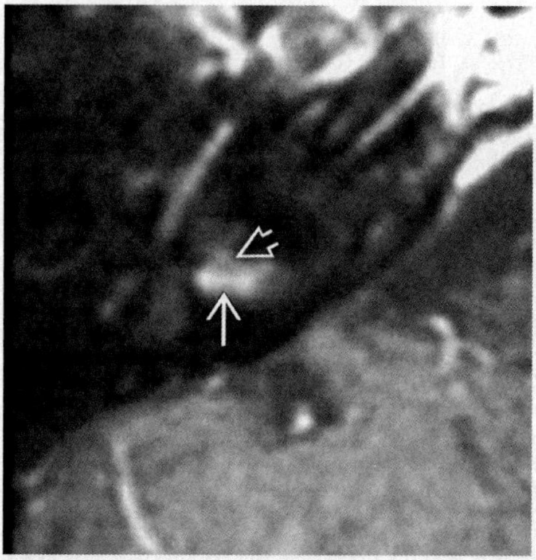

内耳道神经结节病。(A) 横断面增强后 T1WI 显示内耳道底有一蝶形的强化肿块(箭),此结节病患者的脑膜病灶突入蜗孔(空箭)

    - 脑神经病变是最常见的临床表现
    - 面神经受累=最常见的神经异常
  - 鼻窦疾病发生率约 20%
  - 有沿神经周围蔓延的报道

影像学表现

一般影像特征

- 最佳影像线索:多灶性脑膜的病理性强化

CT 表现

- 局灶的强化的脑膜肿块
- 与 MR 相比,CT 很难显示

MR 表现

- 脑膜表现:增强后 T1WI
  - 病理性线样或结节状脑膜强化
  - 通过血管间隙在室管膜下区播散
  - 继而再播散至脑膜

  - 脑神经强化
    - 视神经、面神经和听神经最常受累
    - 任何一条脑神经都可受累
- 脑膜表现：T2WI
  - 与灰质相比呈低信号
- MR 表现：其他和大脑的表现
  - 多灶性白质病变常见
    - 可与多发性硬化相似
  - FLAIR 显示白质病变最好
  - 漏斗柄增粗且强化

胸部 X 线表现

- 淋巴结肿大和间质病
- 胸部 X 线片常常是诊断的基础

推荐的影像检查

- FLAIR 和增强后 T1WI 是首选的检查方法
- 应包括脑底脑膜的薄层增强后 T1WI

鉴别诊断：多灶性脑膜肿块

感染性脑膜炎

- 增强后 T1WI 表现可与结节病相似，尤其是真菌性和结核性脑膜炎
- 临床：疾病过程常为爆发性

特发性肥厚性硬脑膜炎

- 通常为单灶性强化的脑膜肿块
- 其下面的骨质可表现为侵蚀性改变
- 非常少见的疾病

脑膜瘤病

- 多灶的强化肿块
- 病变下面的骨质可增生
- 临床：没有结节病的全身表现

脑膜转移

- 结节状的脑膜癌病较弥漫性的少见

- 当为结节型时，MR 表现与结节病相似
- 脑脊液的细胞分析可明确诊断
- 临床：已知的原发肿瘤

病理

概况

- 一般病理特征
  - 为特征性的非干酪性肉芽肿
  - 常在皮肤病变活检后作出诊断
- 病因学
  - 病理生理机制不清
- 流行病学
  - 颅内结节病占 5%

镜下特点

- 非干酪性肉芽肿
- Langerhans 巨细胞散在分布于上皮细胞中
  - 单个结节具有淋巴细胞环形成的薄缘
- 玻璃样变加重，最终导致纤维化
- 急性、亚急性和慢性病灶常混合存在

临床要点

临床表现

- 常见的体征和症状：肺部症状
- 其他症状由受累区域决定
  - 桥小脑角-内耳道：感音神经性耳聋和面神经病
  - 鞍上池：视神经病
- 人口统计学
  - 常见于 20～40 岁之间
  - 非洲裔美国人多于白种人
- 实验室结果可确诊
  - 红细胞沉降率（ESR）加快
  - 血清血管紧张素转换酶（ACE）增高

治疗

- 立即行类固醇治疗
- 对类固醇缺乏反应，应考虑别的诊断
- 如果类固醇治疗无效，放疗可能有效

预后

- 大于50％的中枢神经系统结节病患者可治愈，不留任何残疾
- 如累及脑实质和/或脊髓，病灶预后较差
- 如果不治疗，死亡率为5％～10％

参考文献

1. Christoforidis GA et al: MR of CNS sarcoidosis: Correlation of imaging features to clinical symptoms and response to treatment. AJNR 20:6555-9, 1999
2. Elias WJ et al: Solitary sarcoid granuloma of the cerebellopontine angle: A case report. Surg Neurol 51:185-90, 1999
3. Ulmer JL et al: Sarcoidosis of the central nervous system. Neuroim Clin N Am 1:141-52, 1991

听神经鞘瘤

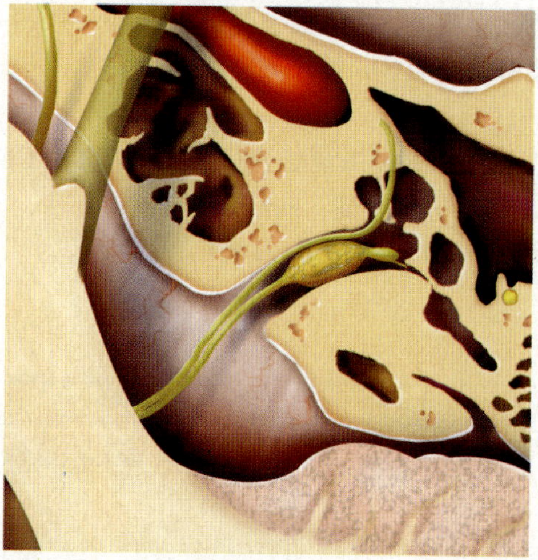

该示意图显示内耳道内累及前庭神经的梭形肿块。由于诊断早期听神经瘤的影像检查方法有很大的进展，因此现在大多数听神经鞘瘤在内耳道内期时就已诊断

要点

- 同义词：听神经瘤，前庭神经鞘瘤
- 定义：桥小脑角-内耳道池（CPA-IAC）内的起源于包绕前庭蜗神经的施万细胞的良性肿瘤
- 典型影像学表现
  - 增强后 T1WI：桥小脑角-内耳道内局灶的强化的肿块
  - 高分辨率 T2WI：CPA-IAC 池内高信号的脑脊液中的“充盈缺损”
- 最常见的 CPA-IAC 肿块（占该区病变的 85%）
- 是成人第 2 常见的脑外肿瘤
- 成人表现为单侧的感音神经性耳聋

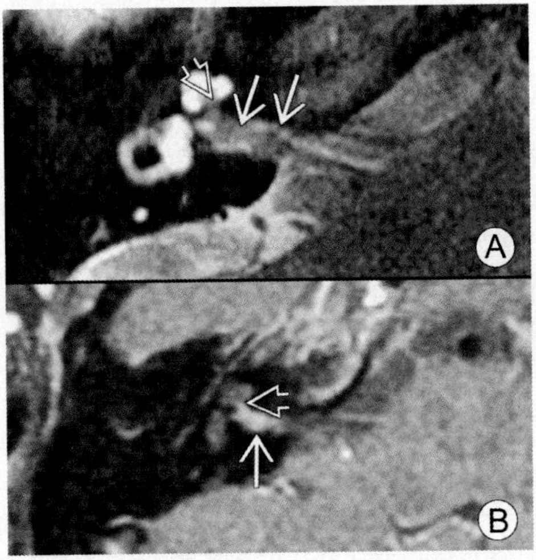

内耳道内的听神经鞘瘤。(A) 高分辨率 T2WI 显示内耳道内高信号的脑脊液中有分叶的"充盈缺损影"(箭) 并延伸至蜗孔 (空箭)。(B) 横断面增强后 T1WI 显示内耳道内强化的听神经鞘瘤 (箭),蜗孔 (空箭) 受累

影像学表现

一般影像特征

- 最佳影像线索:CPA-IAC 池内的边界清楚的椭圆形肿块
- 当肿瘤较小并位于内耳道内时,为椭圆形或管形占位性病变
- 肿瘤较大时表现为"冰淇淋 (CPA) 圆锥 (IAC)"

CT 表现

- CPA-IAC 池内边界清楚的强化的肿块
- 未见钙化 (与脑膜瘤比较)
- 病灶较大时内耳道可扩大

MR 表现

- 增强后 T1WI
  - 100%明显强化;15%瘤内有囊变
- 高分辨率 T2WI
  - 小病灶:IAC 内高信号的脑脊液中的椭圆形充盈缺损影

    - 当肿瘤较小时可辨别肿瘤起源的神经：下前庭神经＞上前庭神经＞＞蜗神经鞘瘤
    - 注意肿瘤是否累及内耳道底和/或蜗孔，这二者对手术保留听力产生不利的影响
  - 大病灶：为 CPA-IAC 的“冰淇淋圆锥”形充盈缺损
    - 高分辨率 T2WI 上呈混杂信号，高分辨率 T2WI 对 Antoni A 和 B 细胞的含量更敏感
- 其他 MR 表现
  - 0.5%伴有蛛网膜囊肿
  - 0.5%有出血灶，平扫 T1WI 呈高信号

推荐的影像检查

- 桥小脑角-内耳道的增强后 T1WI 和全脑 MR 成像是金标准
- CPA-IAC 的高分辨率 T2WI 仅用于听神经鞘瘤筛查

鉴别诊断：CPA-IAC 实性肿块

表皮样囊肿

- 钻缝生长的形态学特征
- FLAIR 信号不完全抑制
- 弥散加权像上弥散受限

蛛网膜囊肿

- 在所有 MR 序列上与脑脊液信号一致；增强后 T1WI 无强化
- 病变对周围结构产生推压改变，但不进入内耳道内

脑膜瘤

- 基底位于硬脑膜的、偏离内耳道开口的、有钙化的肿块
- 内耳道内的脑膜瘤与听神经鞘瘤相似（少见）

面神经鞘瘤

- 如局限于 CPA-IAC，可与听神经鞘瘤非常相似
- 如迷路段受累可帮助鉴别

转移瘤和淋巴瘤

- 可为双侧；多灶性脑膜受累

病理

概况

- 遗传学
  - 60%的散发病例 NF2 肿瘤抑制基因未突变
  - 也可见 22q 染色体缺失
  - 多发神经鞘瘤即为 NF2
- 病因及发病机制
  - 起源于听神经前庭支的少突神经胶质细胞-施万细胞连接处的缓慢生长的良性肿瘤
- 流行病学
  - 为引起单侧感音神经性耳聋的最常见病变
  - CPA-IAC 最常见的病变（占 85%）

大体病理及手术所见

- 棕色、圆形-椭圆形、有包膜的肿块
- 起源于神经，呈偏心性

镜下特点

- 分化的肿瘤性施万细胞
- 致密的细长的细胞为 Antoni A
- 其他细胞疏松、肿瘤松散排列±含脂质的细胞簇为 Antoni B
- S-100 蛋白为强而广泛的表达
- 无坏死，但有囊变，很少出血

临床要点

临床表现

- 主要症状：单侧感音神经性耳聋
- 其他症状
  - 小的听神经瘤：耳鸣（耳内响铃）
  - 大的听神经瘤：三叉神经和/或面神经病变
- 成人发病（儿童少见，除非是 NF2）
- 高峰年龄 40～60 岁

自然病程

- 75%的听神经瘤逐渐生长；10%的听神经瘤生长迅速

- 15%的听神经瘤生长非常缓慢，对于老年患者可以不处理

治疗

- 如果不能保留听力，行经迷路切除术
- 内耳道内的听神经瘤经颅中窝入路
- 当 CPA 有肿块时经乙状窦后入路

预后

- 如果听力丧失或很差，即使手术切除听神经瘤也无法恢复已经丧失的听力
- 当肿瘤小于 2 厘米且未累及内耳道底或蜗孔时，最好保留听力

参考文献

1. Somers T et al: Prognostic value of magnetic resonance imaging findings in hearing preservation surgery for vestibular schwannoma. Otol Neurotol 22:87-94, 2001
2. Dubrulle F et al: Cochlear fossa enhancement at MR evaluation of vestibular schwannoma: Correlation with success at hearing-preservation surgery. Radiology 215:458-62, 2000
3. Allen RW et al: Low-cost high-resolution fast spin-echo MR of acoustic schwannoma: An alternative to enhanced conventional spin-echo MR? AJNR 17:1205-10, 1996

CPA 脑膜瘤

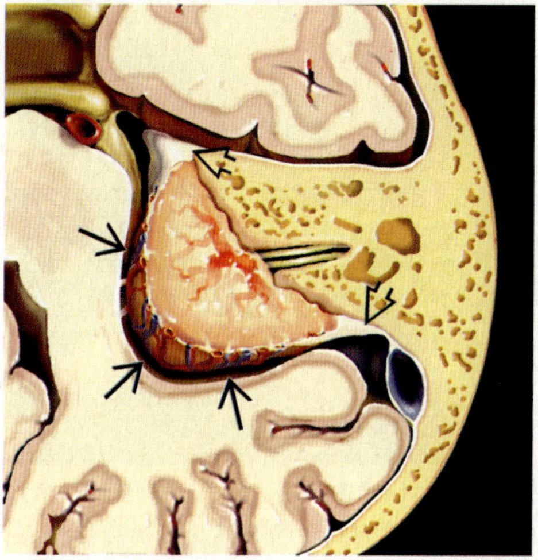

大的 CPA 脑膜瘤的示意图。基底宽、位于硬脑膜并偏离内耳道开口的肿瘤。可见脑脊液裂（箭）将肿瘤与邻近脑组织分开。肿瘤边缘硬脑膜增厚＝“尾征”（空箭）

要点

- 定义：起源于桥小脑角-内耳道池（CPA-IAC）脑膜的蛛网膜细胞的良性、无包膜的肿瘤
- 典型影像表现
  - 增强后 T1WI 显示以硬脑膜为基底的强化的肿块，有“脑膜尾征”，中心沿着颞骨后壁
  - CT 显示肿瘤钙化
- 其他要点
  - CPA-IAC 的第 2 常见的肿块
  - 颅内第 2 常见的原发肿瘤
  - 脑膜瘤＋神经鞘瘤＝NF2
  - 10％散发病例发生多发脑膜瘤

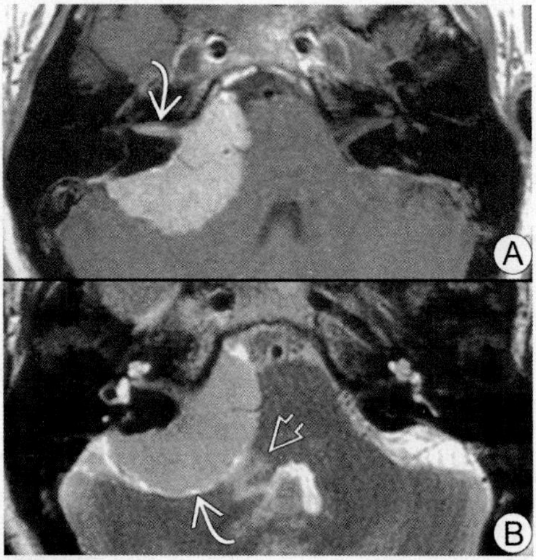

侵入内耳道的 CPA 脑膜瘤。（A）横断面 T1WI 显示 CPA 内以硬脑膜为基底的有强化的脑膜瘤侵入内耳道（弯箭）。（B）横断面 T2WI 显示脑膜瘤深部边缘呈新月形高信号的脑脊液裂（弯箭）和邻近桥臂的高信号水肿（空箭）

影像学表现

一般影像特征

- 最佳影像线索：以硬脑膜为基底的肿块，有“脑膜尾征”
- 内耳道开口不对称的脑外肿块
- “蘑菇帽状”，宽基底位于颞骨
- 肿块和脑组织之间有脑脊液-血管“裂隙”

CT 表现

- CT 平扫显示 75％呈高密度
- 25％有钙化（砂样或大块状）
- 90％明显均匀强化，10％不均匀强化
- 内耳道通常不扩大
- 可能有骨质增生或浸润性骨质改变

MR 表现

- 75％患者在所有序列上与灰质呈等信号

- 25％为不典型表现（坏死、囊变、出血）
- 增强后 T1WI：95％明显强化
  - 不均匀强化常见于大的病变
  - 60％硬脑膜增厚（“尾征”）
- T2WI：脑脊液-血管裂隙
  - 瘤周脑水肿与软脑膜血供相关
    - 注意！不易切除且早期易复发
- MR 和肿瘤分级
  - 间变脑膜瘤呈“蘑菇形”，侵入脑内
  - MR 波谱有意义（胆碱/肌酐、脂质）

血管造影表现

- 硬脑膜血管供应肿瘤中心，软脑膜血管供应肿瘤周边
- 常见放射状扩张的硬脑膜供血血管
- 血管染色延长至静脉期
- 可发生动静脉短路

鉴别诊断：CPA-IAC 区实性肿块

神经结节病

- 常为多灶性、以硬脑膜为基底的病灶
- 观察漏斗柄是否受累

听神经鞘瘤

- 首先在内耳道内，继而延伸至 CPA
- 内耳道内的脑膜瘤可与听神经鞘瘤相似（少见）

转移瘤和淋巴瘤

- 可为双侧；多灶性脑膜病变

特发性肥厚性硬脑膜炎（少见）

- 脑膜弥漫增厚和强化

病理

概况

- 遗传学
  - 常见 22 号染色体长臂缺失

  - 60%散发病例 NF2 基因未激活
  - 血管生长因子（FGF-2，VEGF，integrins）表达
  - 可有黄体酮、催乳素受体
  - 可表达生长激素
- 病因及发病机制
  - 起源于蛛网膜“帽”细胞，而非硬脑膜
- 流行病学
  - 占颅内原发肿瘤的 15%～25%
  - 尸检或影像检查发生率为 1%～1.5%
  - 10%发生在颅后窝
  - 10%为多发（NF2；多发性脑膜瘤病）

大体病理及手术所见

- CPA 的“蘑菇帽状”或扁平状肿块较常见
- 边缘锐利，无包膜
- 肿块与邻近脑组织之间有明显的脑脊液和血管“裂隙”
- 邻近脑膜增厚（“衣领征”或“尾征”）
  - 通常为反应性而非肿瘤性

镜下病理特点

- WHO 分级
  - 脑膜瘤（典型、良性）＝90%
  - 不典型脑膜瘤＝9%
  - 间变（恶性）型脑膜瘤＝1%
- 亚型（组织学类型较多，但对结果没什么影响）
  - 脑膜（脑膜上皮细胞小叶）
  - 纤维型（平行、交错分布的梭形细胞）
  - 过渡型（混合型，“洋葱球”状漩涡和小叶）
  - 砂粒体型（许多小钙化）
  - 血管瘤样型（富含血管）——不同于废弃不用的术语“血管母细胞性脑膜瘤”
  - 混合型（微囊、脊索样、透明细胞、分泌性、富含淋巴浆细胞的，等）

临床要点

临床表现

- 主要表现：常为意外发现
- 男：女＝1：3
- 中、老年患者多见；高峰年龄为 60 岁；如为儿童，应考虑 NF2

治疗

- 如医疗安全的话，行手术切除

预后

- 瘤周水肿量、T2WI 上呈高信号、皮层浸润、软脑膜血管供血预示“可分离性”下降

参考文献

1. Ildan F et al: Correlation of relationships of brain-tumor interfaces, magnetic resonance imaging, and angiographic findings to predict cleavage of meningiomas. J Neurosurg 91:384-90, 1999
2. Buetow M et al: Typical, atypical and misleading features in meningioma. RadioGraphics 11: 1087-106, 1991
3. Goldsher D et al: Dural "tail" associated with meningiomas on Gd-DTPA-enhanced MR images: Characteristics, differential diagnostic value and possible implications for treatment. Radiology 176:447-50, 1990

桥小脑角脉络丛乳头状瘤

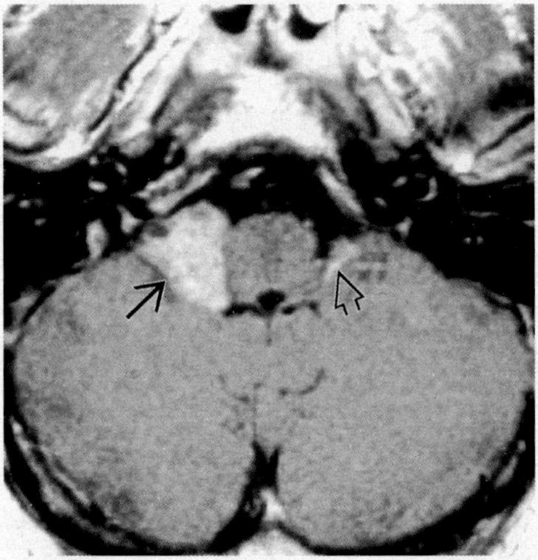

脉络丛乳头状瘤。CPA 池下部增强后 T1WI 显示从 Luschka 孔向外侧延伸到 CPA 池下部的“梨形”肿块（箭）。可见左侧正常的脉络丛突入到 CPA 池下部（空箭）

要点

- 同义词：脉络丛肿瘤
- 定义：起源于 Luschka 孔脉络丛的良性肿瘤突入到 CPA 池，有蒂相连
- 典型影像学表现：
  - 从 Luschka 侧孔突入到 CPA 池的明显强化的“梨形”肿块
- 其他要点
  - 是 1 岁以下儿童的最常见的脑肿瘤
  - 脉络丛乳头状瘤（CPP）的发病率较脉络丛癌（CPCa）多 8 倍
  - 脉络丛乳头状瘤可通过脑脊液（CSF）通道播散

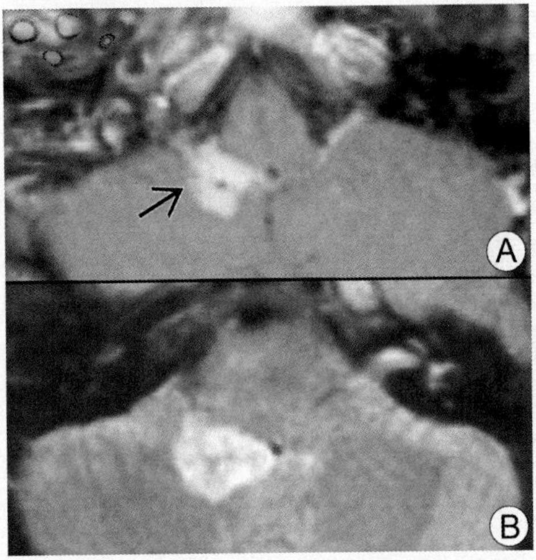

CPA 的脉络丛乳头状瘤。（A）增强后 T1WI 显示脉络丛乳头状瘤表现为第四脑室外侧和 Luschka 侧孔的强化肿块（箭）。（B）T2WI 显示肿块的分叶状边缘最佳。本例未见脑脊液裂隙

影像学表现

一般影像特征

- 最佳影像线索：
    - CPA 池内侧的呈分叶状、卵圆形、明显强化的肿块
- 部位：从 Luschka 侧孔到 CPA 池
- 形状：呈卵圆形到梨形

CT 表现

- NECT
    - 75%为低密度到等密度
    - 病变大时可有脑积水
    - 25%有点状钙化
    - 出血伴血-脑脊液液平少见
    - 囊性脉络丛乳头状瘤非常罕见
- CECT
    - 明显均匀强化

MR 表现

- 平扫 T1WI：信号混杂，呈低到等信号
  - 可见低信号的血管流空影
  - 瘤内高信号出血少见
- 增强后 T1WI：通过 Luschka 侧孔从第四脑室外侧延伸到 CPA 内侧的明显强化的肿块
- T2WI：肿块呈分叶状，有脑脊液裂隙

超声表现

- CPA 的边缘不规则的强回声肿块±脑积水
- 彩色多普勒可显示血管蒂

血管造影表现

- 脉络丛动脉增粗
- 血管染色深且持续时间较长
- 动静脉分流常见

推荐的影像检查

- 增强 MR 是诊断的最佳方法
- 在治疗前行脑和脊髓增强 MR 对寻找脑脊液播散病变是非常必要的

鉴别诊断：CPA 内侧的肿块

第四脑室外侧-Luschka 孔较大的脉络丛

- 单侧或双侧较大的脉络丛
- 无明显占位效应

血管母细胞瘤

- 实质部分强化和囊性内容物
- 如在 Luschka 孔有强化的实性肿块，则与脉络丛乳头状瘤相似

CPA 动脉瘤

- CPA 池的信号混杂的肿块
- MRA 或血管造影可显示肿块与载瘤血管相连

室管膜瘤

- 不均匀强化的肿块

- 可以通过 Luschka 孔突出至 CPA，与脉络丛乳头状瘤相似

脉络丛癌

- CPA 内侧的从 Luschka 侧孔突出的肿块并有脑实质受侵的证据

病理

概况

- 一般病理特征
  - 脑室内的菜花样肿块
- 遗传学
  - Li-Fraumeni 综合征，Aicardi 综合征（艾卡迪综合征）（p53 突变）
  - 散发肿瘤病例无已知的突变
- 胚胎学-解剖学基础
  - 正常的第四脑室脉络丛突入 Luschka 孔
- 病因及发病机制
  - 50％的患者可发现与 SV40 病毒类似的 DNA
  - 脑脊液产生过多或梗阻引起脑积水
- 流行病学
  - 占所有成人脑肿瘤的 0.5％
  - 占所有儿童脑肿瘤的 2％～4％
  - 成人最常见的发病部位在第 4 脑室±CPA

大体病理及手术所见

- 第四脑室外侧的边界清楚的呈分叶状、乳头状的肿块
- 可有囊变±出血

镜下特点

- 立方形上皮细胞小叶，中心为纤维血管
- 无坏死、出血或肉眼可见的脑组织受侵表现
- 90％病例有 S-100 蛋白，25％～50％病例神经胶质纤维性酸性蛋白（GFAP）阳性
- 免疫组化：细胞角蛋白（cytokeratin）阳性、波形蛋白（vimentin）阳性

分期或分级标准

- WHO 分级：Ⅰ级

临床要点

临床表现

- 常见症状：头痛及共济失调（脑积水）
- 人口统计学
  - 第四脑室-CPA是成人脉络丛乳头状瘤最常见的发生部位
  - 75％的脉络丛乳头状瘤患者＜10岁（平均年龄＝5岁）

自然病程

- 良性、缓慢生长的肿瘤，很少在脑脊液腔中播散

治疗

- 手术切除

预后

- 5年生存率接近100％

参考文献

1. Shin JH et al: Choroid plexus papilloma in the posterior cranial fossa: MR, CT, and angiographic findings. J Clin Imaging 25:154-62, 2001
2. Beskonakli E et al: Choroid plexus papillomas of the posterior fossa: Extraventricular extension, intraventricular and primary extraventricular location. Report of four cases. J Neurosurg Sci 42:37-40, 1998
3. Leblanc R et al: Diffuse craniospinal seeding from a benign fourth ventricle choroid plexus papilloma. Case report. J Neurosurg 88:757-60, 1998

CPA-IAC 转移瘤

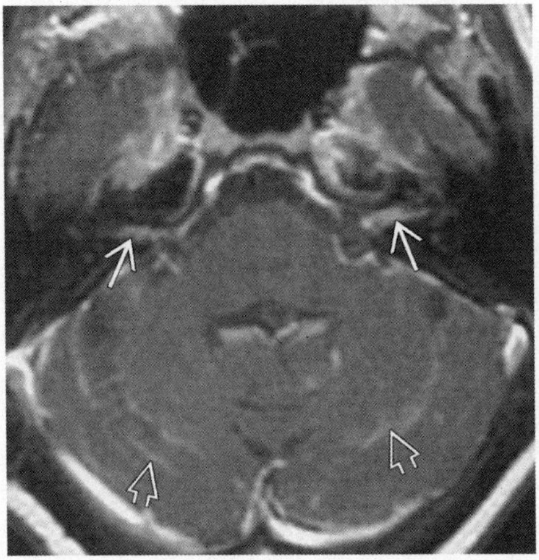

CPA-IAC 的转移性乳腺癌。增强后 T1WI 显示脑膜转移性乳腺癌表现为双侧内耳道强化的组织（箭）。整个颅后窝和海绵窦区也可见明显的弥散性病理性强化。小脑脑沟可见软脑膜肿瘤（空箭）

要点

- 同义词：柔脑膜癌病；脑膜癌病；癌性脑膜炎
  - 上述所有术语均不正确
    - 肿瘤并不都是癌
    - 硬脑膜和柔脑膜（软脑膜＋蛛网膜）都可受累
    - 可能不包含炎症改变
- 定义：由全身性肿瘤转移来的恶性细胞弥漫浸润柔脑膜
- 典型影像学表现：
  - 柔脑膜（软脑膜＋蛛网膜）弥漫增厚和强化
  - 可蔓延到内耳道（IAC）且与双侧听神经瘤（NF2）相似
- 常见来源
  - 乳腺、肺的实性肿瘤和黑色素瘤
  - 淋巴增生性恶性病变＝淋巴瘤和白血病

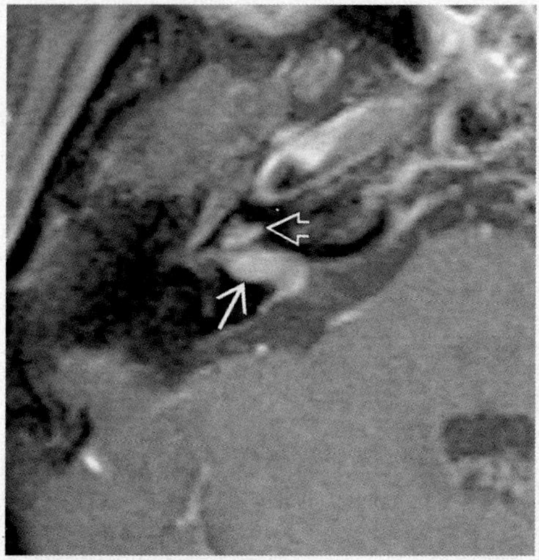

单侧 CPA-IAC 的转移性病变。右侧 IAC 的增强后 T1WI 示强化的转移性肺癌从 IAC（箭）蔓延，跨蜗轴进入耳蜗（空箭）。最初考虑为跨蜗轴的神经鞘瘤，但病人面神经瘫痪提示为恶性病变

  - 原发性中枢神经系统肿瘤种植（种植性转移）

影像学表现

一般影像特征

- 最佳影像线索：增强后 T1WI 显示双侧 CPA 和 IAC 区的脑膜线状或结节样强化

CT 表现

- 仅严重病例的 CT 表现为阳性
- CECT 显示 CPA-IAC 的脑膜的病理性强化

MR 表现

- 增强后 T1WI
  - 脑膜的病理性强化
  - 典型表现为弥漫性或线状病变
  - 结节状肿块
  - 单侧或双侧

- 常伴有其他的脑膜病灶
- 高分辨率 T2WI
  - 沿柔脑膜分布的线状软组织信号影
  - 面神经和听神经可增厚

推荐的影像检查

- 颅后窝的增强后 T1WI 是最佳的影像学检查方法和序列
- 推荐采用横断面和冠状面
- 不仅要观察 IAC 有无强化，而且要检查幕上和幕下脑膜的情况

鉴别诊断：CPA-IAC 的线状强化

脑膜炎

- 细菌性、真菌性或结核性脑膜炎
- 增强后 T1WI 表现与 CPA-IAC 转移瘤一样
- 临床资料和脑脊液检测是关键

神经结节病

- 表现为多灶性脑膜病变时，增强后 T1WI 表现可与转移瘤相同
- 观察漏斗柄是否受累

双侧听神经鞘瘤（NF2）

- 年轻患者，无恶性病变史
- CPA-IAC 局灶性结节性肿块
- 其余脑膜不受累

非霍奇金淋巴瘤

- 常有已知的全身性淋巴瘤
- 可与 CPA-IAC 转移瘤非常相似

病理

概况

- 一般病理特征
  - 柔脑膜病变可能为新近发生的
    - 原发肿瘤可能尚未被发现或永远不会被发现

  - 是颅外肿瘤转移到脑膜的最常见的表现
- 解剖学要点：脑膜有 3 层
  - 硬脑膜（Dura＝Pachymeninges）
    - 附于颅盖骨的致密结缔组织
    - 尽管典型的正常硬脑膜强化为薄的线性、不连续性表现，但有些增强后 T1WI 显示的硬脑膜强化表现可为正常的表现
  - 软脑膜
    - 牢固地附着于脑表面的一层透明膜
    - 深部可延伸至脑沟
  - 蛛网膜
    - 分布于软脑膜和硬脑膜之间
    - 软脑膜＋蛛网膜＝柔脑膜
- 病因及发病机制
  - 柔脑膜随面神经和听神经进入 IAC
  - 任何柔脑膜病变均可在 IAC 内有表现
- 流行病学
  - 发病率不断增加
    - 癌症病人的生存率增加
    - 增强后 T1WI 更易显示

大体病理及手术所见

- 弥漫的、结节状和/或散在的

组织病理学表现

- 常见的组织病理学类型
  - 实性瘤＝乳腺癌、肺癌和黑色素瘤
    - 所有病例均可累及柔脑膜和硬脑膜
  - 淋巴增生性恶性病变＝淋巴瘤和白血病
    - 柔脑膜和硬脑膜均受累
  - 中枢神经系统肿瘤的“种植性”转移：髓母细胞瘤、室管膜瘤和多形性胶质母细胞瘤

临床要点

临床表现

- 常见症状/体征：快速进展的感音神经性耳聋（SNHL）

- 其他症状：眩晕、面瘫和多发脑神经病
- 其他重要病史
    - 病人有恶性病变治疗史

治疗

- 同原发肿瘤的治疗
- 此期手术作用很小

预后

- 脑膜转移瘤一般是疾病的晚期表现
- 预后差

参考文献

1. Shen TY et al: Meningeal carcinomatosis manifested as bilateral progressive sensorineural hearing loss. Am J Otol 21:510-2, 2000
2. Swartz JD: Meningeal metastases. Am J Otol 20:683-5, 1999
3. Yuh WT et al: Metastatic lesions involving the cerebellopontine angle. AJNR 14:99-106, 1993

CPA 动脉瘤

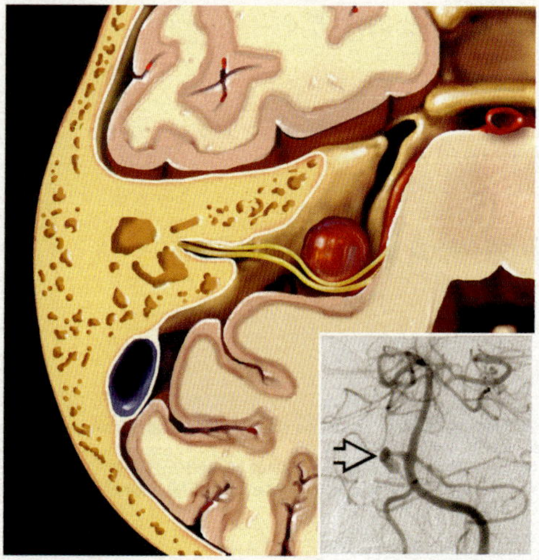

CPA 动脉瘤。示意图显示 CPA 池内的动脉瘤压迫面神经和听神经。由于听神经对压迫更敏感，因此当寻找感音神经性耳聋（SNHL）的原因时常可发现动脉瘤。插图为血管造影显示的小脑后下动脉-小脑前下动脉的动脉瘤（空箭）

要点

- 定义：CPA 动脉瘤是小脑后下动脉（PICA）、椎动脉（VA）或小脑前下动脉（AICA）壁的局限性膨隆
- 典型影像学表现：CPA 池内的卵圆形肿块，但未进入内耳道（IAC），CT 显示有边缘钙化，MR 表现为多层的混杂信号
- 10％的颅内动脉瘤位于椎基底动脉系统
- CPA 动脉瘤约占 CPA 肿块的 1％
- CPA 动脉瘤的起源：PICA＞VA ＞AICA

影像学表现

一般影像特征

- 最佳影像线索：CT 表现为边缘钙化或 MR 表现为多层的混杂

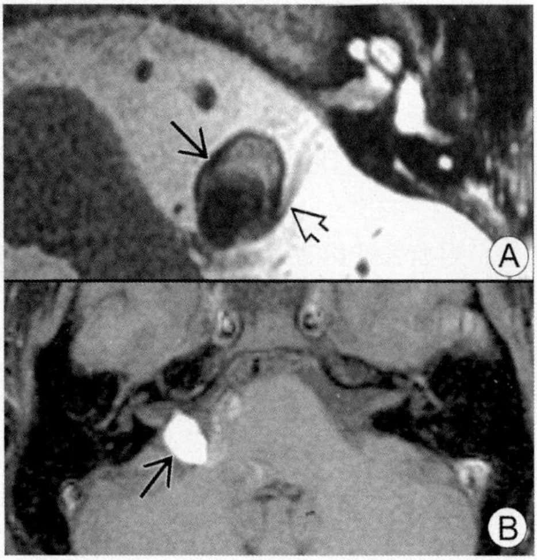

CPA 动脉瘤。两个不同 CPA 动脉瘤的 MR 表现。(A) 高分辨率 T2WI 示 CPA 的动脉瘤(箭)向外后方推移听神经(空箭)。(B) T1WI 示 CPA 的梭形高信号肿块(箭)。CPA 动脉瘤腔内的正铁血红蛋白形成此表现

信号

- CPA 的靠近动脉的卵圆形肿块

CT 表现

- 无血栓的动脉瘤
  - 明显均匀强化的、边界清楚的、等密度-高密度的脑外肿块
- 部分血栓形成的动脉瘤
  - 有中心性或偏心性强化腔的混杂性肿块，附壁血栓无强化
  - 边缘常有钙化
- 完全血栓形成的动脉瘤
  - 表现同上，但无强化的腔

MR 表现

- 与流速、腔内是否存在血栓及腔内血栓形成的时间有关；信号多种多样，可从低信号的“流空信号”到复杂的混杂信号
- T1WI 示亚急性动脉瘤腔内血栓为高信号，这是由于正铁血红

蛋白缩短了 T1

- 无血栓的动脉瘤常见相位伪影（搏动伪影）
- 如果血流速度缓慢，动脉瘤腔内可强化
- MRA 可显示病变与载瘤血管的关系

血管造影表现

- 如果有血栓，则血管造影显示的腔小于动脉瘤腔的实际大小
  - 血管造影可能低估动脉瘤的大小
- 血管造影可显示准确的血管关系

推荐的影像检查

- 一旦 CT 或 MR 怀疑 CPA 肿块为动脉瘤，必须采用 MRA 或血管造影证实
- 大多数手术医师还是要在夹闭动脉瘤前行血管造影
- 越来越多的手术医师仅依靠 MRA 结果行手术

鉴别诊断：CPA 的血管性肿块

椎基底动脉迂曲扩张

- 影像：MRA 最大强度投影或源图像显示无动脉瘤
- 临床：见于老年“血管病”患者

静脉曲张

- 影像：血管造影可见硬脑膜 AVF（动静脉瘘）
  - 增强后 T1WI 显示卵圆形肿块全部强化
  - MR 静脉造影有助于显示病变
- 临床：客观的搏动性耳鸣

病理

概况

- 遗传学
  - 动脉瘤有遗传倾向
- 病因及发病机制
  - 遗传因素与血流动力学引起的血管壁退行性变联合作用形成动脉瘤
- 流行病学

- 少见的 CPA 肿块
  - CPA 池内的动脉瘤约占 CPA 肿块的 1%
- 10%的颅内动脉瘤位于椎基底动脉系统

大体病理及手术所见

- 囊状：动脉壁呈圆形草莓样向外突出
- 梭形：大的扩张的血管伴动脉硬化性改变

镜下特点

- 缺乏弹力层和平滑肌层
- 载瘤血管变性常见
- 血栓、动脉硬化常见

临床要点

临床表现

- 主要症状：感音神经性耳聋（SNHL）（70%）
- 其他症状：
  - 面神经麻痹（60%）
  - 蛛网膜下腔出血（50%）
  - 半面痉挛
- 高峰年龄 40～60 岁

自然病程

- 小于 1cm 的动脉瘤较大动脉瘤破裂的可能性小
- 部分或完全性血栓形成
  - 导致颅后窝卒中或脑神经麻痹

治疗

- 手术夹闭动脉瘤基底部仍然是治疗的金标准
- 血管内弹簧圈栓塞逐渐成为可接受的治疗方法

预后

- 如动脉瘤未治疗，破裂的可能性增加

参考文献

1. Bonneville F et al: Unusual lesions of the cerebellopontine angle: A segmental approach. RadioGraphics 21:419-38, 2001
2. Hancock JH et al: Spontaneous dissection of the anterior inferior cerebellar artery. Neuroradiology 42:535-8, 2000
3. Morris DP et al: Thrombosed PICA aneurysm: A rare cerebellopontine angle tumor. J Laryngol Otol 109:429-30, 1995

CPA 表面铁质沉着症

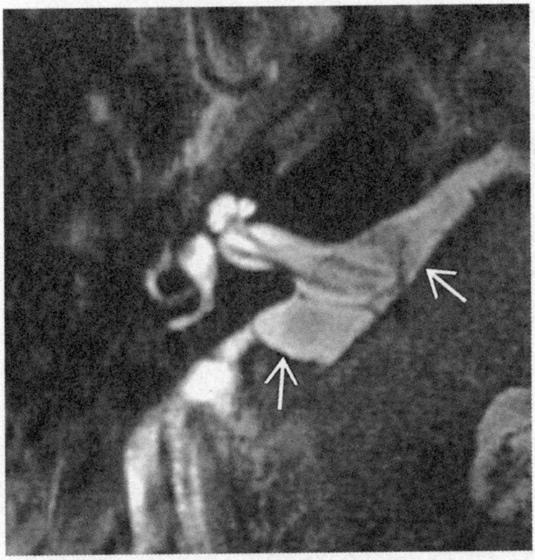

CPA 表面铁质沉着症。右侧 CPA 的横断面高分辨 T2WI 显示没有肿块，但邻近脑干表面可见多块黑“染”区（箭）。此病在目的是为显示听神经鞘瘤的 T2WI 上可能漏诊，除非放射科医师已经注意到此病

要点

- 同义词：中枢神经系统铁质沉着症
- 缩写：表面铁质沉着症（SS）
- 定义：反复蛛网膜下腔出血（SAH）导致脑、脑干和脑神经柔脑膜表面有含铁血黄素沉着
- 典型影像学表现
    - T2WI 显示脑表面似乎被黑色勾画出来
- 常见症状
    - 感音神经性耳聋（SNHL）和共济失调

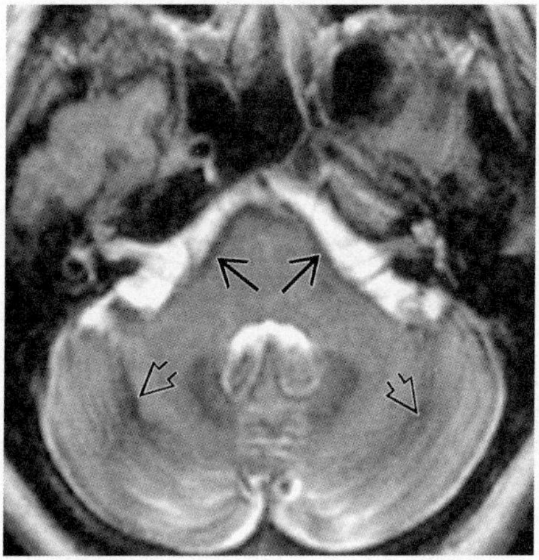

CPA 表面铁质沉着症。双侧 IAC 的横断面 T2WI 显示表面铁质沉着症表现为脑干表面（箭）和小脑叶（空箭）黑“染”。当显示了这些结构的全景象时，诊断铁质沉着症并不困难

影像学表现

一般影像特征

- 最佳影像线索：T2WI 示大脑半球、小脑、脑干和脑神经的轮廓为低信号边缘勾画出来

CT 表现

- 大脑和小脑萎缩
- 脑表面可见略高密度边缘

MR 表现

- 筛查听神经鞘瘤的 CPA-IAC 薄层高分辨率 T2WI 显示
  - 第 7 对和第 8 对脑神经呈黑色并增厚
  - 邻近的小脑和脑干表面呈黑色
- T2WI：大脑、小脑和脑干表面有黑边
- T2* WI（GRE）：由于“放大”而最敏感

推荐的影像检查

- T2WI 可初步诊断

- T2* WI 可确诊
- 一旦诊断 SS，必须寻找反复 SAH 的原因
  - 全脑 MR、MRA 和增强扫描
  - 全脊髓 MR

鉴别诊断：黑色的脑表面

非洲裔美国人的正常柔脑膜黑色素沉积

- 无症状

高分辨率 T2WI 伪影

- 高分辨率 T2WI 图像比 T2* WI（GRE）序列差

病理

概况

- 脑膜有含铁血黄素沉积
- 病因及发病机制
  - 反复鞘内出血
  - 含铁血黄素沉积在脑、脑干、小脑和脑神经表面的脑膜
    - 含铁血黄素对神经元有细胞毒性
    - “游离”铁及过量的羟基＝细胞毒性的最好假说
  - 第 8 对脑神经被中枢神经系统的对含铁血黄素敏感的小胶质细胞支持的髓鞘广泛覆盖
    - 在桥小脑角池暴露机会增加
- 流行病学
  - 行 MR 检查的患者中 0.15％有此病

大体病理及手术所见

- 柔脑膜、室管膜和软脑膜下组织呈棕黑色
- 反复蛛网膜下腔出血（SAH）的原因（56％可发现原因）
  - 硬脑膜病变（47％）
    - 脑脊液（CSF）腔病变伴易破的新生血管是最常见的原因
    - 创伤性颈神经根撕脱
  - 肿瘤出血
    - 35％：室管膜瘤、少支胶质细胞瘤、星形细胞瘤

  - 血管异常（18%）
    - 动静脉畸形（AVM）或动脉瘤
    - 脑表面附近的多发海绵状血管瘤
- 特发性（46%）

镜下特点

- 脑膜和软脑膜下 3mm 组织有含铁血黄素沉积
- 柔脑膜增厚
- 小脑叶：Purkinje 细胞缺失和 Bergmann 神经胶质增生

临床要点

临床表现

- 常见症状：双侧感音神经性耳聋（SNHL）（95%）
- 其他症状
  - 共济失调（88%）
  - 锥体束征（76%）
  - 头痛（30%）
    - 37%表现为有症状的 SAH
  - 痴呆（24%）
  - 膀胱功能紊乱（24%）
  - 嗅觉丧失（17%）
- 症状出现前期平均为 15 年
- 腰穿：蛋白质升高（100%）、呈黄色（75%）
- 人口统计学
  - 发病年龄 14～77 岁
  - 男∶女＝3∶1

治疗

- 治疗出血源
- 手术治疗手术腔、肿瘤或动脉瘤
- AVM 或动脉瘤的血管内治疗
- 感音神经性耳聋（SNHL）需行人工耳蜗植入

预后

- 发病后 15 年内发生双侧深度 SNHL

  - 几乎都发生耳聋
- 第一次出现症状的 1～37 年中约～25％的病人卧床不起
  - 可能由于小脑共济失调、脊髓病变或二者皆有
- MR 表现的范围与疾病的严重程度不相关

参考文献

1. Li KW et al: Superficial siderosis associated with multiple cavernous malformation: Report of three cases. Neurosurgery 48:1147-50, 2001
2. Offenbacher H et al: Superficial siderosis of the central nervous system: MRI findings and clinical significance. Neuroradiology 38:S51-6, 1996
3. Fearnley JM et al: Superficial siderosis of the central nervous system. Brain 118:1051-66, 1995

半面痉挛（HFS）

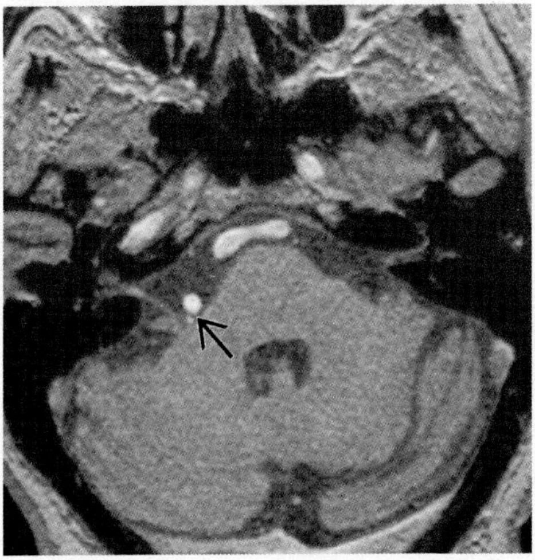

半面痉挛血管袢综合征。颅后窝 MRA 的横断面源图像显示扩张的右侧椎动脉- PICA 分支压迫 CPA 的面神经（箭）。对半面痉挛患者，MRA 源图像提供的信息最多

要点

- 同义词：面神经血管袢综合征，面神经活动亢进性功能失调综合征
- 定义：在面神经根出脑干区血管袢压迫面神经造成痉挛性功能亢进
- 典型影像学表现：CPA 的匐行的流空信号影伴面神经移位
- 半面痉挛的其他要点
  - 单侧不自主的面肌痉挛
  - 通常在神经根出脑干区 PICA（小脑后下动脉）压迫面神经
  - 脑池内肿块，如表皮样囊肿或脑膜瘤可引起 HFS

影像学表现

一般影像特征

- 最佳影像线索：高分辨 T2WI 示 CPA 的匐行的不对称的信号

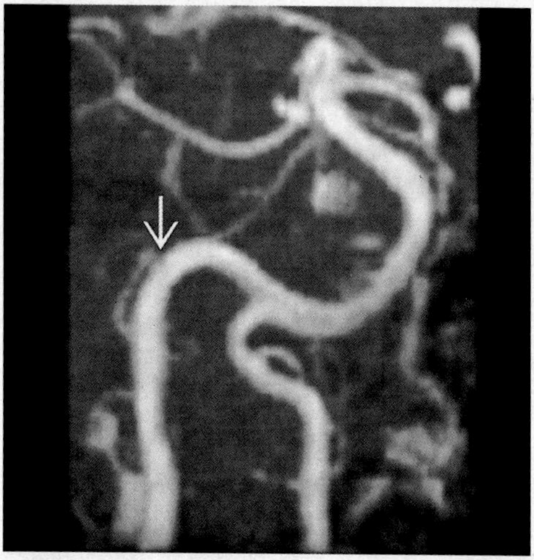

半面痉挛血管袢综合征。冠状 MRA 最大强度投影显示扩张的右侧椎动脉与 PICA 分支一起“抵达”右侧 CPA（箭）。此图像说明为何传统的血管造影对 HFS 没有帮助，只有结合 MRA 源图像才有价值

流空影（血管）

CT 表现

- 常为正常表现
- 气脑造影 CT 可显示血管袢（不再使用了）

MR 表现

- T1WI：常不能显示。尽管增强扫描有所帮助，但与血流速度有关
- 高分辨率 T2WI：由于有高信号的脑脊液的对比，血管显示最好
- MRA：源图像最有帮助；投影重建图像对显示大的血管有帮助
- 常需辨别 CPA 正常的血管袢
  - 必须与临床症状仔细对照
  - 大的血管袢与动脉瘤鉴别困难
  - 大的血管袢与肿瘤鉴别困难
  - 长期受压的面神经和听神经在增强后 T1WI 上可有强化

血管造影表现

- 没有意义，因为不能评估血管和面神经的关系

推荐的影像检查

- CPA 薄层高分辨率 T2WI 显示血管袢最好
- 中心为颅后窝的 MRA
  - 观察重建的投影像前先观察源图像
- 应该有一个序列覆盖包括面神经腮腺段的面神经全程，因为其走行途径中的任何病变都可引起与 HFS 相似的面神经症状

鉴别诊断：CPA 的血管性肿块

动静脉畸形

- 较大的血管（动脉和静脉）
- 颅后窝少见

静脉性血管瘤

- 大的血管（静脉）
- 颅后窝常见，但 CPA 不典型

动脉瘤

- PICA 或椎动脉的动脉瘤
- 信号混杂的椭圆形肿块

病理

概况

- 一般病理特征
  - 面神经束受到血管压迫而受刺激
  - 脑干核团继发受累
    - 脑干诱发电位（ABR）异常
- 相关解剖
  - 小脑上动脉起源于基底动脉的远端
    - 在动眼神经、滑车神经之间以及三叉神经上方走行
  - 小脑后下动脉起源于椎动脉的远端
    - 走行于第 9～12 脑神经根之间
  - 小脑前下动脉起源于基底动脉的近端

    - 内耳道前段：向外走行达面神经和听神经
    - 内耳道段：袢的凸面指向内耳道口，最常位于面神经和听神经之间
    - 内耳道段分支：迷路动脉和弓下动脉
    - 内耳道后段：向内走行供应脑干和小脑
- 病因及发病机制
  - “诱发理论”
    - 血管接触导致异位兴奋
    - 冲动逆向传到核团
    - 核团内重组导致放电增加
    - 活动过强顺向传导至面神经

临床要点

临床表现

- 单侧不自主的面部痉挛
- 强直-阵挛性发作变为持续性发作
- 神经根入脑干区（脑干结合区）受刺激
- 开始表现为眼轮匝肌痉挛

治疗

- 一些病人可用阿普唑仑和氯硝西泮进行保守治疗
- 如果临床症状影响了功能、MR显示有异常的血管袢，可进行小血管解压术（MVD）
  - 枕下入路最常用
  - 即使高分辨率T2WI阴性，也不排除手术探查
  - 手术时98%可发现责任血管

预后

- 90%的病例在行MVD后症状缓解时间超过了5年
- 10%有持续的术后并发症
  - 单侧耳聋最常见

参考文献

1. Brackmann D: Microvascular decompression of the vestibulocochlear nerve for disabling positional vertigo: The House ear clinic experience. Otol Neurotol 22:882-7, 2001
2. Herzog JA et al: Vascular loops of the internal auditory canal. Am J Otol 18:26-31, 1997
3. Jackler RK et al: Neurotology, Mosby, Chapter 47, 881-903, 1994

三叉神经痛

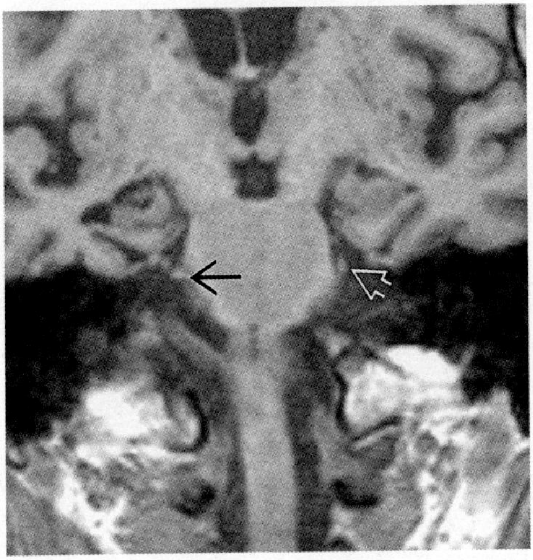

三叉神经痛血管袢综合征。冠状面 T1WI 显示右侧三叉神经节前段下面受压变扁（箭）。对侧正常的节前段在上下方向为椭圆形（空箭）

要点

- 同义词：三叉神经痛，三叉神经血管袢综合征，三叉神经活动亢进性功能异常综合征
- 定义：血管袢在神经根入脑干区（REZ）压迫三叉神经导致痉挛性功能亢进
- 典型影像学表现：CPA 上部匐行的信号流空影（血管）嵌压了三叉神经节前近段（PGS）和/或脑桥外侧的神经根入脑干区
- 三叉神经痛（TN）的其他要点
  - 在 V2 和 V3 分支面部支配区的不自主刺痛
  - 血管袢压迫三叉神经根入脑干区
    - 动脉压迫比静脉压迫常见
  - 脑池内肿块（如表皮样囊肿）也可引起三叉神经痛

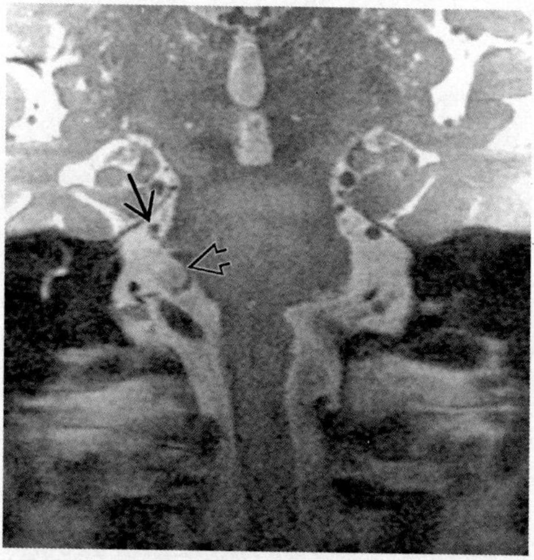

三叉神经痛血管袢综合征。高分辨率 T2WI 显示右侧三叉神经节前段楔在两条血管之间，即上外侧的小脑上动脉（箭）和下方的小脑后下动脉（空箭）。PICA 使神经下面受压变扁

影像学表现

一般影像特征

- 最佳影像线索
    - MR 显示 CPA 上部外侧匐行不对称的信号流空影（血管）
- 位置：关键区域是 CPA 池内上部外侧的三叉神经根入脑干区
- 最常见的责任动脉＝小脑上动脉

CT 表现

- 常为正常表现
- 气脑造影 CT 可较好地显示血管袢（不再使用了）

MR 表现

- 平扫 T1WI：CPA 池上部外侧可见较大的血管袢
    - 冠状面 T1WI 平扫可显示 PGS-REZ 受压
- 增强后 T1WI：显示静脉性的原因最佳
- 高分辨率 T2WI：这一序列由于有白色的脑脊液高信号影作为天然对比，显示责任动脉和三叉神经的解剖最佳

- MRA：源图像最有用
  - 投影重建图像对显示较大的血管有帮助
- 常需鉴别 CPA 正常的血管袢
  - 必须仔细对照临床症状
  - 大的血管袢与动脉瘤鉴别困难

血管造影表现

- 因为不能评估血管和三叉神经的关系，所以没有帮助

推荐的影像检查

- CPA 和脑桥外侧的薄层高分辨率 T2WI 显示血管袢最佳，尤其是冠状面
- 中心为颅后窝的 MRA
  - 记住在观察投影像前要先观察源图像
- 常包括覆盖三叉神经远段全部和面部表面支配区的横断面和冠状面增强后 T1WI
  - 其走行途径中的任何病变都可引起与 TN 相似的三叉神经症状
- 常包括全脑 T2WI 来排除多发性硬化

鉴别诊断：CPA 的血管性肿块

动静脉畸形

- 较大的血管（动脉和静脉）以及畸形血管病灶
- 颅后窝少见

静脉性血管瘤

- 脑内的海蛇头样静脉异常
- 颅后窝常见，但 CPA 引流路径少见

动脉瘤

- PICA 或椎动脉的动脉瘤
- 信号混杂的椭圆形肿块

病理

概况

- 一般病理特征

  - 三叉神经节前近段在神经根入脑干区受到血管的刺激
- 相关解剖
  - 小脑上动脉起源于基底动脉的远端
    - 在动眼、滑车神经之间以及三叉神经上方走行
- 病因及发病机制
  - 诱发假说
    - 血管与三叉神经接触导致传入轴突受损
    - 轴突过度兴奋
    - 传入轴突过度兴奋产生疼痛，这是由于同步放电活动引起的
- 流行病学
  - TN 是最常见的脑神经痛
  - 发病率 1/100 000

临床要点

临床表现

- 常见症状：发作性面部刺痛
  - V2 和 V3 分支支配区最常见
  - 疼痛是自发的或对面部或口腔激发点的轻微触觉刺激的反应而发生
- 人口统计学
  - 年龄较大的患者（大于 65 岁）

治疗

- 药物治疗
  - 早期使用卡马西平
- 非手术治疗：三叉神经节射频神经切断术（化学性）
- 外科治疗
  - 如果临床症状影响功能、MR 显示异常的血管袢，可进行小血管的解压术（MVD）
  - 即使高分辨率 T2WI 阴性，也不排除对内科难治性 TN 的患者进行手术探查
  - 98%在手术时发现有责任血管

- 立体定向放疗用于不适合手术的患者
  - 因可造成新的面神经感觉丧失，这一方法已较少使用

预后

- 70%在行 MVD 后 10 年不用药也没有疼痛
- 如复发，一般在手术后的头两年内发生
  - 10%需行第二次手术
- 1%有永久的术后并发症
  - 单侧耳聋最常见

参考文献

1. Devor M et al: Mechanism of trigeminal neuralgia: An ultrastructural analysis of trigeminal root specimens obtained during microvascular decompression surgery. J Neurosurg 96:532-42, 2002
2. Boecher-Schwarz HG et al: Sensitivity and specificity of MRA in the diagnosis of neurovascular compression in patients with trigeminal neuralgia: A correlation of MRA and surgical findings. Neuroradiology 40:88-95, 1998
3. Barker FG et al: The long-term outcome of microvascular decompression for trigeminal neuralgia. New England J Med 334:1077-83, 1996

外　伤

颞骨骨折

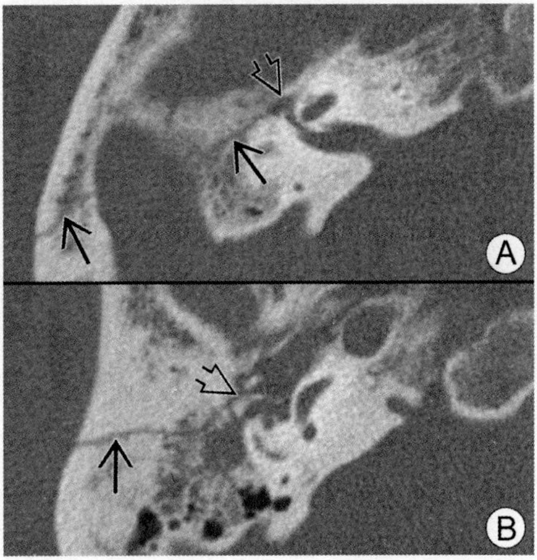

颞骨纵行骨折。(A) 内耳道上部横断面 CT 显示向前内方到膝状窝（空箭）的纵行骨折线（箭）。(B) A 图下方层面 CT 也显示骨折线（箭）和听小骨脱位（空箭）

要点

- 定义：通过颞骨岩部的骨折
- 典型的为纵行或横行骨折
  - 常常为复杂的斜行或包括多种骨折的混合骨折
- 纵行骨折
  - 平行于颞骨岩部的长轴
  - 最常见（估计高达 86%）
  - 由颞顶部钝伤引起
  - 典型的在迷路外，不累及听囊
  - 继发于听小骨损伤的传导性耳聋发病率高
- 横行骨折
  - 垂直于颞骨岩部的长轴
  - 由额枕部钝伤引起

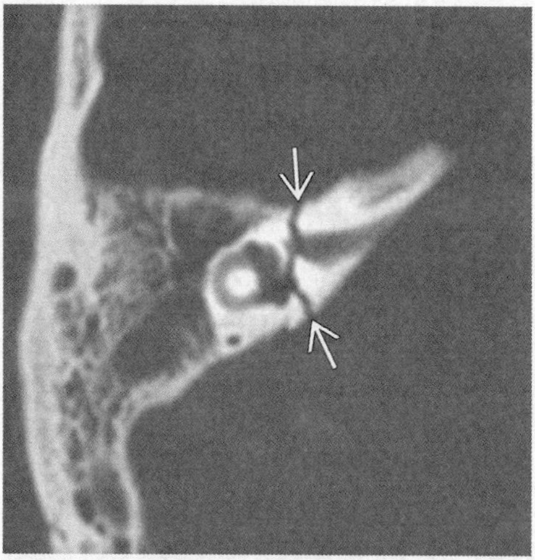

颞骨横行骨折，内侧型。右侧颞骨横断面 CT 显示与颞骨长轴垂直的横行骨折线（箭）。可见到骨折线横穿内耳道尖。毫无疑问这个患者有右侧永久的完全感音神经性耳聋

- 其他要点
  - 15％的颞骨骨折伴脑脊液漏
  - 10％的颞骨骨折有面神经损伤
  - 许多颞骨骨折实际为斜行

影像学表现

一般影像特征

- 骨折常为复杂混合性的或斜行的
- 典型的为横行和纵行
- 纵行骨折
  - 平行于颞骨的长轴
  - 最常见（估计高达 85％）
  - 由颞顶部钝伤引起
  - 典型的在迷路外
    - 感音神经性耳聋不常见

  - 传导性耳聋的发病率高是由于
    - 鼓膜（TM）破裂、鼓室出血或听骨链中断
  - 面神经（第一膝）受累常见，但较横行骨折少见
  - 前-后亚型
    - 前亚型：关节盂窝受累
    - 后亚型：关节盂窝不受累
- 横行骨折
  - 垂直于颞骨的长轴
  - 由额枕部钝伤引起
  - 内-外侧亚型
    - 内侧亚型：从颞骨岩部后面通过 IAC 底到第一膝；常见永久的完全性耳聋
    - 外侧亚型：从颞骨岩部后面通过迷路，常伴外淋巴瘘（PLF）

CT 表现

- 横断面显示骨折线最佳
- 由于有脑脊液漏的潜在可能性，因此显示面向颅腔侧的骨边缘很重要
- 必须检查内耳、面神经和听骨链
  - 面神经在膝状窝处受损最常见
- 如果膜迷路与中耳或乳突相通，则可伴有迷路积气

MR 表现

- 一般不用
- 严重外伤病例用来排除颅内并发症
- GRE（梯度回波）序列有助于除外少量出血

推荐的影像检查

- 横断面和冠状面骨算法重建 CT 为首选检查方法
- 如果不能获得直接冠状面图像，可重建冠状面
- 如果怀疑颅内并发症，可行 MR 检查

鉴别诊断

假性骨折

- 外部结构-裂缝：如枕乳缝

- 内部裂缝：如岩鼓裂
- 内部管道：如耳蜗水管、前庭水管、乳突小管和弓下管

病理

概况

- 解剖-假骨折
  - 耳蜗水管：与 IAC 平行，位于其下方；含外淋巴
  - 乳突小管
    - 位于颈静脉孔和面神经管乳突段之间
    - 含 Arnold 神经（迷走神经分支）
  - 下鼓室小管
    - 垂直走行，位于颈动脉管和颈静脉孔之间
    - 含 Jacobsen 神经（舌咽神经分支）和下鼓室动脉（颈外动脉分支）
  - 单神经管
    - 与 IAC 平行，位于 IAC 的后下方
    - 含到后半规管的下前庭神经的分支
- 病因及发病机制
  - 头钝伤；尸体颞骨发生骨折需要 1 875 磅的力
- 流行病学
  - 颅底最常见的骨折
  - 20%颅骨骨折的患者有颞骨骨折
  - 2.5%颞骨骨折累及听囊
  - 10%伴面神经损伤；85%在膝状神经节

临床要点

临床表现

- 常见的症状或体征：鼓室出血
- 急性症状
  - 有明显头外伤的患者外耳道有血和/或脑脊液
  - 面神经麻痹
- 亚急性症状：恢复后仍有持续性听力丧失

预后

- 与颅内并发症有关
- 常伴脑脊液漏（15%）
    - 绝大多数在 7 天内自动消失
    - 持续 7 天以上的脑脊液漏的患者需要手术治疗
    - 10%或不足 10%的患者发生脑膜炎
- 伴随的面神经损伤（10%）：大部分自动消失

参考文献

1. Swartz JD: Temporal bone trauma. Semin in US, CT MR 22:219-28, 2001
2. JD Swartz & HR Harnsberger: Imaging of the Temporal Bone, 3rd Edition, Thieme, Inc. Ch. 6 1998
3. Brody HA et al: Management of complications from 820 temporal bone fractures. Am J Otol 18:188-97, 1997

颞骨外伤后听小骨脱位

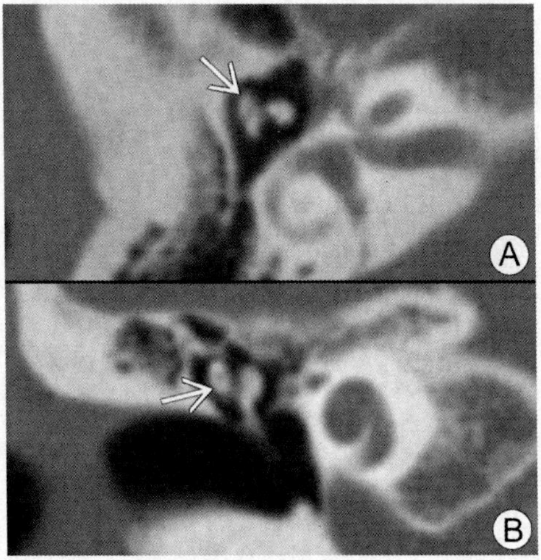

远处外伤所致砧骨向外脱位。患者表现为传导性耳聋。(A) 右耳横断面 CT 可见砧骨向外脱位（箭）。除锤骨头位置正常外，锤骨其他部分向内移位。(B) 冠状面 CT 显示砧骨向外脱位（箭）造成“Y”形畸形

要点

- 定义：继发于颞骨外伤的听骨链中断
- 典型影像学表现：正常的听小骨连续性中断
  - 掌握正常听小骨解剖是关键
- 其他要点
  - 是最常见的听骨链中断类型
    - 砧镫骨连续性中断
    - 砧骨脱位
    - 镫骨前庭连续性中断
- 任何类型的颞骨骨折均可伴有听骨链中断
  - 颞骨纵行骨折是导致听骨链中断的最常见的骨折

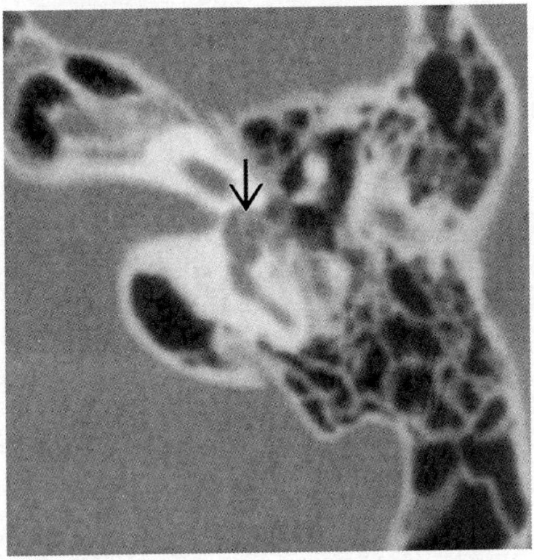

镫骨前庭中断。左耳横断面 CT 显示镫骨（箭）向内突入前庭。由于外淋巴从前庭漏入中耳，这样的骨折常伴有外淋巴瘘

影像学表现

CT 表现

- 砧镫骨（I-S）中断
    - 砧镫关节的异常增宽和/或狭窄
    - 横断面 CT 显示最佳
- 砧骨脱位
    - 程度从完全到部分不等
        - 部分脱位指锤砧关节半脱位
    - 横断面 CT
        - “冰淇淋”（锤骨头）与“圆锥”（砧骨短脚）分离
    - 冠状面 CT 显示外侧脱位的砧骨与锤骨头形成“Y”字形
    - 不要与手术植入的砧骨混淆
- 镫骨前庭中断
    - 定义为镫骨移位突入到前庭内
    - 常伴有外淋巴漏入中耳
        - 指外淋巴瘘

- 最佳影像线索：有颞骨外伤史的患者听小骨变形

MR 表现

- MRI 对听小骨损伤的评价无作用
- 怀疑有颅内异常时使用 MRI

推荐的影像检查

- 薄层横断面和冠状面骨算法重建 CT
  - 严重的外伤患者常不能获得直接冠状面图像
- 在卵圆窗横断面需行叠加扫描
- 在颞骨 CT 上注意不要漏掉听骨链异常
  - 伴随的骨折、鼓室出血和颅内损伤使颞骨表现变得模糊或转移了观察整个影像的注意力

鉴别诊断：听小骨异常

先天性听小骨畸形

- 没有外耳道闭锁的患者中此畸形非常少见
- 常在鳃弓演变后发生

卵圆窗闭锁

- 镫骨畸形
- 面神经鼓室段偏内侧，靠近卵圆窗

继发于慢性中耳乳突炎的听小骨侵蚀

- 典型的累及砧骨远端
- 导致听小骨缺失而不是中断

病理

概况

- 一般病理特征
  - 砧镫骨中断是最常见的外伤后听小骨异常
  - 单独的锤骨骨折-脱位少见
- 相关的 CT 解剖
  - 感兴趣断面：横断面
    - 锤砧关节在鼓室上隐窝表现为“冰淇淋圆锥”
    - 在中鼓室，砧镫关节位于鼓膜张肌腱后

    - 镫骨小结构（脚-足板）在卵圆窗形成关节
- 病因及发病机制
  - 多数听小骨中断有相似的病因
  - 鼓膜张肌和镫骨肌腱同时强直性收缩使听小骨连接
  - 镫骨骨折继发于砧骨体扭转
- 流行病学
  - 与颞骨骨折相关的听力丧失80%急性发生
  - 仅13%的听力丧失持续时间超过1个月

临床要点

临床表现

- 常见的症状/体征：传导性耳聋
  - 鼓室出血消失及鼓膜愈合后，传导性耳聋持续存在
- 其他可能的相关症状/征象
  - 周围性面神经瘫痪
  - 头晕
  - 脑脊液漏

治疗

- 听小骨成形术=听小骨链重建
  - 用于外伤后传导性耳聋大于30分贝（轻到中度）且持续6个月的患者
- 手术方式选择
  - 采用听小骨重塑来重建听骨链
  - 采用羟磷灰石假体和软骨自体移植物重建听骨链

预后

- 所有颞骨骨折患者应在骨折后3～6个月进行听力检测，排除持续存在的传导性耳聋
  - 大多数是儿童
    - 儿童传导性耳聋会对发育产生负面影响
    - 不能自述症状或意识到问题

参考文献

1. P Meriot et al: CT appearances of ossicular injuries. RadioGraphics 17:1445-54, 1997
2. P Herman et al: Traumatic luxation of the stapes evidenced by high-resolution CT. AJNR 17:1242-4, 1996
3. Wennmo C et al: Fractures of the temporal bone: Chain incongruencies. Am J Otolaryngol 14:38-42, 1993

外伤后脑脊液耳漏

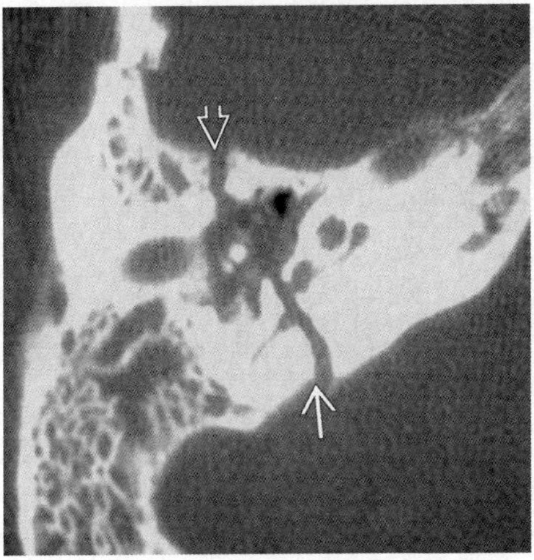

外伤后脑脊液耳漏。右耳横断面 CT 显示分离的横行骨折伴岩骨后面（箭）和鼓室前壁（空箭）连续性中断。脑脊液漏致中、外耳密度增高。外伤后脑脊液漏需有硬脑膜、骨皮质和鼓膜的中断

要点

- 同义词：脑脊液耳漏和鼻漏，脑脊液瘘
- 定义：由于骨皮质和硬脑膜的中断，脑脊液漏入颞骨气化的部分
    - 外伤后脑脊液耳漏：需有鼓膜破裂
    - 外伤后脑脊液鼻漏：需鼓膜完整或外耳道阻塞
        - 脑脊液通过咽鼓管向前下方流出
- 典型影像学表现：颞骨外伤后中耳和乳突液体持续存在数周至数月，伴有骨皮质骨折或缺损的 CT 征象
- 其他要点
    - 颞骨脑脊液漏可以是外伤后、术后或自发性的

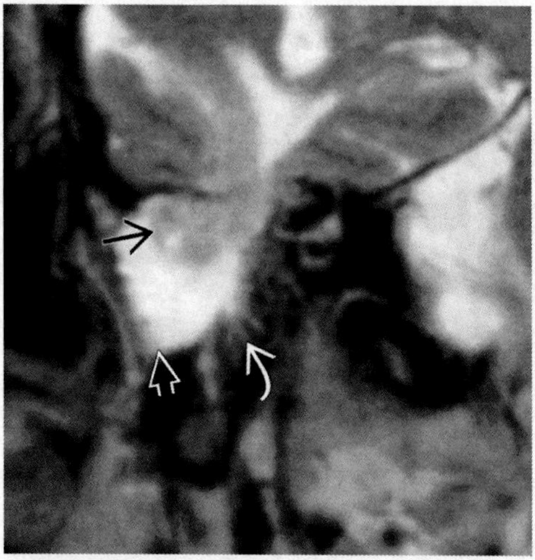

外伤后脑膜脑膨出。以前有严重的颅底骨折和鼓膜后液体的患者的乳突气房中部的冠状面 T2WI 显示通过大的乳突顶盖缺损，颞叶（箭）疝入乳突气房，脑脊液填充乳突窦（空箭）和邻近的气房（弯箭）

影像学表现

一般影像特征

- 最佳影像线索
  - 颞骨皮质缺损，并有提示脑脊液漏的病史和体征

CT 表现

- 中耳和乳突密度增高
- 骨皮质骨折导致颞骨积气
  - 骨折常通过鼓室盖或乳突部顶壁
  - 横行骨折较纵行骨折更易引起
- 骨皮质缺损

MR 表现

- 中耳和乳突内为液体信号影
- 可伴外伤后脑膨出

推荐的影像检查

- 颞骨横断面和冠状面 CT

- 横断面和冠状面增强 MR
    - CT 显示有缺损区时使用
    - 临床怀疑脑膜炎或脑脓肿时也应使用

鉴别诊断：中耳-乳突液体

急性中耳乳突炎

- 中耳-乳突内液体
- 临床：有感染症状，但没有骨折病史

外伤后中耳出血

- CT 显示外伤后中耳内气液平，没有骨折或临床上没有耳漏
- 平扫 T1WI 显示高信号液体
- 数周至数月后液体消失
- 临床：头外伤伴有鼓室出血

鼻咽癌

- 鼻咽粘膜间隙肿块阻塞咽鼓管
- 颞骨没有骨折或缺损区

病理

概况

- 解剖学
    - 鼓室盖和乳突顶形成颅中窝底
        - 是颞骨（上鼓室/乳突）和脑之间的屏障
        - 硬脑膜位于脑表面，粘膜位于中耳-乳突表面
        - 顶盖缺损常见，如果硬脑膜完整则无意义

病因及发病机制

- 外伤后脑脊液耳漏
    - 由于顶盖骨折伴或不伴脑膨出
    - 缺损有可能导致张力性气颅
    - 横行骨折发生此情况的几率高于纵行骨折

临床要点

临床表现

- 常见征象：液体从外耳道漏出
- 其他症状
  - 传导性耳聋
  - 头痛
    - 气颅、脑膜炎和/或硬膜外脓肿
- 脑脊液实验室检查可确诊
  - 检测外耳道内的液体中有无 B2-转铁蛋白
    - 该蛋白仅见于脑脊液、外淋巴和眼球的玻璃体液体中

治疗

- 早期抗生素治疗
- 腰椎管放置引流管
- 手术修补
  - 可很容易看到从漏出口来的鞘内荧光
  - 采用羟磷灰石封盖分离的骨折或缺损
  - 用硬脑膜片手术修补较大的缺损
    - 颅中窝颅骨切开术需较大的暴露口
    - 可用硬脑膜、脂肪、肌肉或纤维组织修补
    - 有脑膜炎病史的需要手术

预后

- 大多数外伤性脑脊液耳漏可自愈
- 特殊情况下采用手术修补术，但不是经常使用

参考文献

1. Hilinski JM et al: Posttraumatic pseudo-cerebrospinal fluid rhinorrhea. Otol Neurotol 22:701-5, 2001
2. Dahiya R et al: Temporal bone fractures: otic capsule sparing versus otic capsule violating clinical and radiographic considerations. J Trauma 47:1079-83, 1999
3. Stone JA et al: Evaluation of CSF leaks: high-resolution CT compared with contrast-enhanced CT and radionuclide cisternography. AJNR 20:275-7, 1999

颅中窝底

巨大垂体腺瘤

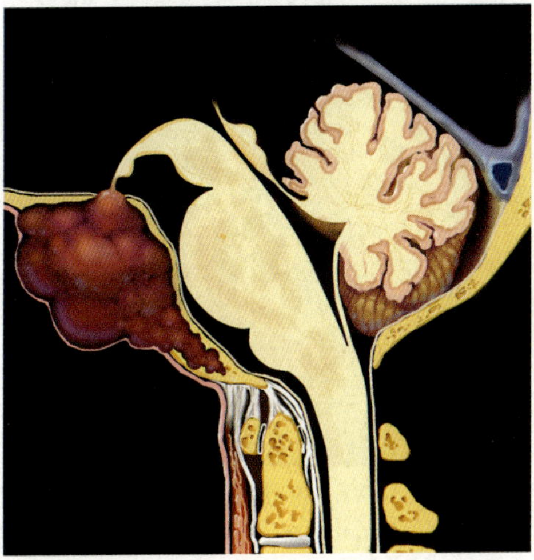

巨大垂体腺瘤示意图。矢状面的示意图显示巨大垂体腺瘤源于垂体窝，向上进入蝶骨底部且向下进入枕骨底部。正常垂体无法和肿瘤区分开

要点

- 定义：垂体大腺瘤向下延伸至蝶骨底部和枕骨底部
- 典型影像学表现：大的肿块充满蝶鞍并向下侵入颅底，没有正常的垂体组织
- 其他要点
  - 典型的垂体大腺瘤向上延伸＝成人最常见的鞍上肿块
  - 侵袭性表现，与颅底转移瘤或侵袭性肿瘤相似

影像学表现

一般影像特征

- 最佳影像线索：蝶鞍肿块侵入蝶骨底部和枕骨底部

CT 表现

- CT 平扫：密度多种多样；常与灰质等密度
  - 囊变、坏死常见

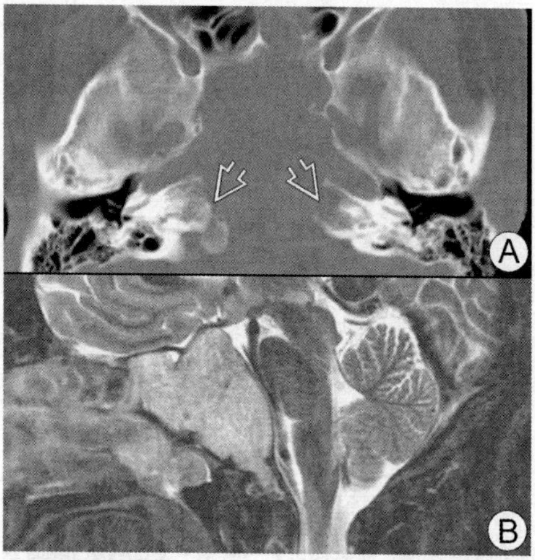

巨大垂体腺瘤。(A) 鞍底紧下方横断面 CT 显示颅底骨质破坏，包括两侧岩尖（箭）也破坏。(B) 矢状面 T2WI 显示蝶鞍起源的肿块具有侵袭性。没有看到正常的垂体

- 出血 10%，钙化 2%
- 蝶鞍扩大，侵犯了周围解剖结构

- 增强 CT：中等、不均匀强化

MR 表现

- 平扫 T1WI：鞍区大肿块，常与灰质信号相等
- T2WI：肿块蔓延到海绵窦
  - 66%以上颈内动脉海绵窦段被包绕
- 增强后 T1WI：早期明显强化但强化不均匀
  - 可见“脑膜尾征”（与脑膜瘤相似）
  - 小脑幕不对称强化提示海绵窦受压/受侵

硬脑膜静脉窦采血

- 海绵窦-岩下窦采血对评估依赖 ACTH 的 Cushing 综合征有意义

推荐的影像检查

- 以鞍旁区为中心的脑增强 MR

- MRA 和 MRV 对判断动脉、硬脑膜静脉受累可能有帮助
- 颅底横断面和冠状面的骨算法重建 CT

鉴别诊断：鞍下肿块

脊索瘤

- 垂体可见
- 位于中线斜坡；缺乏大的软骨样钙化
- T2WI 呈高信号提示脊索瘤

软骨肉瘤

- 中心位于斜坡外侧缘的岩枕裂
- 显示软骨样钙化（大于 50%）

浆细胞瘤

- 可以颅底任何区域骨髓为中心
- T2WI 呈低至等信号
- 50%以上的患者可伴多发性骨髓瘤

转移瘤

- 可以位于颅底任何部位的破坏性肿块
- 常为多发，有明确的原发肿瘤

病理

概况

- 一般病理特征
  - 常见的生长方式＝向上突入鞍上池
  - 晚期侵犯邻近的蝶骨底部和枕骨底部
  - 10%术中或尸检发现海绵窦受侵
- 遗传学
  - MEN 区 11q 染色体等位基因丢失
  - MEN1 基因（肿瘤抑制基因?）与腺瘤形成有关
- 病因及发病机制
  - 垂体瘤形成假说
    - 促垂体激素过多，抑制激素不足，或生长因子过多导致增生

        - 过快增殖易发生基因不稳定
        - 腺瘤形成
    - 垂体前叶的 5 种内分泌细胞发生肿瘤
        - Actotrophs（泌乳素分泌细胞，查阅无明确的中文译名）＝泌乳素（PRL）
        - Somatotrophs（促生长激素分泌细胞，查阅无明确的中文译名）＝生长激素（GH）
        - 促肾上腺皮质激素细胞（Corticotrophs）＝促肾上腺皮质激素（ACTH）
        - 促甲状腺细胞（Thyrotrophs）＝促甲状腺激素（TSH）
        - 促性腺细胞（Gonadotrophs）＝促性腺激素、黄体酮、滤泡刺激素
    - 释放激素促进基因转化细胞生长
- 流行病学
    - 占颅内肿瘤的 15％
    - 分泌泌乳素＝有症状腺瘤的 40％

大体病理及手术所见

- 棕红色、有分叶的肿块

镜下特点

- 单层均一的细胞
- 采用免疫组织化学染色来辨别细胞类型
- 绝大多数大腺瘤镜下可见硬脑膜受侵

临床要点

临床表现

- 主要症状：垂体激素引起的症状
- 75％的大腺瘤具有内分泌活性
- 25％视野缺损/其他脑神经麻痹

自然病程

- 良性、缓慢生长
- 一些腺瘤侵袭性较强，复发率高（如临床上无症状的促肾上腺皮质激素腺瘤）

治疗

- 切除
- 其他：药物治疗、立体定向放疗、传统 X 线放疗

预后

- 8 年时 15％复发，20 年时 35％复发

参考文献

1. Chanson P et al: Normal pituitary hypertrophy as a frequent cause of pituitary incidentaloma: A follow-up study. J Clin Endocrinol Metab 86:3009-15, 2001
2. Nakasu Y et al: Tentorial enhancement on MR images is a sign of cavernous sinus involvement in patients with sella tumors. AJNR 22:1528-33, 2001
3. Yokoyama S et al: Are nonfunctioning pituitary adenomas extending into the cavernous sinus aggressive and/or invasive? Neurosurg 49(4):857-62, 2001

三叉神经鞘瘤

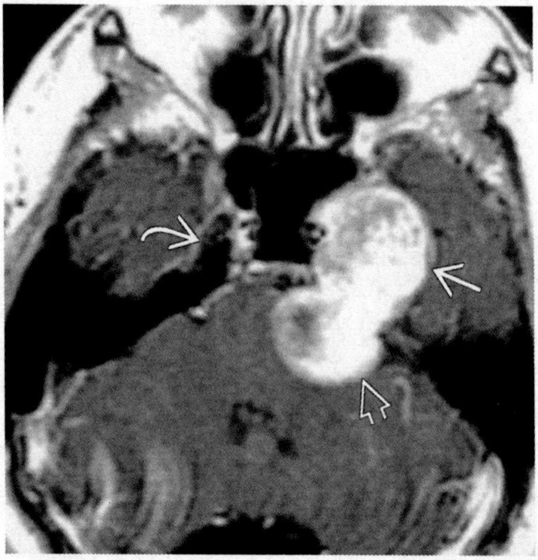

三叉神经鞘瘤。横断面增强 T1WI 显示大的三叉神经鞘瘤呈典型的“哑铃”形。肿瘤起源于 Meckel 腔（箭），然后沿着三叉神经的节前段突入桥前池（空箭）。对侧 Meckel 腔正常（弯箭）

要点

- 同义词：三叉神经鞘瘤（neurilemmoma），三叉神经瘤
- 定义：包绕三叉神经的分化好的施万细胞（Schwann 细胞）发生的良性有包膜的肿瘤
- 三叉神经受累的位置：脑池内 20%、Meckel 腔-海绵窦 50%、自 Meckel 腔到桥前池呈哑铃形 25%以及颅外 5%
  - Meckel 腔内的 Gasserian 神经节（三叉神经节）最常受累
- 典型影像学表现：
  - 增强后 T1WI：累及 Meckel 腔和桥前池的强化的椭圆形或哑铃形肿块
- 其他要点
  - 可伴有 NF2
  - 成人表现为面部感觉缺失和/或咀嚼肌运动无力

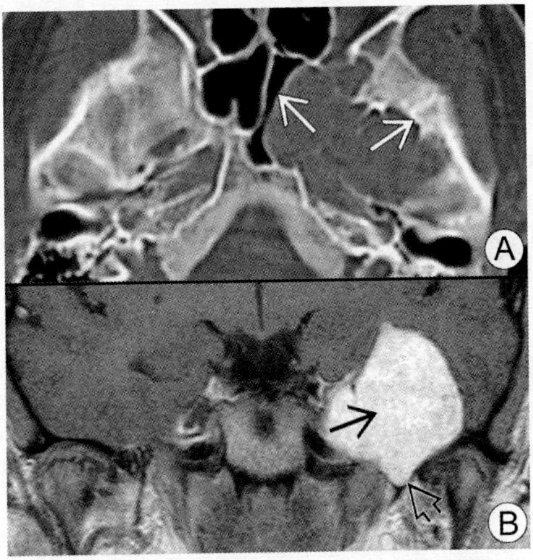

三叉神经鞘瘤。(A) 颅底横断面 CT 显示典型的良性肿瘤导致的骨质凹陷 (箭)。(B) 冠状面增强 T1WI 显示强化的神经鞘瘤从 Meckel 腔 (箭) 向外生长,并向下通过圆孔 (空箭)

影像学表现

一般影像特征

- 最佳影像线索:Meckel 腔的边界清楚的强化肿块

CT 表现

- 可显示颅底孔良性扩大
  - 圆孔和卵圆孔
- 较大时可侵蚀岩尖和蝶鞍外侧
- 无钙化

MR 表现

- T1WI:等信号或低信号的肿瘤
- T2WI:高信号
- 增强后 T1WI:常为均匀强化
  - 瘤内可有囊变
  - 较大时不均匀强化

推荐的影像检查

- MR是脑神经病变的首选检查方法
- 扫描必须包括自脑干至三叉神经所有分支的功能终板
- 如果MR为阳性，则要行颅底薄层横断面和冠状面平扫CT骨窗
  - 为手术提供骨性标志
  - 边界锐利、良性的骨质改变可确诊

鉴别诊断：Meckel腔病变

表皮样囊肿

- 边缘有分叶、钻缝生长
- T1WI呈低信号、T2WI呈高信号
- MR弥散加权像呈高信号

三叉神经炎

- 三叉神经均匀增粗
- 神经呈弥漫性强化

神经纤维瘤

- 常与三叉神经鞘瘤无法区别
- 弥漫浸润性（丛状的）、梭形或哑铃形

脑膜瘤

- 较小时可与三叉神经鞘瘤相似
- 可有“脑膜尾征”

恶性肿瘤沿三叉神经周围扩散

- 三叉神经不规则增粗和强化
- 可源于眼眶、鼻窦或咀嚼肌间隙恶性肿瘤

病理

概况

- 遗传学
  - NF2的多发脑神经鞘瘤
- 胚胎学-解剖学基础
  - 三叉神经的三个分支：眼支（V1）、上颌支（V2）、下颌支（V3）

- ○ V3 的运动支进入咀嚼肌、下颌舌骨肌、二腹肌的前腹、鼓膜张肌和腭帆张肌
- ○ 感觉支支配面部（触觉、痛觉和温度觉）和口腔粘膜

- 病因及发病机制
  - ○ 包绕三叉神经的施万（Schwann）细胞发生的生长缓慢的良性肿瘤
- 流行病学
  - ○ 三叉神经鞘瘤占颅内肿瘤的 0.2％
    - ▪ 占颅内神经鞘瘤的 2％～3％
  - ○ 不伴 NF2 的患者中～50％为单发肿瘤

大体病理及手术所见

- 有包膜的肿块；起源于三叉神经，呈偏心性

镜下特点

- 分化的肿瘤性施万（Schwann）细胞
- 有长扁形核的梭形细胞以及细胞紧密排列区（Antoni A）和松散排列的无细胞组织（Antoni B）交织在一起
- 免疫化学：强而弥漫的 S-100 蛋白免疫染色

临床要点

临床表现

- 常见的症状/体征：同侧半面疼痛或麻木
- 其他症状
  - ○ 同侧头反射减少
  - ○ 咀嚼肌无力
  - ○ 三叉神经痛少见
- 临床流行病学
  - ○ 成人（儿童少见，除非有 NF2）
  - ○ 高峰年龄为 20～40 岁

治疗

- 首选治疗方法是手术显微镜下全切除
- 入路根据肿瘤范围决定
  - ○ Meckel 腔为主的：经侧裂入路

  - ◦ Meckel 腔-桥前池哑铃形的：乙状窦前入路和经岩骨前入路联合的颞骨切开术
  - ◦ 如果累及颅外：上述入路再联合颧骨或眶颧部的颞下入路
- 立体定位放疗用于年龄较大的，但肿瘤较小、肿瘤残留或复发的患者

预后

- 从肿瘤的角度看很好
- 每个患者预后由术后恢复确定

参考文献

1. Go JL et al: The trigeminal nerve. Semin Ultrasound CT MR 22:502-20, 2001
2. Majoie CB et al: Primary nerve-sheath tumours of the trigeminal nerve: Clinical and MRI findings. Neuroradiology 41:100-8, 1999
3. Yoshida K et al: Trigeminal neurinomas extending into multiple fossae: Surgical methods and review of the literature. J Neurosurg 91:2002-11, 1999

恶性肿瘤沿下颌神经周围扩散

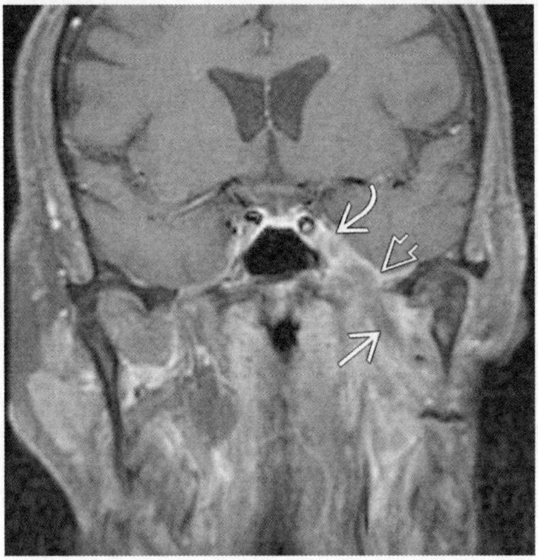

恶性肿瘤沿下颌神经周围扩散。既往磨牙后三角区鳞状细胞癌治疗后新近发生下巴麻木的患者的冠状面脂肪抑制增强后 T1WI，显示恶性肿瘤通过扩大的卵圆孔（空箭）沿 V3 周围扩散并累及海绵窦（弯箭）

要点

- 同义词：三叉神经第 3 支周围肿瘤扩散（PNTS）
- 定义：是一种转移性病变，原发恶性病变沿颅外 V3 支蔓延，通过卵圆孔（FO）进入颅内
- 典型影像学表现：强化的软组织影沿颅外 V3 蔓延，通过卵圆孔扩散至 Meckel 腔及其他结构
- 其他要点
  - PNTS 可以来自下巴皮肤（皮肤鳞状细胞癌）、下颌骨牙槽嵴（口腔鳞状细胞癌）和咀嚼肌间隙（肉瘤）等任何部位
  - 由于有 PNTS，因此治疗和预后不同

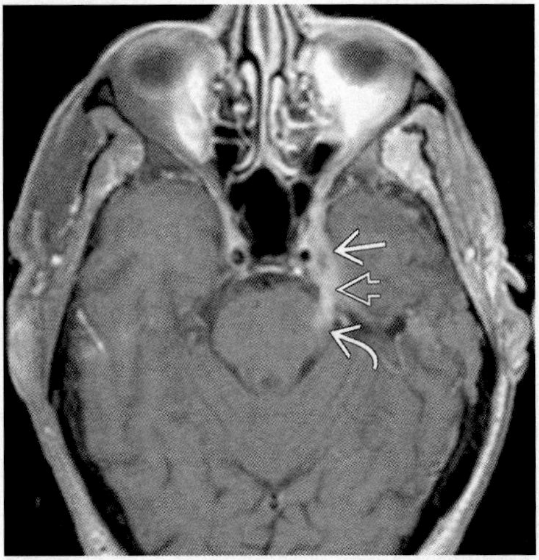

V3 的 PNTS。脑桥水平横断面脂肪抑制后的增强 T1WI 显示磨牙后三角区鳞状细胞癌（SCCa）复发，沿 V3 扩散并通过卵圆孔到达 Meckel 腔（箭）。肿瘤从 Meckel 腔沿三叉神经的节前段（空箭）扩散到脑桥外侧的入神经根处（弯箭）

影像学表现

一般影像特征

- 最佳影像线索：V3 呈管状增粗并强化
  - 三叉神经下颌支（V3）的 PNTS
    - 见于下牙槽管、下颌孔、咀嚼肌间隙的 V3 分布区、卵圆孔、海绵窦、Meckel 腔（MC）、三叉神经的节前段（PGS）和脑桥外侧的入神经根区（REZ）的任何部位

CT 表现

- CT 平扫：V3 的 PNTS 可使卵圆孔扩大
- 增强后 CT：根据 PNTS 范围，卵圆孔、海绵窦、MC、PGS 和 REZ 均可有异常强化的组织

MR 表现

- 平扫 T1WI
  - 颅底和颅内：卵圆孔、海绵窦、MC、PGS 和 REZ 的异常

组织
  ○ 颅外：咀嚼肌变细、脂肪浸润
- 采用脂肪抑制技术的增强后 T1WI
  ○ 显示颅外原发肿瘤
  ○ 显示强化的管状病变＝V3 的 PNTS 通过 FO、海绵窦和 Meckel 腔等结构向上方扩散

推荐的影像检查

- 采用脂肪抑制技术的增强后 T1WI 是评估 PNTS 的最佳方法

鉴别诊断：可沿 V3 周围扩散的肿瘤

下巴皮肤鳞癌

- 临床：当前的或治疗后的下巴皮肤鳞癌；下巴麻木
- 影像：PNTS 使下颌骨的下牙槽神经增粗；如果不治疗可扩散到脑桥

下颌骨下牙槽嵴鳞癌

- 临床：当前的或治疗后的下牙槽嵴鳞癌；下巴麻木
- 影像：PNTS 可以使下牙槽神经增粗，沿下颌神经向近侧蔓延

咀嚼肌间隙的恶性病变（非霍奇金淋巴瘤、转移瘤、肉瘤）

- 临床：牙关紧闭；颊部肿块
- 影像：浸润性的肿块通过卵圆孔或其他途径沿下颌神经扩散

病理

概况

- 一般病理特征
  ○ 头颈部的任何恶性病变都可形成 PNTS
- 胚胎学-解剖学基础
  ○ 三叉神经的下颌支
    ▪ 与 V1 和 V2 一起来源于脑桥腹外侧入神经根区
    ▪ PGS 有感觉和运动根
    ▪ 感觉成分进入 MC 内的 gasserian 神经节的硬脑膜腔（在蛛网膜下腔）
    ▪ V3 感觉支加入运动支，在下神经节下方通过，出卵圆孔

进入咀嚼肌间隙
    - 在颅底紧下方，颅外的下颌神经发出咀嚼肌神经分支，支配咬肌、翼内肌和翼外肌、颞肌和鼓膜张肌、腭张肌
    - 下颌神经进入下颌孔，延续为下牙槽神经，从下颌骨的颏孔出来
    - 在进入下颌管之前下颌神经分出第 2 运动支，即支配下颌舌骨肌和二腹肌前腹的下颌舌骨神经
- 病因及发病机制
  - PNTS 是恶性肿瘤扩散阻力最小的途径
- 流行病学
  - 任何恶性肿瘤均可有 PNTS
  - 头颈部发生 PNTS 最常见的恶性病变为头颈部鳞癌
  - 腺样囊性癌的 PNTS 发生率高，但总的来说较鳞癌少

大体病理及手术所见

- PNTS 是原发肿瘤沿着下颌神经呈指状扩散
- 可出现“跳跃性病灶”，下颌神经的肿瘤与原发肿瘤较远，肉眼观肿瘤没有相连

镜下特点

- PNTS 指恶性肿瘤沿着神经通路或神经内间隙扩散

临床要点

临床表现

- 常见的症状/体征：下巴麻木
- 其他症状/体征
  - 烧灼痛/刺痛
  - 咀嚼肌无力和萎缩
  - 由于腭张肌功能失调导致中耳积液

自然病程

- 当侵入神经内或神经周围时，病程就有限了
- 有 PNTS 扩散的癌通常进展迅速

治疗

- 当头颈部肿瘤没有颅内扩散时常行手术切除和 X 线放疗

- 当颅内广泛扩散时，仅采用X线放疗

预后

- 当有颅内肿瘤时，治疗主要采用姑息方法
- 头颈部肿瘤可在神经内发生数年而无症状

参考文献

1. Chong VF et al: Nasopharyngeal carcinoma with intracranial spread: CT and MR characteristics. J Comput Assist Tomogr 20(4):563-9, 1996
2. Laine FJ et al: CT and MR imaging of the central skull base. Part 2. Pathologic spectrum. Radiographics 10(5):797-821, 1990
3. Laine FJ et al: Perineural tumor extension through the foramen ovale: Evaluation with MR imaging. Radiology 174(1):65-71, 1990

颅后窝底

斜坡脑膜瘤

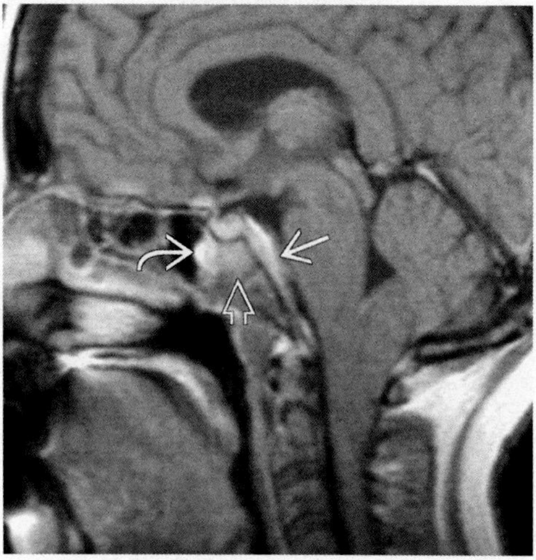

斜坡脑膜瘤。矢状面增强后 T1WI 显示位于斜坡表面的扁平性脑膜瘤（箭），斜坡骨髓腔（空箭）和蝶窦腔后部（弯箭）强化提示有跨斜坡的肿瘤

要点

- 定义：起源于蛛网膜细胞和斜坡硬脑膜的良性、无包膜的肿瘤
- 典型影像学表现
  - 增强后 T1WI 显示中心位于斜坡皮质的扁平的、强化的、以硬脑膜为基底的肿块，并有“脑膜尾征”
  - CT 显示骨内肿瘤所在骨呈浸润-硬化的骨质反应或骨皮质增生反应
- 其他要点
  - 斜坡脑膜瘤常为大病变的主要部分
  - 为第二常见的颅内原发肿瘤
  - 脑膜瘤＋神经鞘瘤＝NF2
  - 常要寻找第 2 个脑膜瘤
    - 10％散发病例为多发脑膜瘤

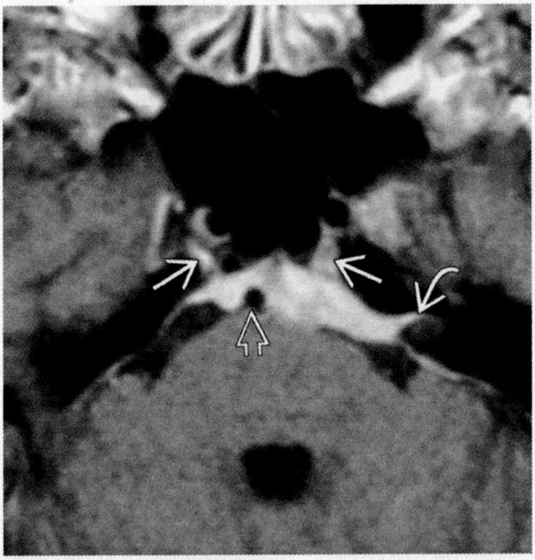

斜坡脑膜瘤。横断面增强后 T1WI 显示桥前池的、以硬脑膜为基底的脑膜瘤侵犯双侧 Dorello 管（箭），包绕基底动脉（空箭），内耳道前缘脑膜强化形成“脑膜尾征”（弯箭）

影像学表现

一般影像特征

- 最佳影像线索：以硬脑膜为基底的肿块，并有“脑膜尾征”
- 脑外肿块，当肿瘤较大时可压迫脑干
- 当肿瘤较大时，肿块与脑之间可有脑脊液-血管“裂隙”

CT 表现

- 如为扁平性，常见骨质增生肥厚
- 当有广泛的骨内肿瘤时，表现为浸润-硬化性骨质改变
- CT 平扫显示 75%肿瘤呈高密度
- 25%瘤内有钙化（沙样或斑片状）
- 90%明显均匀强化；10%不均匀强化

MR 表现

- 增强后 T1WI：95%明显强化
    - 较大的病变常为不均匀强化
    - 60%有增厚的“脑膜尾征”

- T2WI：大病变有脑脊液-血管裂隙
    - 肿瘤周围脑水肿与软脑膜血供相关
        - 注意！难以切除且早期复发
- 25%为不典型表现（坏死、囊变、出血）

血管造影表现

- 硬脑膜血管供应肿瘤中央，软脑膜血管供应边缘
- 常见硬脑膜供血血管增粗，形成“放射状”征象（“日光征”）
- 血管“染色”延长至静脉期

鉴别诊断：斜坡肿块

神经结节病

- MR：多发的、以硬脑膜为基底的强化病变
- 观察垂体柄是否强化及增粗

浆细胞瘤

- 斜坡的破坏性肿块
- T2WI 常呈等、低信号

脊索瘤

- 斜坡中线的破坏性肿块
- T2WI 呈高信号
- CT：瘤内常见骨碎片

转移瘤和淋巴瘤

- 斜坡的破坏性肿块
- MR：可有多发的强化的脑膜结节

病理

概况

- 遗传学
    - 常见 22 号染色体长臂缺失
    - 60%散发病例 NF2 基因无活性
- 病因及发病机制
    - 发生于蛛网膜“帽”细胞，而不是硬脑膜
- 流行病学

- 占颅内原发肿瘤的15%～25%
- 尸检或影像检查显示发生率为1%～1.5%
- 10%发生在颅后窝
- 10%多发（NF2；多发脑膜瘤病）

大体病理及手术所见

- 斜坡区的“蘑菇帽状”或“扁平性”肿块
- 边界清楚但无包膜
- 肿块与邻近脑组织之间有明显的脑脊液-血管“裂隙”
- 邻近的硬脑膜增厚（“脑膜尾征”）
  - 通常是反应性的硬脑膜改变，而不是肿瘤性的
  - 肿瘤通常扩散至硬脑膜“尾”的近侧边缘

镜下特点

- WHO分类和分级
  - 脑膜瘤（典型、良性）＝90%
  - 不典型脑膜瘤＝9%
  - 间变性（恶性）脑膜瘤＝1%

临床要点

临床表现

- 主要临床症状：常由于其他临床原因行脑MR检查时意外发现
- 男∶女＝1∶3
- 中老年患者
  - 发病高峰为60岁
  - 对儿童要考虑NF2

治疗

- 如为安全起见，应手术切除
- 较大病变累及蝶骨底和枕骨底时，“治疗后果比病变本身后果差”

预后

- 肿瘤周围脑水肿预示手术并发症的发生率高和复发率高

参考文献

1. Ildan F et al: Correlation of relationships of brain-tumor interfaces, magnetic resonance imaging, and angiographic findings to predict cleavage of meningiomas. J Neurosurg 91:384-90, 1999
2. Buetow M et al: Typical, atypical and misleading features in meningioma. RadioGraphics 11: 1087-1106, 1991
3. Goldsher D et al: Dural "tail" associated with meningiomas on Gd-DTPA-enhanced MR images: Characteristics, differential diagnostic value and possible implications for treatment. Radiology 176:447-50, 1990

斜坡脊索瘤

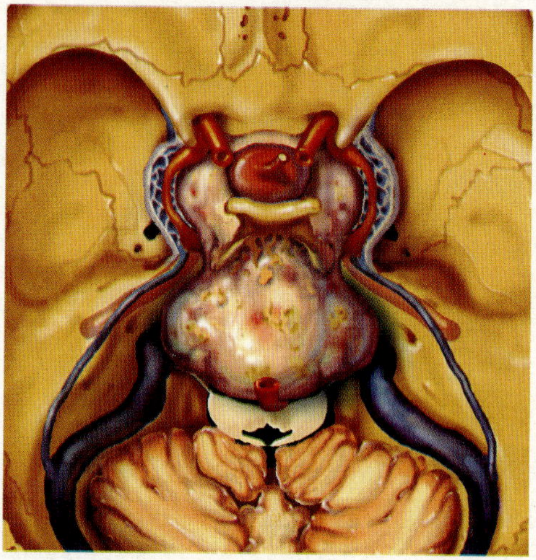

斜坡脊索瘤上面观。示意图显示中线破坏性肿瘤侵犯蝶骨底和枕骨底。骨质碎片悬浮在肿瘤实质内有一定特征。基底动脉移位，但并未被包绕，而有时候血管会被包绕

要点

- 同义词：颅底脊索瘤
- 定义：起源于原始脊索颅侧端残余的罕见的斜坡的恶性肿瘤
- 典型影像学表现：
  - 斜坡中线的破坏性病变
  - CT 显示肿瘤基质内有破坏的骨质
  - T1WI 呈混杂信号和 T2WI 呈高信号
- 其他要点
  - 从蝶鞍到尾骨中线的局部浸润性肿瘤
  - 35%发生于蝶-枕骨软骨联合周围的颅底区
  - 中年患者，表现为视力障碍和眼肌麻痹
  - 组织学：发现空泡细胞可确诊

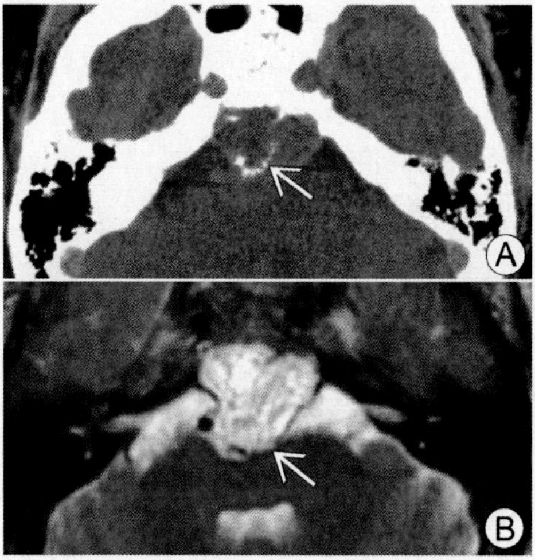

斜坡脊索瘤。(A) 横断面增强 CT 显示从斜坡延伸至桥前池的肿块。肿瘤实质内可见骨质碎片（箭）。(B) 横断面 T2WI 显示特征性的高信号肿瘤呈“指压状”推移脑桥腹侧（箭）

影像学表现

一般影像特征

- 最佳影像线索：以斜坡为中心的中线破坏性肿块
  - 最常见部位：蝶-枕骨软骨联合处
- 肿瘤增大后可侵犯
  - 向下至鼻咽部
  - 向上至海绵窦和蝶鞍
  - 向外至颈静脉孔和岩尖
  - 向后至基底动脉和脑干
  - 向前至蝶骨底、蝶窦和筛窦

CT 表现

- 斜坡肿块伴骨质破坏（95%）和肿瘤基质内的高密度灶（50%）
  - 高密度灶代表悬浮在肿瘤基质内的破坏的斜坡骨质碎片
- 增强 CT 显示肿块呈混杂密度，强化的软组织影内混有囊性坏死区

MR 表现

- T1WI 信号多样，有时可见肿瘤内出血或粘液样物质形成的局灶性高信号区
- T2WI 呈特征性的高信号
- 矢状面显示脑桥前部呈“指压状”压迹

血管造影表现

- 乏血管性肿瘤，伴颈内动脉移位和包绕

推荐的影像检查

- 颅底横断面和冠状面平扫 CT 骨窗
- 以颅底为中心的 MR 增强扫描
    - 包括磁共振血管造影（MRA）和磁共振静脉造影（MRV）
- 血管造影并行闭塞试验

鉴别诊断：斜坡肿块

巨大垂体腺瘤

- 巨大垂体腺瘤从蝶鞍向上延伸可鉴别此病与脊索瘤

软骨肉瘤

- 发生于岩枕裂，以斜坡外侧缘为中心
- 显示软骨样钙化（＞50％）

浆细胞瘤

- 也可表现为位于斜坡中线的破坏性病变
- T2WI 常呈等、低信号（与脊索瘤 T2WI 呈高信号相比）

病理

概况

- 一般病理特征
    - 文献报道侧颅底软骨样脊索瘤很可能被误诊为岩枕裂的低级软骨肉瘤
- 病因及发病机制
    - 起源于原始脊索颅侧端残余的罕见的恶性骨肿瘤
- 流行病学
    - 35％的脊索瘤发生于颅底

  - 其余50%发生于骶尾骨，15%发生于椎体

大体病理及手术所见

- 大体病理表现为透明的灰色肿块（粘液样基质）

镜下特点

- 空泡细胞
  - 可见大的细胞内有空泡和/或粘液与糖原

临床要点

临床表现

- 主要症状：眼肌麻痹
- 其他症状
  - 眶额部头痛
  - 视力障碍
- 典型特征：30～50岁，逐渐发生的眼肌麻痹和视力障碍
  - 眼肌麻痹是由于肿瘤靠近脑神经所致
    - 位于Dorello管的第6对脑神经
    - 位于海绵窦的第3、4、6对脑神经
  - 视力障碍提示视神经损伤
- 较大脊索瘤向外下方到达颈静脉孔，累及第9～12对脑神经
- 肿瘤向外侧生长可损伤CPA-IAC的第7或第8对脑神经

治疗

- 首选治疗方法是手术彻底切除
- 常联合质子束放射治疗

预后

- 预后较差，5年存活率不到20%
- 肿瘤一旦复发，5年存活率低至5%

参考文献

1. Meyers SP et al: Chordomas of the skull base: MR features. AJNR 13:1617-36, 1992
2. Sze G et al: Chordomas: MR imaging. Radiology 166:187-91, 1988
3. Oot RF et al: The role of MR and CT in evaluating clival chordomas and chondrosarcomas. AJNR 9:715-23, 1988

斜坡浆细胞瘤

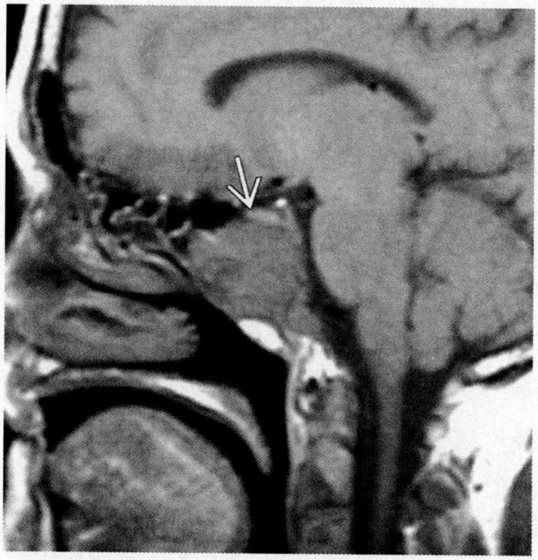

斜坡浆细胞瘤。矢状面 T1WI 显示蝶骨底和枕骨底（斜坡）的低至等信号的肿块。可见正常垂体“漂浮”在斜坡浆细胞瘤的上方（箭）

要点

- 同义词：颅底浆细胞瘤、骨孤立性浆细胞瘤
- 定义：斜坡骨髓腔的恶性肿瘤，有时见于多发性骨髓瘤（MM）患者
- 典型影像学表现
  - 斜坡中线的破坏性病变
  - CT 显示骨质破坏，肿瘤内无骨性基质（与脊索瘤相比）
  - 病变在 T1WI 和 T2WI 上呈等信号
- 其他要点
  - 在初期，80％没有 MM 的征象
  - ～50％的病例最终发展为 MM
  - 可表现为身体任何部位的孤立性病变

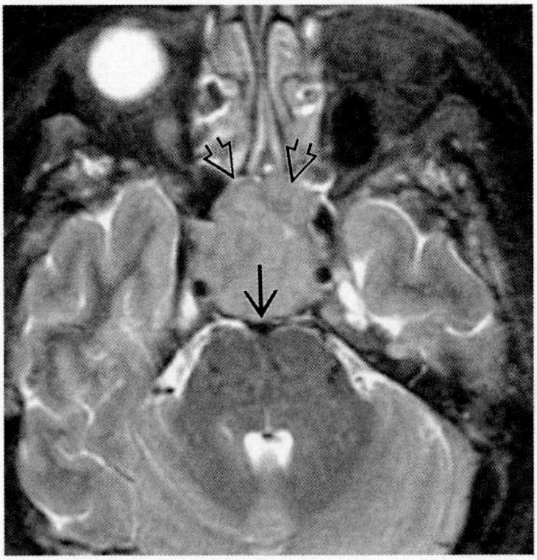

斜坡浆细胞瘤。斜坡上部横断面 T2WI 显示肿瘤呈低至等信号强度。浆细胞瘤使其后部的斜坡骨皮质轻度向后凸（箭）但未越过骨界限进入桥前池。蝶窦受侵（空箭）

影像学表现

一般影像特征

- 最佳影像线索：以斜坡为中心的破坏性肿块

CT 表现

- 平扫 CT
  - 斜坡肿块，伴骨质破坏
  - 实质内没有高密度基质
  - 颅底和颅盖骨的弥漫性斑片状骨质脱失以及“穿凿样”病变提示伴有 MM
- 增强 CT 显示肿块强化

MR 表现

- T1WI：低至等信号强度
- T2WI：低至等信号强度
  - 排列致密且细胞丰富的病变解释了信号强度的原因
- 增强后 T1WI：中等程度强化

推荐的影像检查

- 颅底横断面和冠状面平扫 CT 骨窗
- 颅底为中心的增强 MRI
  - 包括 MRA 和 MRV

鉴别诊断：斜坡肿块

巨大垂体腺瘤

- 肿瘤从上方的蝶鞍至蝶骨底和枕骨底
- 正常垂体未显示

脊索瘤

- 斜坡中线的破坏性病变
- 肿瘤基质内常见骨质碎片

软骨肉瘤

- 以斜坡外侧缘的岩枕裂为中心
- 显示软骨样钙化（>50%）

病理

概况

- 一般病理特征
  - 浆细胞性肿瘤包括
    - 多发性骨髓瘤
    - 骨的孤立性浆细胞瘤
    - 髓外浆细胞瘤
  - 发生于头颈部的骨的孤立性浆细胞瘤的其他部位
    - 其他颅底骨的骨髓腔
    - 颅盖骨
    - 颞骨
  - 头颈部髓外浆细胞瘤的部位
    - 硬脑膜
    - 鼻和鼻窦区
- 病因及发病机制
  - 起源于骨髓腔的浆细胞

- 流行病学
  - 颅底的少见病变
  - 斜坡骨髓腔

镜下特点

- 浆细胞瘤的组织学范围较广
- 通过免疫组织化学方法显示免疫球蛋白克隆鉴别分化良好的浆细胞瘤与良性浆细胞浸润
- 通过免疫组织化学方法鉴别分化差的间变型浆细胞瘤与间变型癌、黑色素瘤及大细胞淋巴瘤

临床要点

临床表现

- 主要症状：展神经麻痹
- 其他症状
  - 头痛
  - 视力障碍

治疗

- 首先进行活检
- 首选治疗方法是X线放射治疗
- 如果有骨痛，烷化剂和类固醇治疗有帮助
- 排除多发性骨髓瘤
  - 血清蛋白电泳检查单克隆丙种球蛋白病
  - 骨扫描和/或骨检查

预后

- 近50%的病例最后发展为多发性骨髓瘤
  - 如果在术后早期不出现的话，不太可能发展为多发性骨髓瘤
- 发生多发性骨髓瘤后，平均生存时间<2年

参考文献

1. Schwartz TH et al: Association between intracranial plasmacytoma and multiple myeloma: Clinicopathologic outcome study. Neurosurgery 49(5):1039-44, 2001
2. Nofsinger YC et al: Head and neck manifestations of plasma cell neoplasms. Laryngoscope 107(6):741-6, 1997
3. Okamoto K et al: Solitary plasmacytomas of the occipital bone: A report of two cases. Eur Radiol 7(4):503-6, 1997

颅底软骨肉瘤

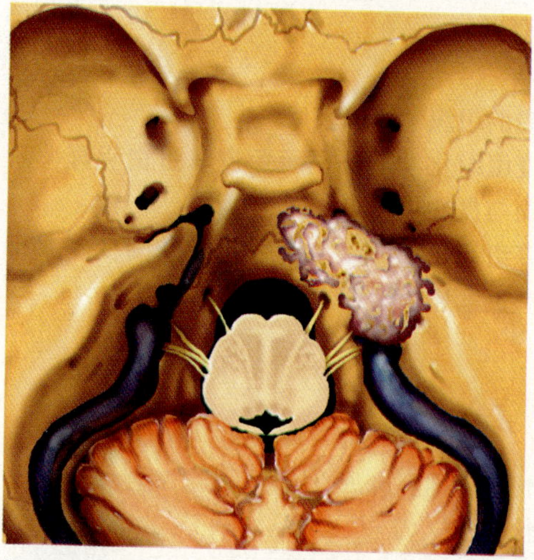

岩枕裂软骨肉瘤。示意图显示软骨肉瘤是以岩尖和斜坡之间的岩枕裂为中心的侵袭性肿块。典型的软骨样肿瘤基质表现为肿瘤实质内的漩涡状骨质

要点

- 定义：颅底的恶性软骨性肿瘤
- 典型影像学表现：增强后 T1WI 显示岩枕裂的不均匀强化的肿瘤，T2WI 呈高信号
    - CT 显示软骨样钙化
    - 岩枕裂侵袭性的骨质改变高度提示软骨肉瘤（CSa）的诊断
- 是须与脊索瘤相鉴别的少见的颅底肿瘤
- 根治性切除联合质子束放射治疗的 10 年生存率达到 99%

影像学表现

一般影像特征

- 最佳影像线索：如果有软骨肉瘤，则有软骨样基质
- 以颅后窝岩枕裂（POF）为中心的肿瘤

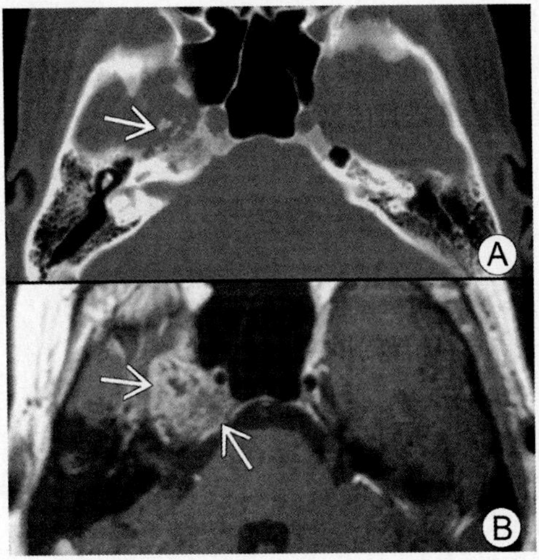

岩枕裂软骨肉瘤。(A)横断面 CT 显示右侧岩枕裂上部的侵袭性病变，并伴有软骨样钙化（箭）。(B)横断面增强后 T1WI 显示软骨肉瘤表现为从右侧岩枕裂上部发生的不均匀强化的肿块（箭）

CT 表现

- 平扫 CT 显示特征性的软骨样钙化基质（>50%）伴骨质破坏
- 当没有肿瘤软骨样基质时，不能鉴别软骨肉瘤与脊索瘤、浆细胞瘤、非霍奇金淋巴瘤或局灶性转移瘤

MR 表现

- T1WI 呈低信号，T2WI 呈高信号
- 肿瘤内的低信号灶可能提示肿瘤内有较大的基质钙化或纤维软骨成分
- 增强后 T1WI 显示不均匀强化的肿块
  - 常见肿瘤基质内漩涡状的线形强化

血管造影表现

- 显示乏血供的肿块
- 颈内动脉移位和被包绕

推荐的影像检查

- 颅底横断面和冠状面的平扫 CT 骨窗

- 颅底为中心的增强 MRI
  - 包括磁共振血管造影（MRA）和磁共振静脉造影（MRV）
- 术前血管造影并进行闭塞试验

鉴别诊断：岩枕裂-斜坡的破坏性肿块

脊索瘤

- 位于中线；缺少较大的软骨样钙化
- 是须与软骨肉瘤相鉴别的最主要的肿瘤

浆细胞瘤

- 常为斜坡更靠中线的部位
- T2WI 呈低至等信号
- 50％以上病例同时伴有多发性骨髓瘤

转移性肿瘤

- 可见于颅底任何部位的破坏性肿块
- 常为多发性病变，有已知的原发性肿瘤

病理

概况

- 病因及发病机制
  - 源于软骨、软骨化骨或脑膜原始间充质细胞
- 流行病学
  - 占所有颅底肿瘤的 6％
  - 部位
    - 蝶骨底前部（1/3）
    - 岩枕裂（2/3）

大体病理及手术所见

- 从岩枕裂发生的边缘光滑的有分叶的肿块
- 切面呈灰白色、发光的肿瘤实质

镜下特点

- 由软骨细胞组成的富细胞的肿瘤，核浓染、呈异形性，核仁明显
- 常为双核或多核细胞

分级

- 从低级至高级
- 根据细胞、异形性、有丝分裂和多核细胞出现的多少分级

临床要点

临床表现

- 主要症状：展神经（Ⅵ）麻痹
- 年龄范围：10～79岁，平均年龄为39岁
- 其他症状：隐袭性发生的三叉神经病变

自然病程

- 缓慢生长的恶性软骨性肿瘤

治疗

- 根治性切除联合术后高剂量分次精确适形放疗
- 额底下入路适用于侵犯斜坡并向前侵及蝶窦及筛窦的肿瘤患者
- 颞下和耳前颞下窝入路适用于向外侧延伸越过颈内动脉岩骨段者的患者

预后

- 取决于诊断时肿瘤的范围、组织学分级以及初次能否完全切除
  - 高级别软骨肉瘤常转移至骨和肺
- 最近报道病变特异性的10年生存率可达99％

参考文献

1. Hug EB et al: Proton radiation therapy for chordomas and chondrosarcomas of the skull base. J Neurosurg 91:432-9, 1999
2. Rosenberg AE et al: Chondrosarcoma of the base of the skull: A clinicopathologic study of 200 cases with emphasis on its distinction from chordoma. Am J Surg Pathol 23:1370-8, 1999
3. Meyers SP et al: Chondrosarcomas of the skull base: MR imaging features. Radiology 184:103-8, 1992

颈静脉球假病变

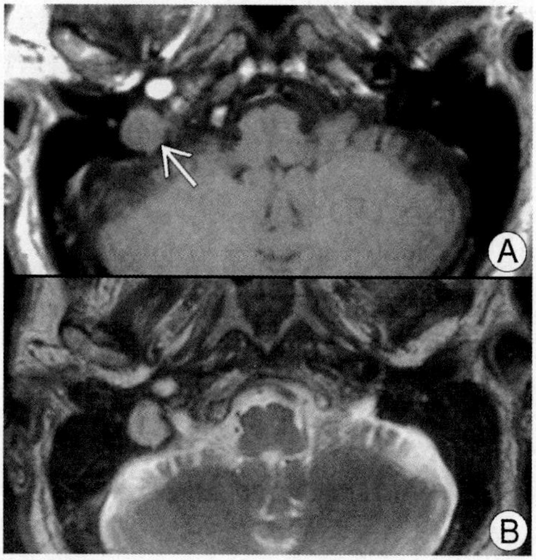

颈静脉球假病变。(A) 横断面 T1WI 显示右侧大颈静脉球，内部与脑实质信号一样（箭）。(B) T2WI 显示同样部位为高信号。初步印象提示为神经鞘瘤，拟行手术治疗。CT 显示为正常的不对称的大颈静脉球

要点

- 同义词：颈静脉球假肿块；颈静脉孔“不用处理”的病变（“let me alone” lesion）
- 定义：当大多数 MR 序列显示不对称的大颈静脉球的血流信号与神经鞘瘤或静脉窦血栓形成相似时，就发生了颈静脉球 (JB) 假病变
- 典型影像学表现：与血流相关的正常的大颈静脉球的伪影在 MRI 上呈高信号
  - 平扫 CT：JB 骨皮质边缘正常
- 其他要点
  - 大多数常被误诊为颈静脉球神经鞘瘤或静脉窦血栓形成
  - 大颈静脉球常见于右侧

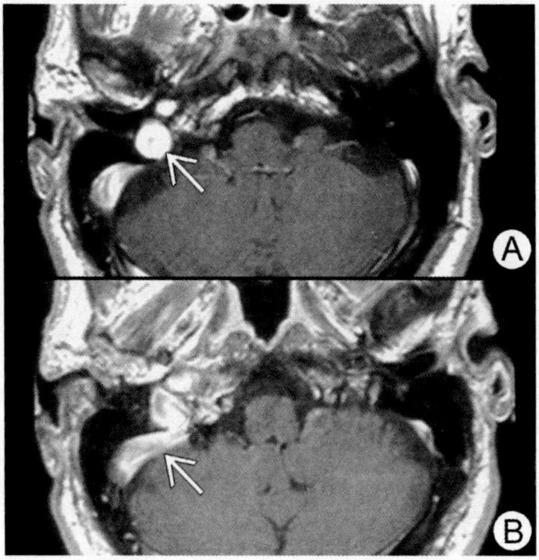

颈静脉球假病变。（A）与上页图为同一患者的增强后 T1WI 显示右侧大颈静脉球强化（箭）。（B）为（A）的下一层面显示乙状窦（箭）进入 JB 下部。乙状窦和 JB 的直接延续以及血流造成的混杂信号证实这是 JB 假病变

- 常因不相关的症状行检查时意外发现
- 颅底 CT 显示颈静脉嵴正常以及 JB 骨皮质缘正常

影像学表现

一般影像特征

- 最佳影像线索：JB 复杂的 MR 信号，CT 骨窗显示邻近解剖结构正常

CT 表现

- 平扫 CT：JB 不对称，骨皮质缘和颈静脉嵴完整
- 增强 CT：正常强化的乙状窦和 JB
  - 没有充盈缺损

MR 表现

- 因有静脉涡流，MR 评估 JB 较困难
- 平扫 T1WI：可显示为软组织信号

- 增强后 T1WI：乙状窦和 JB 明显强化
- T2WI：可显示为不均匀的等/高信号或信号流空影
- MRV：显示颈静脉球不对称但通畅
- 相位对比 MRV：显示乙状窦和 JB 内的血流
- 动态 MR：正常 JB 在注入对比剂后的 30 秒内显示为动态曲线下降

经导管静脉造影表现

- 正常的不对称的乙状窦和 JB 内充满对比剂

推荐的影像检查

- 颞骨 CT 显示 JB 周围骨皮质边缘完整
- 增强后 T1WI、MRV 和相位对比 MRV 联合可确诊

鉴别诊断：颈静脉球肿块

颈静脉球高位

- JB 骨皮质边缘完整
- 最上部分可向上延伸至内耳道底
- 某些 MR 序列显示复杂血流所致的高信号可与颈静脉球假病变的 MRI 表现相似

颈静脉球憩室

- 从颈静脉球向上延伸的局灶性息肉状肿块
- 乙状窦板完整

颈静脉球骨质缺损

- CT：乙状窦板骨质缺损
- 增强后 T1WI：涡流与颈静脉球假病变相似
- 通常表现为完整的鼓膜后的血管性“肿块”

颈静脉鼓室球瘤

- CT：颈静脉球上外侧缘骨质呈浸润性改变
- 平扫 T1WI：颈静脉孔肿块，伴有高流量的信号流空影（“胡椒征”）
- 蔓延方向：从颈静脉球上外侧蔓延到中耳底下鼓室

颈静脉孔脑膜瘤

- CT：颈静脉孔边缘骨质呈浸润性-硬化性改变

- 平扫 T1WI：没有高流量的信号流空影
- 增强后 T1WI：明显强化的肿块边缘出现“脑膜尾征”
- 蔓延方向：沿硬脑膜表面呈偏心性生长

颈静脉孔神经鞘瘤

- CT：颈静脉孔扩大，边缘光滑凹陷
- 平扫 T1WI：颈静脉孔的哑铃状强化肿块影
- 蔓延方向：沿第 9～11 脑神经走行方向蔓延

病理

概况

- 胚胎学-解剖学基础
    - 颈静脉球的不对称继发于听囊周围气房气化不良
    - 右侧大颈静脉球多见
    - 大而不对称的颈静脉球使慢速、复杂的 MR 血流信号与病变信号相似
- 流行病学
    - 是 MR 显示的最常见颈静脉孔病变
        - 当您在 MR 图像上看到颈静脉球-颈静脉孔表现异常时，第一个要问的问题是“我看到的是假病变吗?”

临床要点

临床表现

- 主要症状：无
- JB 假病变最常见的情况
    - 患者因无关的症状而进行头部 MR 检查
    - MR 报告可能把 JB 假病变诊断为静脉窦血栓形成或神经鞘瘤
    - 患者准备进行治疗
    - 颞骨 CT 显示 JB 正常但不对称，骨皮质缘完整
    - MR 进一步检查表明在一个或多个 MR 序列上为血流信号，MRV 正常
    - 患者恢复正常生活，随访影像检查证实“治愈”

自然病程

- 不对称的大 JB 或 JB 高位不会随时间延长而增大
- 影像学诊断对于避免手术探查非常重要

治疗

- 不需要治疗或随访

预后

- 正常解剖结构
- 必须通过放射科医师的正确诊断来避免手术探查

参考文献

1. Caldemeyer KS et al: The jugular foramen: A review of anatomy, masses, and imaging characteristics. RadioGraphics 17:1123-39, 1997
2. Rubinstein D et al: The anatomy of the inferior petrosal sinus, glossopharyngeal nerve, vagus nerve, and accessory nerve in the jugular foramen. AJNR 16:185-94, 1995
3. Daniels DL et al: Magnetic resonance imaging of the jugular foramen. AJNR 6:669-701, 1985

颈静脉球骨质缺损

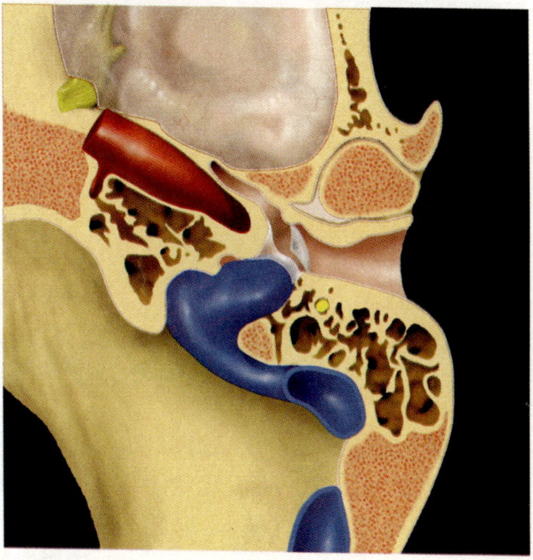

颈静脉球骨质缺损。颞骨横断面示意图上面观可显示有骨质缺损的颈静脉球从内下方突入中耳腔。乙状窦板缺损

要点

- 同义词：裸露的颈静脉球、巨大颈静脉球畸形、颈静脉球外侧憩室
- 定义：为正常静脉变异，颈静脉球通过乙状窦板缺损区向外上方延伸到中耳腔内
- 典型影像学表现：CT 显示通过乙状窦板缺损区向中耳腔内突入的软组织肿块与颈静脉球相延续
- 其他要点
    - 颈静脉球骨质缺损（DJB）常见于颈静脉球高位患者
    - 右侧颈静脉球高位多见

影像学表现

一般影像特征

- 最佳影像线索

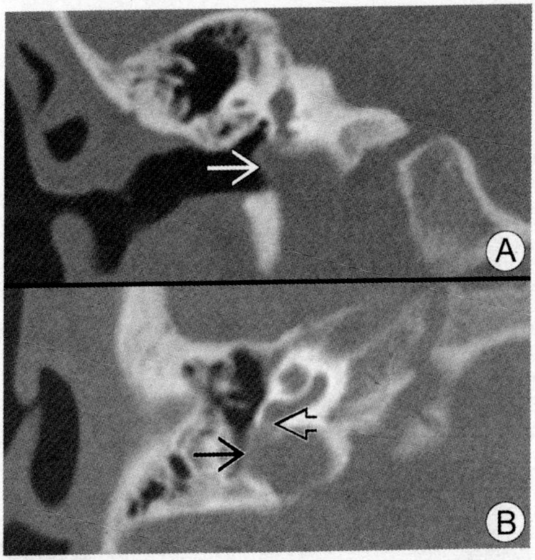

颈静脉球骨质缺损。(A) 颞骨冠状面 CT 显示 DJB 向外上方突入到中耳腔内(箭),可见 DJB 抵达鼓膜。(B) 颞骨横断面 CT 显示乙状窦板局灶性缺损(箭),DJB 充满蜗窗龛(空箭)

- CT 显示乙状窦板局限性缺损及突入中耳腔后下方的软组织肿块

CT 表现

- 平扫 CT:与颈静脉球不能分开的中耳腔软组织肿块
  - 乙状窦板缺损
  - DJB 突入到中耳腔的后下方
- 增强 CT
  - 突入中耳腔的肿块强化程度与颈静脉球相同

MR 表现

- 静脉涡流可能导致 MR 评估 JB 困难
- 冠状面显示颈静脉球外侧呈分叶状突入中耳腔下方
- 增强后 T1WI:明显强化的中耳肿块与明显强化的颈静脉球相连
- T2WI:不均匀的等至高信号,或流空信号
- MRV:颈静脉球向外上方突入到中耳腔内

- 动态 MRI：正常颈静脉球在注射对比剂后 30 秒时表现为动态曲线下降

静脉造影表现

- 静脉造影显示从颈静脉球外上缘呈“伪足样”伸出
- 骨性标志很难确定

推荐的影像检查

- 颞骨 CT 最佳，为最常用的诊断方法
- 增强后 T1WI 并 MRV 用于诊断不明确的病例

鉴别诊断：颈静脉球肿块

不对称的大颈静脉球

- 常见的正常变异，右侧多见
- 通常在对搏动性耳鸣进行检查时意外发现，是唯一发现的问题
- 颅底 CT 显示颈静脉嵴和颈静脉球骨皮质缘完整

颈静脉球高位

- 颈静脉球骨皮质缘完整
- 最上方部分向上可延伸至 IAC 底
- 某些 MR 序列可显示复杂血流形成的高信号

颈静脉球憩室

- 从颈静脉球上方突出的局灶性息肉状肿块
- 乙状窦板完整

颈静脉鼓室球瘤

- CT：颈静脉球外上缘骨质呈浸润性改变
- 平扫 T1WI：颈静脉孔肿块，伴有高流量的流空信号（“胡椒征”）
- 蔓延方向：从颈静脉球外上方通过中耳底蔓延至下鼓室

颈静脉孔脑膜瘤

- CT：颈静脉球边缘骨质呈浸润-硬化性改变
- 平扫 T1WI：无高流量的信号流空影
- 增强后 T1WI：明显强化的肿块边缘可见“脑膜尾征”
- 蔓延方向：沿硬脑膜表面呈偏心性生长

颈静脉孔神经鞘瘤

- CT：颈静脉孔扩大，边缘光滑凹陷
- 增强后 T1WI：颈静脉孔的哑铃形的强化的肿块
- 蔓延方向：沿第 9～11 对脑神经的走行方向蔓延

病理

概况

- 胚胎学-解剖学基础
  - 正常情况下把颈静脉球与下鼓室和中鼓室分隔开的乙状窦板出现局灶性骨质缺损
- 病因及发病机制
  - 先天性病变
  - 骨质缺损常见于颈静脉球高位患者
- 流行病学
  - 占尸检病例的 7%

大体病理及手术所见

- 中耳腔后下方的血管性“肿块”，与颈静脉球不能分开

临床要点

临床表现

- 常见症状：无症状
- 其他症状
  - DJB 与很多症状相关
  - 争论在于其是否是这些症状的病因
  - 搏动性耳鸣、头痛、耳聋均与 DJB 有关
  - 传导性耳聋继发于圆窗阻塞和鼓膜-听小骨受压这两个因素的同时作用
- 耳镜检查
  - 完整的鼓膜（TM）后可见蓝色的血管性“肿块”
  - 见于鼓膜后下四分之一象限
  - 采用 Valsalva 法或压迫同侧颈静脉时，耳镜检查可见肿块增大

自然病程

- 先天性病变，不会随时间延长而增长

治疗

- 最初治疗：应尽量不进行治疗
- 手术矫正
    - 用骨蜡或鼻中隔软骨自体植入物放在乙状窦块骨缺损上方进行手术重建

预后

- 如果不进行处理，预后很好
- 准确的放射学诊断确保不发生鼓膜切开术造成的损伤是非常重要的

参考文献

1. Marshot-Dupuch K: Pulsatile and nonpulsatile tinnitus: A systematic approach. Semin Ultrasound CT MR 22:250-70, 2001
2. Weiss RL et al: High jugular bulb and conductive hearing loss. Laryngoscope 107 321-7, 1997
3. Wadin K et al: Effects of a high jugular fossa and jugular bulb diverticulum on the inner ear. Acta Radiol Diagn 27:629-36, 1986

颈静脉球憩室

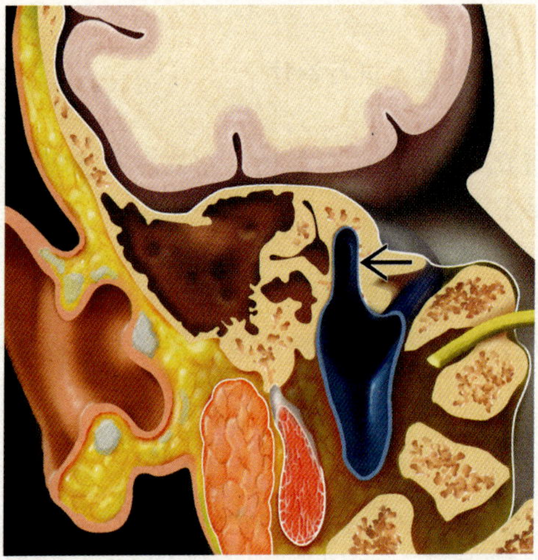

颈静脉球憩室。右侧颞骨冠状面示意图显示明显向上突出的颈静脉球憩室（箭）。这种病变常于颞骨CT检查时意外发现，大多数不是延伸到中耳腔，而是向后延伸至内耳道后方

要点

- 同义词：颈静脉憩室、岩部颈静脉异位
- 定义：颈静脉球的先天性血管异常，颈静脉球呈局灶性“指样”伸向周围颅底骨
- 典型影像学表现
  - 颈静脉球憩室（JBD）表现为颈静脉球边缘呈局灶性息肉样突出
  - 颈静脉球高位或位置正常
- 其他要点
  - 临床表现：无症状、意外发现
  - 耳镜检查正常
    - 鼓膜（TM）正常
    - 因此，JBD是一个放射学诊断

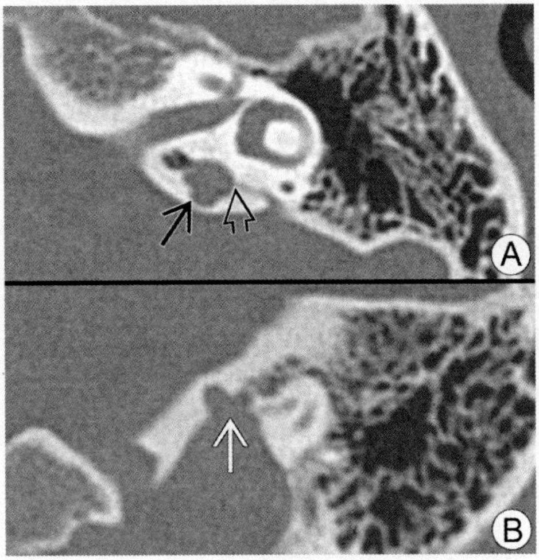

颈静脉球憩室。(A) 左侧颞骨横断面 CT 显示典型的向上方突出的颈静脉球憩室(箭),可见骨性前庭水管突向憩室的外侧边缘(空箭)。(B) 冠状面 CT 显示憩室实际为两叶(箭)

影像学表现

一般影像特征

- 最佳影像线索
  - 颈静脉球边缘呈局灶性息肉状延伸,向上可达颞骨深部内耳道后方
- 颈静脉球憩室常向上蔓延
  - 其他延伸方向包括
    - 向内、前或后
    - 当向外侧延伸时=颈静脉球骨质缺损

CT 表现

- 平扫 CT:颈静脉球边缘呈息肉样延伸,骨皮质完整
- 增强 CT:颈静脉球和憩室均一性强化
- 放射科医师必须观察到局部的蔓延
  - 侵蚀内耳道壁
    - 当伴听神经鞘瘤时,这一点非常重要

MR 表现

- 血液涡流使 MR 很难评价颈静脉球和憩室
  - 可与血栓形成或神经鞘瘤相似
- 增强后 T1WI：明显强化，与神经鞘瘤相似
- T2WI：可以表现为不均匀高信号
- MR 静脉造影（MRV）：显示颈静脉球呈指状突出
- 动态 MR：正常颈静脉球和憩室在注射对比剂后 30 秒内表现为动态曲线下降

推荐的影像检查

- 首先进行横断面和冠状面骨算法重建的平扫 CT
- 如仍有疑虑，行增强 MR 和 MRV

鉴别诊断：颈静脉球病变

不对称的大颈静脉球

- 常见的正常变异，右侧多见
- 常在颅底检查时意外发现，为唯一的问题
- CT：颈静脉嵴和颈静脉球骨皮质边缘完整
- MR：复杂信号或高信号并非出现于所有 MR 序列上

颈静脉球高位

- 最上的部分向上延伸到 IAC 底
- CT：颈静脉孔骨皮质边缘完整
- MR：在所有 MR 序列上复杂的信号或高信号并不总是存在

颈静脉球骨质缺损

- 鼓膜后血管性肿块
- CT：乙状窦板局灶性骨质缺损

颈静脉鼓室球瘤

- 颈静脉孔强化的肿块
- CT：颈静脉孔边缘有浸润性骨质破坏
- 平扫 T1WI：高流量的血管流空影（“胡椒征”）

颈静脉孔瘤

- 沿第 9～11 对脑神经走行方向分布的哑铃形肿块
- 平扫 CT：颈静脉孔扩大，骨质边缘光滑凹陷

- 增强后 T1WI：颈静脉孔的梭形强化的肿块

颈静脉孔脑膜瘤

- 沿硬脑膜表面偏心性生长的颈静脉孔肿块
- 平扫 CT：颈静脉孔骨质边缘呈浸润性-硬化性改变
- 增强后 T1WI：“脑膜尾征”

病理

概况

- 一般病理特征
  - JBD 是颈静脉球高位向周围解剖结构内延伸，但被致密的听囊阻碍所致
- 组织学-解剖学基础
  - 颈静脉球高位常见于乳突和外淋巴结构气化不良患者
- 病因及发病机制
  - JBD 可继发于血流动力学因素
  - JBD 常见于颈静脉球高位患者
- 流行病学
  - 在颞骨病变患者中发生率为 8%
  - 在颈静脉球高位病例中发生率为 35%

大体病理及手术所见

- JBD 常向内上方延伸到内耳道、颅后窝和骨性前庭水管之间的区域

临床要点

临床表现

- 常见体征/症状：无症状
- 许多症状与 JBD 有关
  - 取决于憩室延伸的方向
    - 感音神经性耳聋继发于内耳道或内淋巴管受累
    - 耳鸣（持续性或间歇性铃响声）
    - 眩晕
    - 类似 Meniere 病的症状

- 与JBD有些关联的症状

自然病程

- 年幼时发生的固定不变的先天性病变

治疗

- 对症状进行保守治疗
- 不再建议手术治疗

参考文献

1. Kobanawa S et al: Jugular bulb diverticulum associated with lower cranial nerve palsy and multiple aneurysms. Surg Neurol 53(6):559-62, 2000
2. Atilla S et al: Computed tomographic evaluation of surgically significant vascular variations related with the temporal bone. Eur J Radiol 20(1):52-6, 1995
3. Wadin K et al: The jugular diverticulum. A radioanatomic investigation. Acta Radiol Diagn 27(4):395-401, 1986

颈静脉鼓室球瘤

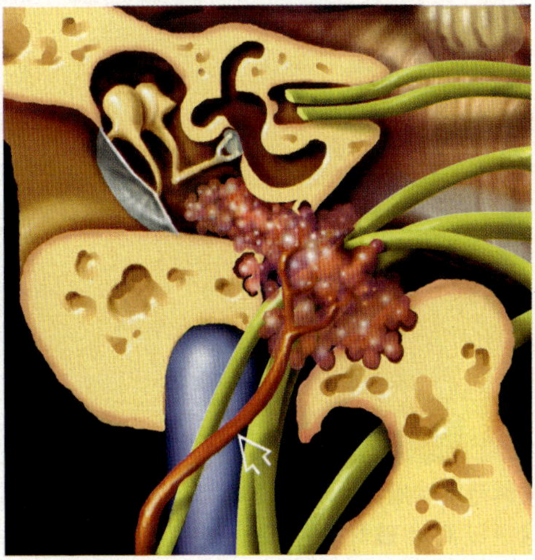

颈静脉鼓室球瘤。示意图示颈静脉孔的血管性肿块通过中耳底侵入中耳腔内。主要的供血动脉是咽升动脉（箭）。临床医师看到的只是鼓膜后的冰山一角

要点

- 同义词：颈静脉球瘤和颈静脉鼓室副神经节瘤
- 定义：颈静脉鼓室球瘤指累及颈静脉孔和中耳腔的副神经节瘤
- 典型影像学表现
  - CT：颈静脉孔外上方骨质边缘呈浸润性破坏
  - MR：平扫 T1WI 显示高流量的信号流空影
  - 血管造影：肿瘤迅速染色和早期静脉显影
- 颈静脉孔区的最常见的肿瘤

影像学表现

一般影像特征

- 最佳影像线索
  - 颅底 CT 显示颈静脉孔（JF）外上方骨质边缘呈浸润性破坏

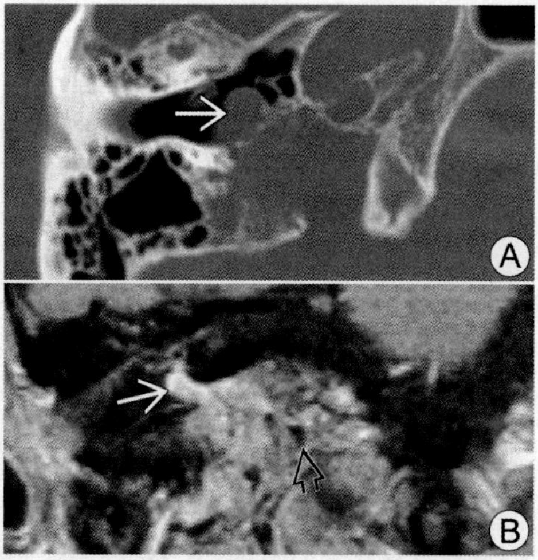

颈静脉鼓室球瘤。(A) 横断面 CT 显示颈静脉孔骨质边缘呈浸润性破坏，伴有软组织肿块延伸到中耳(箭)。(B) 冠状面增强后 T1WI 显示颈静脉孔明显强化的肿瘤，并向外上方延伸包绕耳蜗岬（箭）。（空箭）：“胡椒征”

- 颈静脉鼓室球瘤
  - 颈静脉孔肿块向外上方延伸到中耳腔底
  - 肿瘤延伸方向为向外上方进入中耳

CT 表现

- 平扫 CT：颈静脉孔外上方骨质边缘的浸润性破坏标出了肿瘤的范围
  - 颈静脉嵴受侵常见
  - 颈内动脉岩骨垂直段后壁骨质缺损
  - 面神经乳突段可被包绕

MR 表现

- 平扫 T1WI 显示“盐和胡椒征”（“椒盐征”）
  - “盐”或者肿瘤实质内的高信号区很少看到
    - 继发于亚急性出血（正铁血红蛋白）
  - “胡椒”＝高流量的流空影形成的低信号区

- 增强后 T1WI
  - 显示颅底和中耳内肿瘤的真正范围
  - 可显示肿瘤在颈内静脉腔内蔓延
  - 冠状面显示肿瘤的一部分呈舌头样从颈静脉孔蜿蜒向上，通过中耳底，终止于耳蜗岬

血管造影表现

- 供血动脉增粗，血管染色明显而持久，以及动静脉短路导致引流静脉早期显影
- 咽升动脉是主要的供血动脉

推荐的影像检查

- 术前都行 CT、MR 和血管造影检查
- CT 能为外科医生提供 MR 不能显示的骨质破坏、骨质缺损以及解剖标志等
- MR 显示肿瘤软组织的确切范围
- 血管造影为手术医生提供了血管路径图
  - 评价脑的动脉和静脉的侧支循环情况
  - 寻找多中心的肿瘤
  - 术前栓塞止血

鉴别诊断：颈静脉孔肿块

颈静脉球高位

- 颈静脉孔骨质边缘完整
- 并非所有 MR 序列上颈静脉球都为高信号

颈静脉球骨质缺损

- 乙状窦板局灶性缺损
- 呈息肉状延伸到中耳内的部分与颈静脉球是相连的

颈静脉孔脑膜瘤

- 平扫 CT：浸润性-硬化性骨质改变
- 增强 T1WI：肿块强化伴“脑膜尾征”
- 肿瘤延伸方向：沿硬脑膜表面呈偏心性生长
- 血管造影：肿瘤染色持久但较轻微

颈静脉孔神经鞘瘤

- 平扫 CT：颈静脉孔扩大，边缘光滑

- 增强后 T1WI：梭形强化的肿块±囊变
- 肿瘤延伸方向：沿第 9～11 对脑神经延伸
- 血管造影：没有肿瘤染色或增粗的供血动脉；静脉期模糊显影

病理

概况

- 病因及发病机制
  - 源自球体（glomus 为拉丁语“球”）＝副神经节
    - 由起源于原始神经嵴的化学感受器细胞组成
- 流行病学
  - 5％为多中心性病变
  - 当为家族性病变时，多中心病变的发生率为 25％

大体病理及手术所见

- 有分叶的实性肿块，有纤维假包膜
- 表面为紫红色
- 切面显示多条增粗的供血动脉

镜下特点

- 由主细胞和支持细胞组成的双相细胞病变，外有纤维肌性基质包绕
  - 主细胞排列为特征性的致密的细胞巢或细胞团（Zellballen）
- 电子显微镜：显示神经分泌性颗粒

临床要点

临床表现

- 常见症状：客观性搏动性耳鸣
- 其他症状：第 9～11 对脑神经±第 12 对脑神经病变；第 7 或第 8 对脑神经病变少见
- 耳镜检查：鼓膜后血管性肿块
- 人口统计学
  - 年龄：40～60 岁
  - 男∶女＝3∶1

自然病程

- 年龄较大的患者肿瘤生长缓慢

治疗

- 手术治疗：颞下窝入路（对 Fisch A 型的患者）
- 较大病变需要手术联合放射治疗
- 单独放射治疗用于年龄较大的患者的姑息性治疗

预后

- 60％的患者遗留术后脑神经病变

参考文献

1. Rao AB et al: Paragangliomas of the head and neck: Radiologic-pathologic correlation. RadioGraphics 19:1605-32, 1999
2. Vogl TJ et al: Glomus tumors of the skull base: Combined use of MR angiography and spin-echo imaging. Radiology 192:103-10, 1994
3. Olsen WL et al: MR imaging of paragangliomas. AJR 148:201-4, 1987

颈静脉孔神经鞘瘤

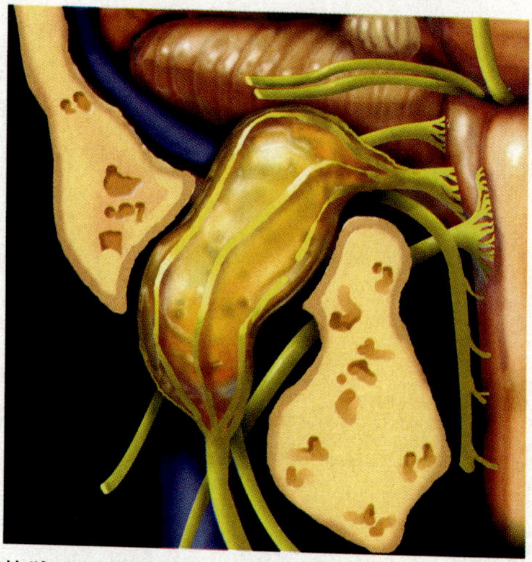

颈静脉孔神经鞘瘤。示意图显示颈静脉孔神经鞘瘤表现为颈静脉孔区边界清晰的梭形肿块。颈静脉孔扩大，骨性边缘光滑。肿瘤沿第 9～11 对脑神经生长，从颈静脉孔蔓延到延髓外侧

要点

- 同义词：神经鞘瘤（neurilemmoma）；神经瘤
- 定义：来源于包绕第 9、10 或 11 对脑神经的分化良好的施万（Schwann）细胞的良性肿瘤
- 典型影像学表现：以颈静脉孔为中心的较大的梭形、边界清楚的强化肿块
- 为颈静脉孔区的第二常见肿瘤
- 表现为感音神经性耳聋（＞90％）

影像学表现

一般影像特征

- 最佳影像线索：CT 显示颈静脉孔扩大，边界清晰
- 颈静脉孔区的梭形或哑铃形肿块

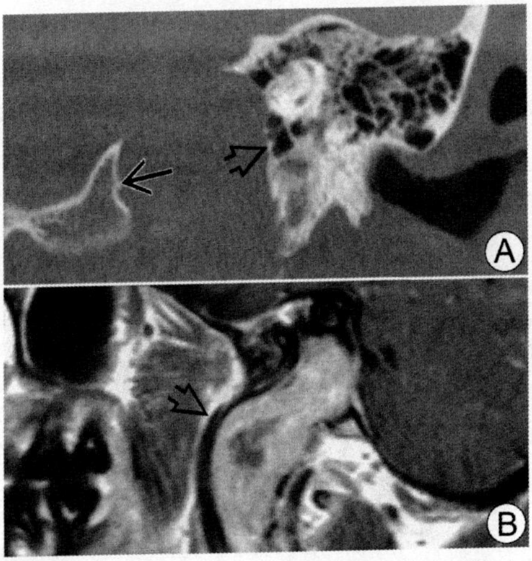

颈静脉孔神经鞘瘤。(A) 左侧颞骨冠状面 CT 显示颈静脉孔扩大，边缘光滑（箭）。(B) 矢状面增强 T1WI 显示颈静脉孔神经鞘瘤表现为圆形强化的肿块，颈静脉孔扩大，肿瘤的上缘指向脑干外侧缘（箭）

- 骨内蔓延比较明显
- 生长路径
  - 颈静脉孔神经鞘瘤从颈静脉孔向上生长，通过基底池到延髓外侧的橄榄后沟
  - 颈静脉孔神经鞘瘤从颈静脉孔向下生长延伸至鼻咽部颈动脉间隙

CT 表现

- 颈静脉孔扩大，边缘光滑
  - 颈静脉孔有薄的硬化边缘
- 冠状面：颈静脉外侧结节中断（“鸟嘴征”）

MR 表现

- 增强后 T1WI：管状或哑铃状的均匀强化的肿块，较大肿瘤内可有囊变
- T2WI 呈高信号；与之相比较，脑膜瘤 T2WI 呈低信号

血管造影表现

- 肿瘤为中等血供
- 供血动脉迂曲但并不增粗
- 散在分布的对比剂“池”为特征性表现
  - 无动静脉短路或血管包绕
- 鼻咽部颈动脉间隙内，较具特征的是在肿瘤前内下缘的上方的颈内动脉移位

鉴别诊断：颈静脉孔肿块

颈静脉鼓室球瘤

- CT：颈静脉孔骨质边缘呈浸润性破坏
- 平扫 T1WI：高流量的流空影为特征性表现
- 血管造影：迅速充填和染色
- 生长方向：肿瘤从颈静脉孔向上、向外生长，进入中耳腔

颈静脉孔脑膜瘤

- CT：浸润性、硬化性骨质改变
- 增强后 T1WI：以硬脑膜为基底的肿块，伴“脑膜尾征”
- 血管造影：肿瘤染色持续至毛细血管期
- 生长方向：沿硬脑膜表面呈偏心性生长

听神经鞘瘤

- CT：骨质改变仅有内耳道扩大
- 增强后 T1WI：CPA－IAC 强化的肿块
- 中心位于颈静脉孔上方
- 生长方向：从内耳道长出向脑干方向生长

转移性肿瘤或非霍奇金淋巴瘤

- CT：颈静脉孔骨质边缘呈破坏性改变
- 增强后 T1WI：不均匀强化的侵袭性肿块
- 生长方向：偏离颈静脉孔

病理

概况

- 病因学-发病机制

- ○ 起源于包绕第 9、10 或 11 对脑神经的施万（Schwann）细胞
- 流行病学
  - ○ 颈静脉孔区最常见的神经鞘瘤是源于舌咽神经的神经鞘瘤
  - ○ 多发性神经鞘瘤＝NF2

大体病理及手术所见

- 来源于神经鞘的光滑、有分叶的肿块
- 棕褐色、圆形/卵圆形、有包膜的肿块
- 起源于神经鞘，呈偏心性生长

镜下特点

- 分化良好的肿瘤性施万（Schwann）细胞
- 可见扁长形胞核的梭形细胞
  - ○ 致密、扁长的细胞区＝Antoni A 细胞
  - ○ 细胞少、排列疏松±载脂细胞簇的区域＝Antoni B 细胞
- 免疫组织化学：强的弥漫的 S-100 蛋白免疫染色＝神经系统支持细胞中的神经嵴标志抗原
- 无坏死，但可有肿瘤内的囊变和/或出血

Kaye 和 Pellet 手术学分类（根据手术学和放射学表现）

- A 型：延伸至桥小脑角
- B 型：颈静脉孔内
- C 型：鼻咽部颈动脉间隙和/或颈静脉孔
- D 型：颅内和颅外（脑池内和颈动脉间隙）

临床要点

临床表现

- 主要症状：感音神经性耳聋
  - ○ ＞90％的病例主诉有听力丧失
    - ▪ 临床上归入“排除听神经鞘瘤组”内
  - ○ 半面痉挛或声嘶少见
- 第 9～11 对脑神经病变的症状发生较晚

自然病程

- 缓慢生长的良性肿瘤

治疗

- 目标是一次手术彻底切除肿瘤

- 手术入路取决于是否向脑池或鼻咽部颈动脉间隙延伸

预后

- 手术切除肿瘤还可导致第 7～12 对脑神经损伤
- 脑脊液漏是少见的并发症

参考文献

1. Lee SK et al: Surgical tactics and outcome of treatment in jugular foramen schwannomas. J Clin Neurosci 1:32-9, 2001
2. Eldevik OP et al: Imaging findings in schwannomas of the jugular foramen. AJNR 21:1139-44, 2000
3. Caldemeyer KS et al: The jugular foramen: a review of anatomy, masses, and imaging characteristics. RadioGraphics 17:1123-39, 1997

颈静脉孔脑膜瘤

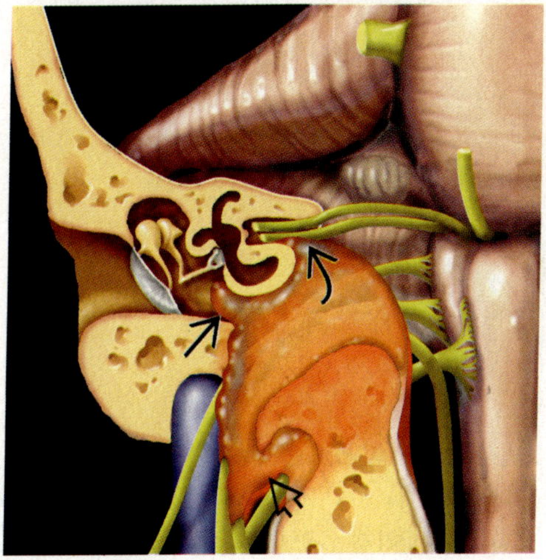

颈静脉孔脑膜瘤。冠状面示意图显示以颈静脉孔为中心的脑膜瘤，向外上方延伸到中耳腔（箭），向下延伸至鼻咽部颈动脉间隙（空箭）。内耳道轻微受累（弯箭），而听囊未受累及

要点

- 定义：脑膜瘤起源于沿颈静脉孔内脑神经散在分布的蛛网膜帽状细胞
- 典型影像学表现
  - CT 显示颈静脉孔骨质边缘呈浸润性-硬化性改变，可有基质钙化
  - 增强后 T1WI 显示以硬脑膜为基底的强化肿块，伴从颈静脉孔向外长出的“脑膜尾征”
- 脑膜瘤是颅内最常见的脑外肿瘤
- 颈静脉孔脑膜瘤（JFM）的临床和放射学表现与副神经节瘤类似
  - 当脑膜瘤累及中耳腔时更相似
  - 此时表现为鼓膜后血管性肿块

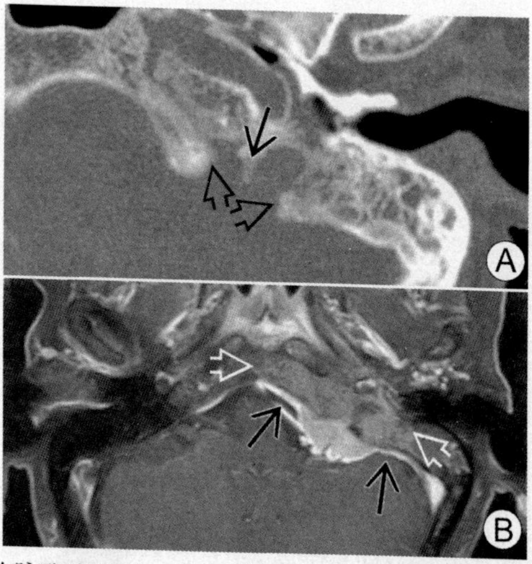

颈静脉孔脑膜瘤。(A) 横断面 CT 显示颈静脉孔浸润性-硬化性骨质边缘（空箭）。颈静脉嵴完整（箭）。(B) 横断面脂肪抑制后的增强 T1WI 显示颈静脉孔脑膜瘤表现为以硬脑膜为基底、明显强化的肿块，并有明显的“脑膜尾征”（箭）。骨质内广泛受累（空箭）

- 脑膜瘤起源于脑膜的蛛网膜细胞
  - 1/3 的蛛网膜细胞位于颅底的脑膜
  - 蛛网膜细胞可沿脑神经进入颈静脉孔
    - 脑膜瘤可沿颈静脉孔的第 9～11 对脑神经发生
    - 亦可延伸到鼻咽部颈动脉间隙

影像学表现

一般影像特征

- 最佳影像线索：以硬脑膜为基底的肿块，伴“脑膜尾征”
- 颈静脉孔区的脑膜瘤与颈静脉球瘤和颈静脉鼓室球瘤相似

CT 表现

- 以硬脑膜为基底的高密度、钙化的肿块
- 均匀明显强化
- 肿瘤边缘骨质呈浸润性-硬化性改变

MR 表现

- 源于颈静脉孔的以硬脑膜为基底的肿块
  - 向上蔓延至基底池
  - 从颈静脉孔发生，呈偏心性生长
    - 向上外方蔓延至中耳乳突部
    - 向前进入颈动脉管区
    - 向前内方累及岩尖
- “脑膜尾征”可见于邻近脑膜表面
- 平扫 T1WI 或其他任何 MR 序列均没有高流量的血管流空影（与副神经节瘤相比）

血管造影表现

- 颈外动脉的硬脑膜支供应肿瘤中心部分
- 颈内动脉的软膜支供应肿瘤周边部分
- 肿瘤染色持续至静脉期

推荐的影像学检查

- 术前行 CT、MRI 和血管造影检查
- CT 显示关键的骨性标志
- MRI 显示确切的软组织肿瘤范围
- 血管造影为手术医师提供血管路径图
  - 评价脑的动脉和静脉侧支循环
  - 术前行止血性栓塞

鉴别诊断：颈静脉孔肿块

颈静脉球高位

- 颈静脉孔骨质边缘完整
- 并不是在所有的 MR 序列上都呈高信号

颈静脉球骨质缺损

- 乙状窦板局部缺损
- 延伸至中耳腔内的息肉状影与颈静脉球相延续

颈静脉鼓室球瘤

- CT 显示伴有浸润性骨质破坏的肿块
- 平扫 T1WI 显示高流量的血管流空影

- 血管造影显示肿瘤染色持续时间短但较明显

第9～11对脑神经的神经鞘瘤

- CT显示边界清晰的肿块，无骨肥厚或浸润性改变
- 增强后T1WI显示沿第9～11对脑神经走行的管状强化的肿块，可见囊变
- 血管造影显示无肿瘤染色或大的供血动脉

病理

概述

- 遗传学
  - 与22号染色体有关
- 病因学-发病机制
  - 起源于沿颈静脉孔内第9～11对脑神经分布的蛛网膜帽状细胞的良性的无包膜肿瘤
- 流行病学
  - 颈静脉孔区副神经节瘤＞神经鞘瘤＞脑膜瘤
  - 占颅后窝脑膜瘤的5%

大体病理及手术所见

- 由增粗的硬脑膜动脉供血的灰色肿块
- 分叶状或扁平状形态
- 扁平性脑膜瘤更可能浸润下面的硬脑膜及其下面的骨质

镜下特点

- 良性表现，但表现多样
- 可见沙砾样钙化以及脑膜上皮细胞聚集成漩涡状和小叶状

临床要点

临床表现

- 主要症状：第9～11对脑神经病变
- 其他症状
  - 搏动性耳鸣和/或鼓膜后血管性肿块
  - 脑神经病变可累及第7～12对脑神经的任一神经
- 当广泛侵蚀颞骨时，颈静脉孔脑膜瘤临床上与颈静脉鼓室球

瘤鉴别困难

- 发生于40～60岁；男女比例为1：2
- 危险因素：既往有放射线接触史，NF2和使用雌激素

治疗和预后

- 手术切除
- 年龄过大或身体虚弱不能行手术时采用放射治疗
- 手术切除肿瘤可以导致多条下组脑神经病变

参考文献

1. Harnsberger HR et al: The posterior skull base, with emphasis on the clivus, petro-occipital fissure and jugular foramen. Syllabus, RSNA Categorical Course in Diagnostic Radiology: Neuroradiology 2000: 153-66, 2000
2. Tekkok IH et al: Jugular foramen meningioma: Report of a case and review of the literature. J Neurosurg Sci 41:283-92, 1997
3. Molony TB et al: Meningiomas of the jugular foramen. Otolaryngol Head Neck Surg 106:128-36, 1992

舌下神经管内神经鞘瘤

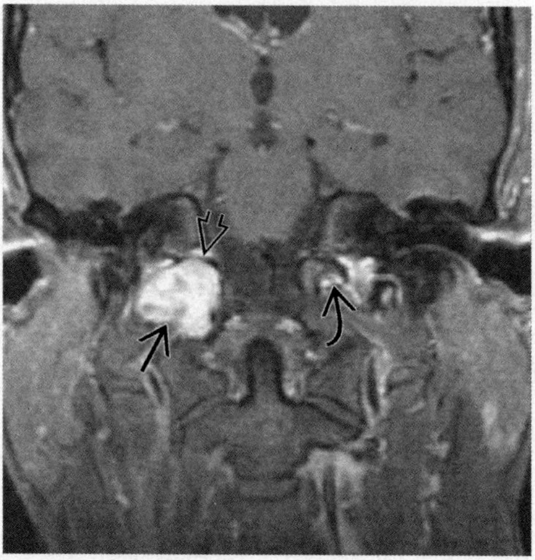

舌下神经的神经鞘瘤。舌下神经管的冠状面增强后T1WI显示右侧舌下神经管内强化的肿块（箭）。肿瘤内可见两个较小的囊变区。肿瘤上部可见骨皮质变薄（空箭）。弯箭：左侧“鸟嘴”下方为正常的舌下神经管

要点

- 同义词：神经鞘瘤（neurilemmoma）、神经瘤
- 定义：颅后窝舌下神经管内包绕第12对脑神经的分化良好的施万（Schwann）细胞来源的良性肿瘤
- 典型影像学表现：中心位于舌下神经管（HC）的较大的边界清楚的哑铃形强化肿块
- 少见的颅底神经鞘瘤
- 表现为舌下神经病变

影像学表现

一般影像特征

- 最佳影像线索：CT显示舌下神经管扩大，边缘光滑

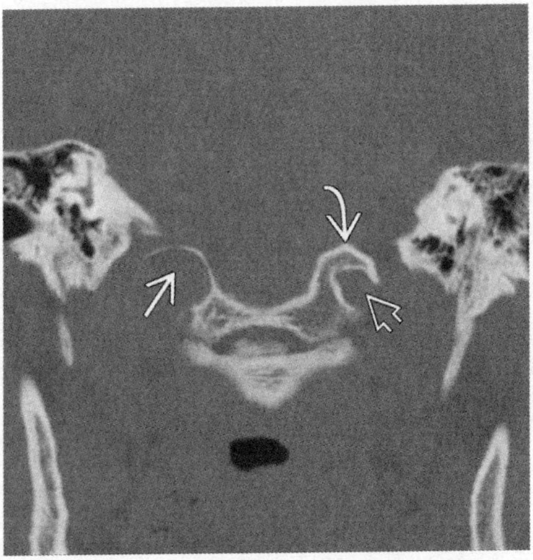

舌下神经鞘瘤。舌下神经管的冠状面 CT 显示右侧舌下神经管扩大，边缘光滑（箭）。“鸟嘴和颈”变为新月形残留骨。可见对侧正常的舌下神经管（空箭）和颈静脉结节（弯箭）

- 延伸至舌下神经管的哑铃形肿块
- 肿瘤生长方向
    - 舌下神经管神经鞘瘤（HCS）沿舌下神经走行生长
        - 向上生长进入基底池至延髓外侧的橄榄前沟
        - 向下生长进入鼻咽部颈动脉间隙

CT 表现

- 舌下神经管扩大，边缘光滑
    - 舌下神经管出现薄的硬化边缘
- 冠状面：颈静脉结节颈及其下表面变薄（“鸟嘴征”）

MR 表现

- 增强后 T1WI：均匀强化的哑铃形肿块±较大肿瘤内有囊变
    - 向上生长的肿瘤位于前下方基底池
    - 向下生长的肿瘤位于鼻咽部颈动脉间隙
    - 病变较小时，只有哑铃的一半
- T2WI 呈高信号（与脑膜瘤 T2WI 低信号相比）

血管造影表现

- 肿瘤为中等血供
- 供血动脉走行迂曲但不增粗
- 散在分布的对比剂“池”为特征性表现
  - 无动静脉短路或血管包绕

鉴别诊断：舌下神经管内肿块

舌下神经管内明显的不对称静脉引流

- CT：HC 骨皮质边缘正常
- 增强后 T1WI：舌下神经管内线状静脉强化影，无明显占位效应

舌下神经管内脑膜瘤

- CT：浸润性-硬化性骨质改变
- 增强后 T1WI：以硬脑膜为基底的肿块，“脑膜尾征”
- 血管造影：肿瘤染色时间延长至毛细血管期
- 肿瘤生长方向：沿硬脑膜表面呈偏心性生长
  - 向下生长的哑铃形肿块进入鼻咽部颈动脉间隙

颈静脉鼓室球瘤

- CT：颈静脉孔骨质边缘呈浸润性破坏
- 平扫 T1WI：高流量的血管流空影为特征性表现
- 血管造影：快速充填和染色
- 生长方向：肿瘤从颈静脉孔向外上生长进入中耳腔
  - 只有肿瘤比较大时才累及舌下神经管

转移性肿瘤或非霍奇金淋巴瘤

- CT：舌下神经管骨质边缘呈破坏性改变
- 增强后 T1WI：侵袭性生长的、不均匀强化的肿块
- 生长方向：从舌下神经管一侧呈偏心性生长

病理

概述

- 病因学-发病机制
  - 起源于包绕舌下神经的施万（Schwann）细胞

- 流行病学
  - 非前庭神经来源的神经鞘瘤的发生率
    - 5 >> 9 > 10 > 7 > 11 > 12 > 3 > 4 > 6
  - 第 12 对脑神经的神经鞘瘤不如第 9～11 对脑神经的神经鞘瘤常见
  - 如果是多发神经鞘瘤的一部分＝NF2

大体病理及手术所见

- 起源于第 12 对脑神经鞘的、有分叶的肿块
- 棕色、圆形/卵圆形、有包膜的肿块
- 从神经一侧呈偏心性生长

镜下特点

- 分化良好的肿瘤性施万细胞
- 有扁长细胞核的梭形细胞
  - 致密的扁长形细胞区域＝Antoni A 细胞
  - 细胞稀疏、松散排列±成束的载脂细胞＝Antoni B 细胞
- 免疫化学：强的弥漫性 S-100 蛋白免疫染色＝神经系统支持细胞中神经嵴标志抗原
- 无坏死，但肿瘤内可有囊变和/或出血

临床要点

临床表现

- 主要症状：舌下神经病变
  - 早期：舌肌纤维自发性收缩；范围较广时，“舌指向病变侧”
  - 晚期：舌肌萎缩
- 病变较大时，可产生第 9～11 对脑神经病变

自然病程

- 缓慢生长的良性肿瘤

治疗

- 目标为一次手术彻底切除肿瘤
- 手术入路根据脑池或鼻咽部颈动脉间隙是否受累决定

预后

- 治疗可导致第 9～12 对脑神经损伤

- 过度凝固静脉侧支血管可导致硬脑膜窦血栓形成

参考文献

1. Sarma S et al: Nonvestibular schwannomas of the brain: A 7-year experience. Neurosurgery 50(3):437-48, 2002
2. Stuckey SL et al: Dilated venous plexus of the hypoglossal canal mimicking disease. AJNR 20:157-8, 1999
3. Smith PG et al: Surgical management of transcranial hypoglossal schwannomas. Am J Otol 16(4):451-6, 1995

蛛网膜颗粒

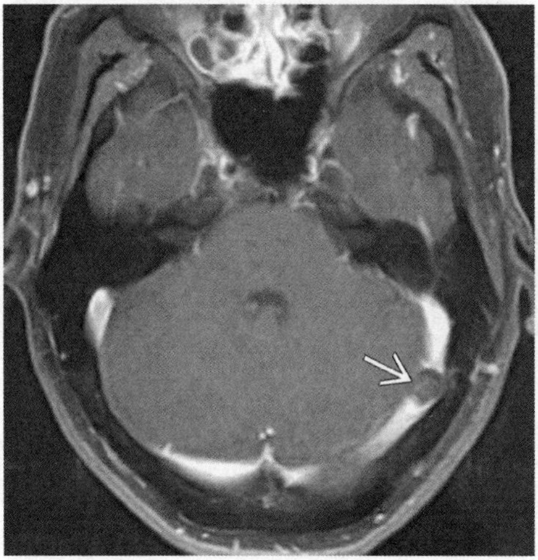

大蛛网膜颗粒。内耳道水平的横断面增强后 T1WI 显示左侧横窦腔内不强化的“充盈缺损”影（箭）。可见蛛网膜颗粒近端和远端的静脉窦正常

要点

- 同义词：Pacchionian 凹陷、颗粒或体
- 定义：增大的蛛网膜粒突入到大的静脉窦腔或蛛网膜下腔内，伴鼓室盖或颅骨内板的骨质侵蚀
- 典型影像学表现：增强 CT 或 MRI 显示横窦和/或乙状窦腔内孤立有分叶的充盈缺损影，或鼓室盖或颅骨内板的局灶性骨质凹陷
- 其他要点
  - 正常变异，常为单发，也可多发
  - 约 25％的增强 CT 检查中可见
  - 最常见于接近静脉入口的横窦中部和外侧部，尤其是 Labbé 静脉处
  - 平均大小约 4～5mm
  - 较大时，称为巨大蛛网膜颗粒

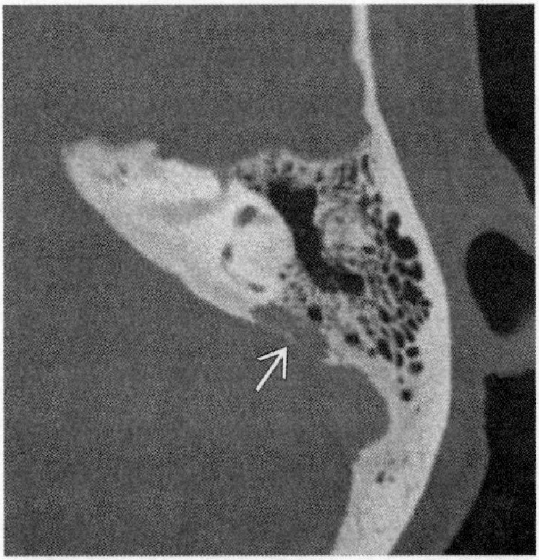

左侧横窦（译者注：作者可能写错，应该为乙状窦）外侧缘的蛛网膜颗粒。左侧颞骨横断面 CT 显示在横窦（译者注：作者可能写错，应该为乙状窦）和颞骨岩部后壁共同的边界处有长扁形低密度区（箭）。此蛛网膜颗粒最后可引起脑脊液耳漏

    - 可能会被新医师误诊为肿瘤
  - 随年龄增大发生率增加，最常见于 40 岁以上

影像学表现

一般影像特征

- 最佳影像线索：
  - 边界清楚的孤立的窦内充盈缺损影
  - 在增强 CT 或 T2WI 上显示最佳

CT 表现

- 平扫 CT
  - 横窦或乙状窦内低密度充盈缺损影，密度较周围静脉血低
    - 罕有钙化
    - 脑脊液搏动可导致颅骨内板侵蚀或凹陷
  - 鼓室盖、侧窦壁或颅骨的良性凹陷

- 增强 CT
    - 静脉窦内不强化的局灶性充盈缺损影
    - 与脑实质相比呈等或低密度
- CT 静脉造影
    - 源图像或多体位重建图像显示为静脉窦内光滑的局灶性充盈缺损

MR 表现

- 平扫 T1WI
    - 与脑实质相比，静脉窦内缺损呈等或低信号，与脑脊液相比呈等信号
- 增强后 T1WI
    - 静脉窦内不强化的病变，周围常被强化的窦内血液包绕
- T2WI
    - 静脉窦内均匀的高信号病变，周围被大静脉窦的信号流空影包绕
    - T2WI 显示最佳
- MR 静脉造影
    - 源图像或多断面重建图像显示为静脉窦内光滑的局灶性充盈缺损
    - 病变近端和远端的静脉血流正常

推荐的影像检查

- 需与紊乱的静脉窦血流或血栓形成鉴别
- 证实病变近端和远端为正常强化（增强 CT）或信号流空影（MRI）

鉴别诊断：横窦内病变

正常的大小和血流不对称

- 平扫 CT：正常硬脑膜窦为轻度高密度
- MR：缓慢而不对称的血流可产生各种各样的信号

解剖变异

- 先天性横窦发育不良或未发育
- “高位”小脑幕切迹

假“空三角征”

- 见于硬膜下血肿和硬膜下积脓

硬脑膜动静脉瘘

- MRA 或 DSA 显示颈外动脉发出的供血动脉增粗
- 再通的不规则横窦-乙状窦

静脉窦血栓形成

- 较长的静脉窦血流减少区
- 由于皮层静脉血栓形成或静脉压增高，表现为头痛、颅内压增高或出血
- CT 为高密度，平扫 T1WI 呈高信号，或 T2WI 上信号流空影消失

颅骨内板骨质侵蚀

- 可能伴发于邻近皮层肿瘤

病理

概述

- 一般病理特征
  - 蛛网膜颗粒吸收脑脊液
  - 考虑为增大的蛛网膜颗粒
- 流行病学
  - 25％的增强 CT 或增强后 T1WI 可显示此病变
  - 只有比较大（巨大蛛网膜颗粒）时才成为问题

大体病理及手术所见

- 光滑的蛛网膜突起突入静脉窦或蛛网膜下腔

镜下特点

- 增大的蛛网膜颗粒
- 中心疏松，而周边为致密的结缔组织
- 通过硬脑膜窦壁突入

临床要点

临床表现

- 常见体征/症状：无症状

- 人口统计学
    - 男女发病率一致
    - 随年龄增大而增加
- 脑脊液耳漏很少是因为鼓室盖或乳突复合体后部的病变引起

<u>治疗</u>

- 小的静脉窦病变不需要治疗
- 对脑脊液耳漏需手术修补硬脑膜

参考文献

1. Leach JL et al: Normal appearance of arachnoid granulations on contrast-enhanced CT and MR of the brain: Differentiation from dural sinus disease. AJNR 17:1523-32, 1996
2. Roche J et al: Arachnoid granulations in the transverse and sigmoid sinuses: CT, MR, and MR angiographic appearance of a normal anatomic variation. AJNR 17:677-83, 1996
3. Gacek RR: Evaluation and management of temporal bone arachnoid granulations. Arch Otolaryngol Head Neck Surg 118:327-32, 1992

硬脑膜窦血栓形成

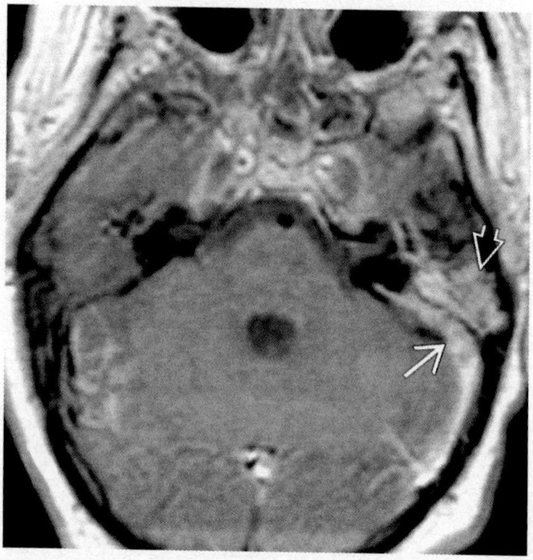

横窦（译者注：可能作者认识有误，应为乙状窦和横窦）血栓形成。横断面增强后 T1WI 显示左侧横窦（应为乙状窦和横窦）血栓形成，横窦（应为乙状窦和横窦）内含有正铁血红蛋白，呈高信号（箭）。中耳和乳突强化（空箭）继发于急性中耳乳突炎，后者也是血栓形成的病因

要点

- 同义词：横窦-乙状窦血栓形成
- 缩写：硬脑膜窦血栓形成＝DST
- 定义：横窦和乙状窦由于乳突炎、脱水或恶病质而导致血液凝固并形成血栓
- 典型影像学表现：MR 大多数序列显示横窦和乙状窦内信号异常
- 其他要点
  - DST 通常是由于横窦-乙状窦汇合处的血栓性静脉炎所致
  - 常常是中耳乳突炎的并发症

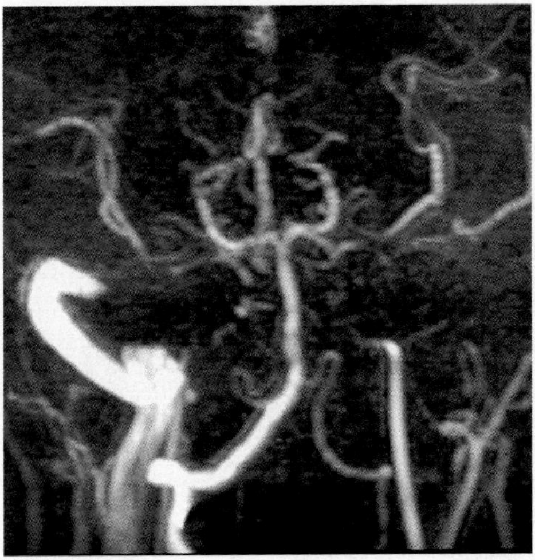

硬脑膜窦血栓形成。MR 血管造影的冠状面投影重建图像显示左侧整个硬脑膜窦消失。此例的原因是硬脑膜窦血栓形成。注意鉴别正常硬脑膜窦的不对称和扫描伪影，这些情况也可出现此表现。常规 MR 序列显示血凝块

影像学表现

一般影像特征

- 最佳影像线索：横窦和乙状窦密度（CT）或信号（MR）异常
- 从窦汇到鼻咽部颈动脉间隙的颈内静脉的单侧硬脑膜窦（包括横窦和乙状窦）都被累及

CT 表现

- 平扫 CT
  - 横窦、乙状窦高密度＞皮层静脉（“索征”）
  - 伴或不伴脑实质异常（静脉性梗死）
    - 皮层-皮层下点状出血、水肿
- 增强 CT
  - ～25％的病例出现“空三角征”（增强的硬脑膜窦包绕不强化的血栓）
  - 杂乱、不规则的静脉（侧支循环）

  - CT 血管造影显示静脉窦充盈缺损

MR 表现

- 信号随血栓的时期不同而不同
- 平扫 T1WI
  - 急性 DST：信号流空影消失，血栓为等信号
  - 亚急性 DST：血栓为高信号
- 增强后 T1WI
  - 硬脑膜窦内显示“充盈缺损”
- T2WI
  - 急性 DST：血栓为低信号
  - 亚急性 DST：血栓为高信号
- 如果出现 Labbé 静脉血栓形成
  - 颞叶脑回肿胀，脑沟消失
    - 急性血栓在 T2WI、FLAIR 和弥散加权像上呈高信号
    - T1WI 上的高信号点状出血：在 GRE 序列图像上为低信号
    - 增强后 T1WI 显示斑片状强化

其他影像学表现

- MR 静脉造影- CT 静脉造影
  - 血流信号消失
  - 硬脑膜静脉窦模糊
  - 异常的侧支循环，比如增粗的髓静脉
- CT 血管造影
  - 横窦、乙状窦充盈缺损
- SPECT、PET、CT 灌注、MRI 灌注：局部脑血流量（rCBF）降低

推荐的影像检查

- MR 与 MRV 为 DST 最佳的单一影像检查方法
- CT 血管造影可显示该区域病变的证据
- 如果断面成像结果不确定，可行传统血管造影检查

鉴别诊断：横窦-乙状窦病变

正常的大小和血流不对称

- 在平扫 CT 上，硬脑膜窦呈正常的轻度高密度
- 缓慢而不对称的血流可产生多种多样的 MR 信号

解剖变异

- 先天性横窦发育不良或不发育
- “高位”小脑幕切迹

假“空三角征”

- 见于硬膜下血肿和硬膜下积脓

“巨大”蛛网膜颗粒

- 卵圆形充盈缺损（血凝块为长的线条形）
- 脑脊液密度（CT）和信号（MRI）

病理

概述

- 遗传学
    - 遗传性易患因素包括蛋白质 C 激活受阻（散发性 DST 的最常见原因）、蛋白质 S 缺乏和凝血酶原（因子Ⅱ）基因突变（G20210A）
- 病因及发病机制
    - 病因广泛（明确的病因＞100 种）
        - 外伤、感染、炎症
        - 怀孕、口服避孕药
        - 代谢因素（脱水、甲状腺功能亢进、肝硬化等）
        - 血液因素（凝血病）
        - 胶原血管病
        - 脉管炎
    - 乳突炎最常见≥硬脑膜窦血栓性静脉炎
- 流行病学：1％的急性中风是由于 DST 所致

大体病理及手术所见

- 血凝块、积脓使静脉窦闭塞、扩张

临床要点

临床表现

- 常见体征/症状：头痛
- 其他症状
  - 变化非常大：从无症状到昏迷和死亡
  - 恶心、呕吐，伴或不伴神经功能障碍

治疗

- 首先给予肝素治疗
- 血管内溶栓治疗
- 对于急性中耳乳突炎合并血栓性静脉炎者采用乳突切除术和给予抗生素治疗

预后

- 多达50%的病例进展为静脉性梗死
- 潜在致命性

参考文献

1. Kawaguchi T et al: Classification of venous ischemia with MRI. J Clin Neurosci 8 (suppl 1):82-8, 2001
2. Liang L et al: Evaluation of the intracranial dural sinuses with a 3D contrast-enhanced MP-RAGE sequence. AJNR 22:481-92, 2001
3. Provenzale JM et al: Dural sinus thrombosis: Findings on CT and MR imaging and diagnostic pitfalls. AJR 170:777-83, 1998

硬脑膜动静脉瘘

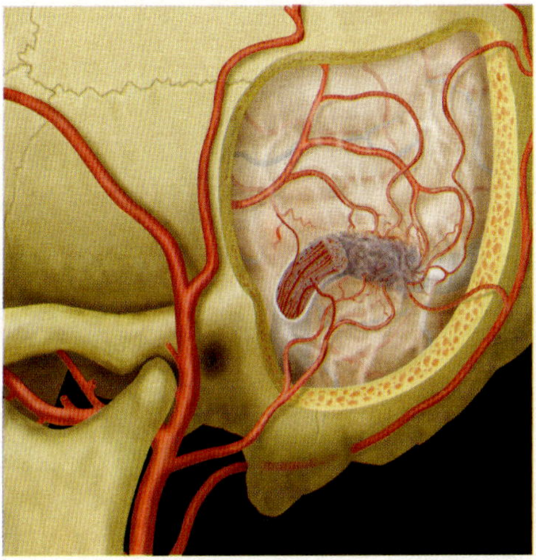

横窦和乙状窦近端剖面示意图显示硬脑膜动静脉瘘。硬脑膜窦内血栓形成，窦壁上出现许多“裂纹状”血管。血供来自颈外动脉和颈内动脉硬脑膜支。此型硬脑膜动静脉瘘的最常见症状是客观性搏动性耳鸣

要点

- 同义词：硬脑膜动静脉短路
- 定义：硬脑膜窦壁上的束状“微小”动静脉短路通常是由于栓塞的横窦-乙状窦（TS-SS）在再通过程中血管生成而形成的
- 大多数都是获得性的，表明血管生成活跃
- 临床表现随硬脑膜动静脉瘘的严重程度不同而不同，从客观性搏动性耳鸣到颅后窝中风

影像学表现

一般影像特征

- 最佳影像线索：磁共振血管造影（MRA）或数字减影血管造

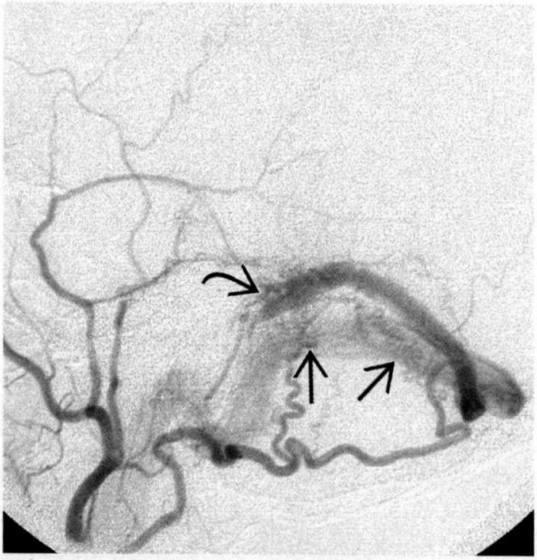

硬脑膜动静脉瘘。颈外动脉血管造影显示 DAVF。可见闭塞的 TS-SS（弯箭）和许多穿骨的、增粗的供应硬脑膜窦壁病变的动脉（箭）。通过对侧的横窦和乙状窦系统进行静脉引流而早显

影（DSA）显示与再通的横窦-乙状窦相关的增粗的颈外动脉（ECA）供血支

MR 表现

- 常规 MR 序列可表现正常
  - TS-SS 在所有序列上表现为异常血栓
  - 比较严重的 DAVF 可表现为皮层静脉增粗、颅后窝中风和/或出血
- MRA
  - 源图像可很好地显示“微小”瘘，表现为横穿颞骨的穿骨线样区
  - 投影重建图像可显示增粗的 ECA 分支
  - 对于较小的 DAVF，可表现正常
  - 可大体显示 DAVF 血管，但不能显示血管结构的细节
- MRV
  - 显示异常的 TS-SS，通常是闭塞的

    ○ 注意鉴别正常的不对称的 TS-SS

其他影像表现

- DSA
    ○ 硬脑膜窦常有血栓形成
    ○ 从硬脑膜窦向皮层静脉的逆流与症状的继续进展和有发生出血的危险相对应
    ○ 迂曲充盈的软脑膜静脉伴静脉性充血

推荐的影像检查

- 对搏动性耳鸣患者行增强 MR、MRA 和 MRV 检查
- 如果为客观性搏动性耳鸣，直接行 DSA 检查进行诊断和血管内治疗

鉴别诊断

混合性软脑膜-硬脑膜动静脉畸形（AVM）

- 真正由软脑膜血管供应 DAVF 者罕见
- 通常伴发大的颅后窝 DAVF

单纯横窦和乙状窦血栓形成

- TS-SS 闭塞，不伴有供血动脉

血管性肿瘤

- 急性血栓形成的 DAVF 可以出现强化、水肿/占位效应

病理

概述

- 一般病理特征
    ○ 没有真正的病灶
- 发病机制及病理生理学
    ○ 发病机制尚不完全清楚
    ○ 获得性和特发性
        ▪ 大多数为获得性
        ▪ 最常见的机制是由于栓塞的 TS-SS 再通所致
        ▪ 血栓形成自发产生，或继发于外伤、手术或脱水
        ▪ 在 ECA 脑膜支和再通的 TS-SS 之间的再通形成更多的直

接动静脉短路
  - 新生血管形成的微观病理学
    - 由机化血栓闭塞的硬脑膜窦肉芽组织内有毛细血管增生
    - 内侧硬脑膜微血管网呈树芽状增生，与薄壁静脉丛相连
    - 在DAVF内，碱性纤维母细胞生长因子（bFGF）、血管内皮生长因子（VEGF）高度表达
- 流行病学：占脑血管畸形伴AVF的10%～15%
- 部位：横窦远端和乙状窦近端

大体病理及手术所见

- 多条增粗的硬脑膜供血动脉在硬脑膜窦汇合
- 在血栓形成的硬脑膜窦壁有“裂纹状”的血管

DAVF分级（Cognard分级）

- TS-SS顺行性血流：良性病变
  - 只在搏动性耳鸣使人虚弱无力时进行治疗
- 硬脑膜窦逆行性血流（30%颅内高压）
  - 血管内治疗降低血流和静脉高压
- 逆行性皮层静脉引流
  - 脑实质内出血伴有局部神经功能障碍
  - 血管内治疗闭塞皮层静脉引流
- DAVF和皮层静脉直接相通
  - 为脑出血的高危因素
  - 利用所有方法进行侵袭性治疗

临床要点

临床表现

- 根据年龄、部位及AVF的严重程度不同而不同
- 轻型DAVF
  - 搏动性耳鸣
- 严重型DAVF
  - 头痛、局部神经功能障碍、死亡

自然病程

- 多种多样；可进展为致死性出血

- 自发闭合者罕见

治疗和预后

- 血管内治疗优先于手术治疗
- 严重 DAVF 选择手术切除
- 立体定向放射治疗是较轻的 DAVF 的治疗方案

参考文献

1. Friedman JA et al: Results of combined stereotactic radiosurgery & transarterial embolization for dural arteriovenous fistulas of transverse & sigmoid sinuses. J Neurosurg 94:886-91, 2001
2. Kawaguchi T et al: Classification of venous ischaemia with MRI. J Clin Neurosci 8:82-8, 2001
3. Cognard C et al: Cerebral dural arteriovenous fistulas: Clinical and angiographic correlation with a revised classification of venous drainage. Neuroradiology 194:671-80, 1995

颅底弥漫性病变

颞骨骨纤维异常增殖症

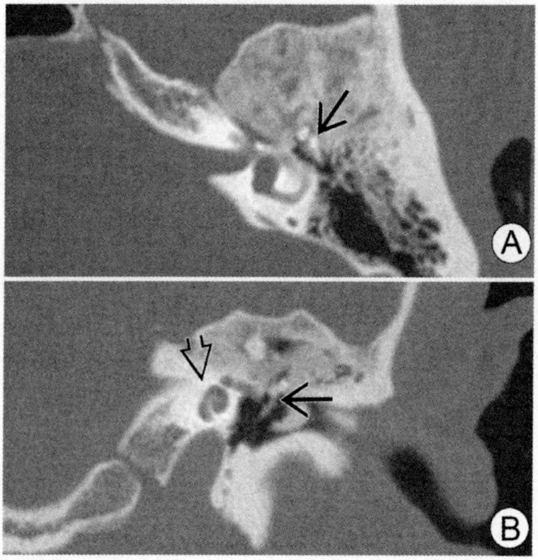

颞骨的活动性骨纤维异常增殖症。(A) CT 显示增厚的骨中有混杂密度区。鼓室上隐窝内的锤骨头和砧骨短脚固定(箭)。(B) 冠状面 CT 显示与听小骨固定的类似表现。听囊未受累及(空箭)。表现为传导性耳聋

要点

- 定义：以纤维组织和编织骨的混合物进展性地取代正常骨髓组织为特征的骨质异常
- 典型影像学表现：CT 显示三种主要表现
  - 畸形性骨炎样型(毛玻璃样)
  - 硬化型
  - 囊型
- 累及全身任何骨质，颅骨、颅底骨和面骨受累占单骨性骨纤维异常增殖症(FD)的 25%，占多骨性骨纤维异常增殖症的 50%

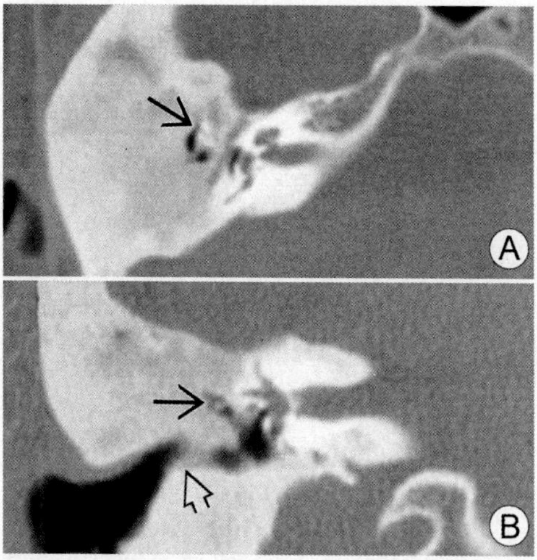

颞骨的静止性 FD。(A) 横断面 CT 显示外中耳和乳突的膨胀性毛玻璃密度病变。鼓室上隐窝受累，听小骨固定（箭）。(B) 冠状面 CT 显示鼓室上隐窝受压变小（箭）以及外耳道获得性狭窄（空箭）。内耳未受累

影像学表现

一般影像特征

- 最佳影像线索：CT 显示骨病变中的基质呈毛玻璃样改变
- 影像学表现与纤维组织和骨组织的相对含量有关
- 各种表现发生率：毛玻璃样畸形性骨炎样型（50%）、硬化型（25%）以及囊型（25%）

CT 表现

- 骨质增厚伴周围硬化性改变（外壳）
  - 畸形性骨炎样型 FD 有“毛玻璃样”表现
  - 硬化型 FD 密度接近皮质骨密度
  - 囊型 FD 除了边缘外都呈低密度
- 病变活动性可能与 CT 表现相关
  - 囊型、变形性骨炎样型和硬化型 FD 可能代表病变活动性从最强到最弱

MR 表现

- 部分膨胀性 FD 病变表现为 T1WI 和 T2WI 呈低信号的膨胀性肿块
- 活动期常有不均匀信号的病变
  - 增强后 T1WI 显示明显强化的区域
  - T2WI 显示 FD 病灶内斑片状高信号
    - 代表了骨小梁稀疏区

骨扫描表现

- 三相骨显像表现为：血流相和延迟相放射性核素增加或浓聚
- 非特异性；对于多骨性 FD 的骨质病变范围敏感

鉴别诊断：颞骨骨性病变

Paget 病

- 毛玻璃样畸形性骨炎样型 FD 与 Paget 病相似
- 常累及颞骨和颅盖骨而非颅面骨
- 骨质呈“棉花絮样”的 CT 表现以及年龄较大提示 Paget 病

颞骨骨髓炎

- 囊型 FD 与此病相似
- 颞骨感染的临床病史与 FD 明显不同

骨化性纤维瘤

- 囊型 FD 与骨化性纤维瘤相似
- 具有骨质边缘增厚和中心呈低密度的典型表现

骨内脑膜瘤

- 硬化型 FD 与骨内脑膜瘤或巨细胞瘤相似
- 骨周围有扁平状软组织肿块影；FD 无软组织影

巨细胞瘤

- 硬化型 FD 与此病相似
- 骨巨细胞瘤可能与单骨性 FD 难以鉴别

病理

概述

- 遗传学

  - 散发的基因突变
- 病因学-发病机制
  - 所有由突变细胞分化来的细胞均表现为单骨性或多骨性 FD 的特征
- 流行病学
  - 单骨性 FD 较多骨性 FD 多 6 倍
  - 单骨性 FD（占所有病例的 75%）：其中 25%的病例见于颅面骨
  - 多骨性 FD（占所有病例的 25%）：其中 50%的病例见于颅面骨

大体病理及手术所见

- 褐黄色至白色病变，根据纤维组织和骨组织成分的不同而呈不同硬度，从软橡胶状至坚硬沙粒状

镜下特点

- FD 由纤维结缔组织及病变内骨小梁组成
- 纤维组织基质由粘液纤维组织和血管组成
- 由未成熟的编织骨化生形成的骨小梁漂浮在纤维基质中是一种特殊形态

临床要点

临床表现

- 主要症状：传导性耳聋
- 年轻人易患（30 岁以下）
- 其他症状：外耳道狭窄
- 三种表现：单骨性、多骨性和 McCune-Albright 综合征
- 单骨性 FD
  - 占所有 FD 的 70%；单骨受累
  - 多见于年龄较大的儿童和青年（75%的病例在 30 岁之前发病）
  - 25%的病例累及颅面骨；上颌骨（特别是颧突）和下颌骨（磨牙区）>>额骨>筛骨和蝶骨>颞骨
  - 可无症状，影像检查时意外发现

- 其他症状没有特异性：疼痛、局部肿胀和触痛

- 多骨性 FD
  - 占所有 FD 的 25%；2 个或 2 个以上独立的骨受累
  - 50%的病例累及颅底和面骨
  - 多见于年龄较小的病人，诊断时平均年龄为 8 岁
  - 2/3 病例在 10 岁前出现症状，包括颅面部不对称
- McCune-Albright 综合征
  - 为多骨性 FD 的亚型，以多骨性 FD（常为单侧性）、内分泌障碍和皮肤色素沉着（牛奶咖啡斑）为特点的临床三联征
  - 占所有 FD 的 5%
  - 临床表现越早，累及的骨越多，则越严重

治疗

- 对于大多数病例不建议进行侵袭性的手术治疗
- 在保证安全的前提下可进行不会引起残疾的手术治疗
- 禁止进行放射治疗！可引起恶变

预后

- 颅面部的单骨性 FD 预后较好
- 大多数病例在十几岁至二十几岁时会自发地“熄灭”或停止生长
- 多骨性 FD 很少威胁生命，但是预后较差

参考文献

1. Papadakis CE et al: Fibrous dysplasia of the temporal bone: Report of a case and a review of its characteristics. Ear Nose Throat 79:52-7, 2000
2. Jee WH et al: Fibrous dysplasia: MR imaging characteristics with radiopathologic correlation. AJR 167:1523-7, 1996
3. Casselman JW et al: MRI in craniofacial fibrous dysplasia. Neuroradiology 35:234-7, 1993

颞骨 Paget 病

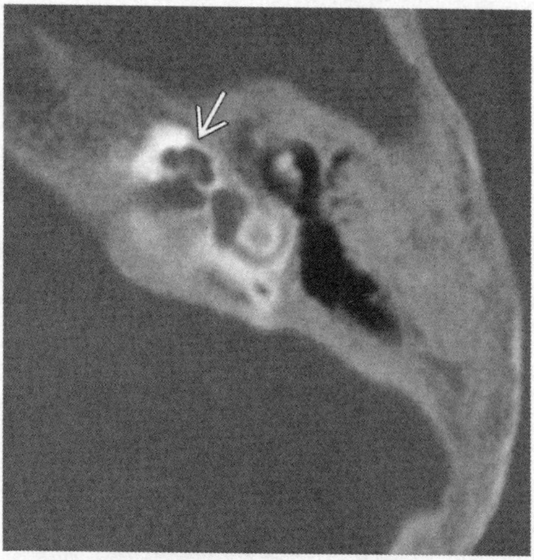

颞骨 Paget 病。左侧颞骨的横断面 CT 显示 Paget 病的典型表现——颞骨鳞部和岩部骨质弥漫均匀性增厚。可见听囊由于耳营养不良导致骨质变薄（箭）

要点

- 同义词：畸形性骨炎
- 定义：以骨质过度重塑为特点的骨发育不良
- 典型影像学表现：
  - 颅底：骨质弥漫性增厚，CT 显示“棉花絮样”表现
  - 颞骨：听囊骨质变薄
- 其他关键点
  - 男∶女=4∶1
  - 进行性骨营养不良，有单骨性和多骨性变型
  - 常为双侧性，但常不对称
  - 感音神经性耳聋（SNHL）常与听囊骨质变薄（脱钙）有关

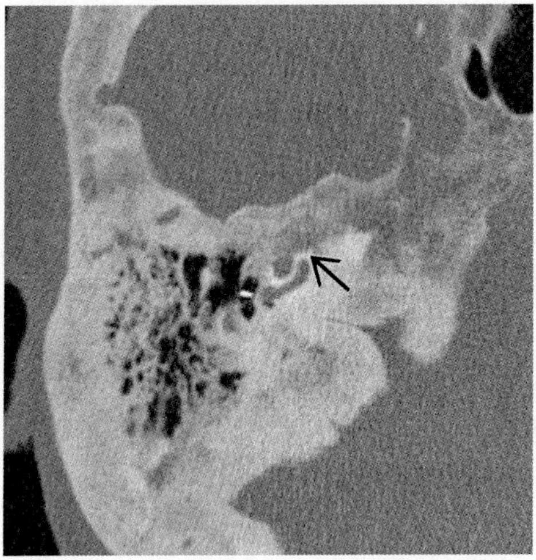

颞骨 Paget 病。右侧颞骨的横断面 CT 显示颅底骨呈弥漫性变形性骨炎样改变，听囊前部受累（箭）。此患者因初诊怀疑前庭窗型耳硬化症而行镫骨切除术并人工镫骨植入

影像学表现

一般影像特征

- 最佳影像线索
  - 颅骨和颅底骨：骨质弥漫性增厚伴“棉花絮样”表现
- 颞骨：“棉花絮样”骨质改变，伴听囊骨质变薄

CT 表现

- 外耳和中耳
  - 外耳道（EAC）迂曲和狭窄
  - 中耳腔小
  - 听小骨呈畸形性骨炎样改变
- 内耳-听囊
  - 听囊脱钙（从周边到中心）
    - 累及所有三层：骨膜、软骨化骨和骨内膜
  - 为双侧病变，但不对称（与耳蜗型耳硬化症鉴别，后者为双侧且对称）

- 颅底骨和颅盖骨
  - 颅底骨和颅盖骨弥漫均匀性增厚
  - 畸形性骨炎样改变不累及颅前窝底和颅中窝底
  - 畸形性骨炎样改变不累及鼻骨、鼻窦和下颌骨

MR 表现

- 增强后 T1WI：颅盖骨、颅底骨和/或颞骨增厚、不均匀强化
- 高分辨率 T2WI：显示骨内异常信号；无特异性

平片表现

- 颅骨平片
  - 局限性骨质疏松：早期表现
  - “棉花絮样”改变：晚期表现

推荐的影像检查

- 仅需颞骨 CT 检查就可作出诊断

鉴别诊断：听囊病变

自身免疫性内耳病变

- 可无异常 CT 表现
- 较严重时，听囊出现溶骨性病灶

耳梅毒

- 发病年龄相似，但脱钙更具浸润性
- 弥漫性脱钙如“虫咬状”

耳蜗型耳硬化症

- 典型的脱钙表现为斑片状，而不是浸润性
- 窗型耳硬化症常伴耳蜗型耳硬化症
- 听囊表现为双侧对称性受累
- 邻近颅底骨和颅盖骨正常

病理

概述

- 一般病理特征
  - 含骨髓的结构首先受累
    - 岩尖首先出现改变，继之听囊和中耳受累

  - 听囊脱钙出现较晚
  - ～1%病例恶性变
- 遗传学
  - 大多数为散发病例
  - 15%为常染色体显性遗传
    - 第 6 和 18q 染色体缺陷
- 发病机制
  - 病理生理学机制不确切
    - 破骨细胞的胞核包涵体提示为病毒原因
  - 破骨和成骨活动交替进行
    - 骨质结构严重改变；形成结构缺陷的脱钙骨质

镜下特点

- 可观察到三期
  - Ⅰ期：哈弗（haversian）系统破骨细胞的破坏
  - Ⅱ期：反复发生的破骨-成骨活动，为混合性改变
    - 新生骨不致密而且结构不正常
  - Ⅲ期：硬化期

临床要点

临床表现

- 常见体征/症状：混合性耳聋
  - 混合性耳聋通常比老年性耳聋进展迅速
  - SNHL 的病因学因素很多
    - 动静脉短路、毛细胞减少、听囊微小骨折以及内耳道狭窄
    - SNHL 程度与听囊脱钙有关
  - 传导性耳聋的病因学因素也很多
    - EAC 狭窄、鼓膜纤维化和钙化以及听小骨固定
- 其他症状：耳鸣（骨内动静脉短路）、眩晕（20%）、半面痉挛和三叉神经痛
- 人口统计学：40 岁前发病者不常见
- 实验室检查异常：血清碱性磷酸酶升高

治疗

- 降钙素阻止破骨细胞的活动，可稳定听力
- 羟乙磷酸钠阻止钙盐沉积
- 光辉霉素阻止 RNA 合成
- 人工镫骨植入术一般效果不理想
- 手术解除 IAC 狭窄是危险的

自然病程和预后

- 双侧进行性混合性听力下降直至全聋

参考文献

1. Tehranzadeh J et al: Computed tomography of Paget disease of the skull versus fibrous dysplasia. Skeletal Radiol 27:664-72, 1998
2. Monsell EM et al: Hearing loss in Paget's disease of bone: Evidence of auditory nerve integrity. Am J Otol 16:27-33, 1995
3. Roberts MC et al: Paget disease: MR imaging findings. Radiology 173:341-5, 1989

石骨症

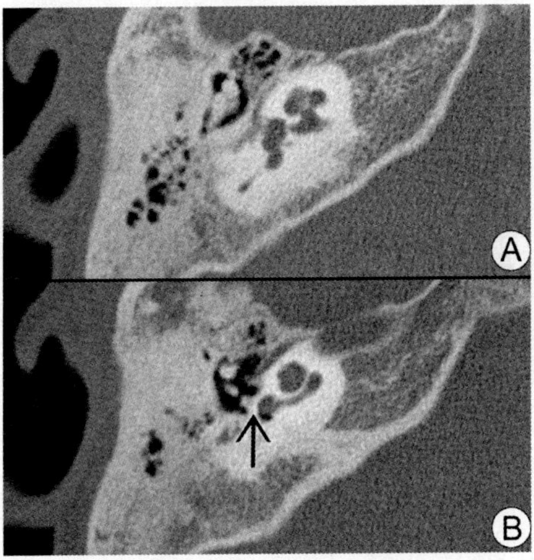

石骨症。(A) 鼓室上隐窝层面的横断面 CT 显示乳突硬化、鼓室上隐窝狭小以及听小骨和听囊轻度增大。(B) 位于 (A) 下方层面的横断面 CT 显示了同样的表现。另外镫骨头与卵圆窗下缘融合（箭）

要点

- 同义词：石骨症（Marble bone disease）
- 定义：罕见的遗传性代谢性骨病，伴有不成熟骨的过度增生
- 典型影像学表现：致密的硬化骨（“粉笔骨”）
- 两种类型
  - 儿童型：严重的常染色体隐性遗传疾病
  - 成人型：较轻的常染色体显性遗传疾病

影像学表现

一般影像特征

- 最佳影像线索：致密硬化的颞骨和颅底骨
- 颅底骨和颞骨内致密的骨岛，但没有明显的骨膨大

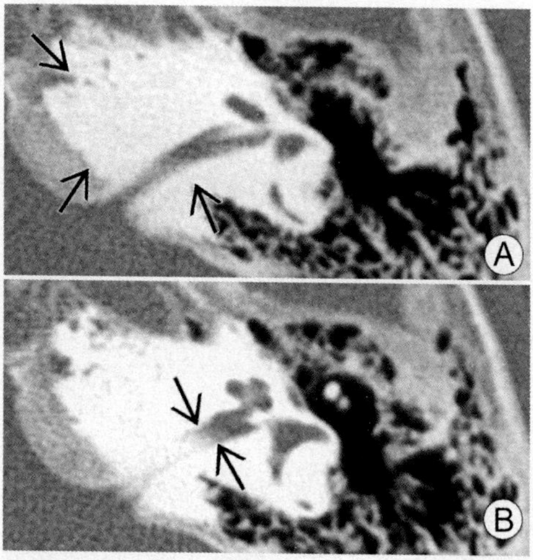

石骨症。（A）通过内耳道上方的横断面 CT 显示颞骨受累最严重的区域是听囊及其周围骨质（箭）。（B）位于（A）紧下方层面的横断面 CT 显示周围骨的石骨症导致 IAC 狭窄（箭）

CT 表现

- 平扫 CT：CT 骨窗显示气化不良的致密乳突
- 中耳腔狭小
  - 硬化的听小骨可轻度增大
  - 常见中耳渗出
- 硬化的听囊超出了正常骨迷路的边缘
- 内耳道变短，内耳门呈喇叭样
- 面神经管硬化和狭窄
- 弓下窝增大，呈胎儿或婴儿的表现

MR 表现

- T1WI 和 T2WI：乳突复合体增厚、气化不良
- 骨皮质增厚，骨髓减少

推荐的影像检查

- 颞骨 CT 是最佳影像检查方法
  - 不需要行增强扫描

- MR 对明确儿童型石骨症伴随的病变有用

鉴别诊断：听囊病变

Paget 病

- 影像学：常见颅底骨弥漫受累
  - 骨迷路弥漫受累，并不局限于软骨内层
  - 常见骨弥漫增粗
  - 听囊常受累
  - 常表现为弥漫的“棉花絮样”表现

骨纤维异常增殖症

- 影像学：累及颞骨所有部分
  - 听囊相对不受累较常见
  - 可有溶骨性的、“磨玻璃样”和硬化性改变
- 临床：多见于年轻人（小于 30 岁）

耳蜗型耳硬化症

- 影像学：专门累及听囊
  - 听囊的局灶性溶骨性病变＝耳硬化症
  - 伴有窗型耳硬化症

病理

概述

- 一般病理特征
  - 不成熟骨的过度增生
  - 破骨细胞功能障碍
    - 造成骨的再吸收减少
- 遗传学：可能是常染色体隐性或显性遗传；有多种表现
  - 常染色体隐性遗传＝“恶性”型
    - 较显性遗传型少见
    - 儿童很少有活过儿童期的
    - 伴随表现：脑积水、脑神经麻痹、肝脾肿大
    - 常有传导性耳聋（CHL）
    - 感音神经性耳聋（SNHL）少见，但也可发生

        - 骨髓被取代，造成贫血
        - 伴有肾小管酸中毒的亚型常伴有肌张力减低、精神发育迟缓和大脑半球钙化
    - 常染色体显性遗传＝“良性”型
        - 有两种类型
        - Ⅰ型：颅穹隆明显骨质硬化
        - Ⅱ型：椎体终板增厚以及骨盆的骨内骨
        - 两型均可无症状
        - 可出现骨痛、骨折愈合延迟
        - 由于鼓室上隐窝狭小、慢性中耳炎和听小骨受累，表现为传导性耳聋
        - 来行影像学检查的石骨症类型
- 流行病学
    - 罕见的耳营养不良性病变

大体病理及手术所见

- 致密的硬化骨
- 骨皮质增厚，骨髓腔变窄
- “骨内骨”表现
    - 由未吸收的钙化软骨残余所致

镜下特点

- 永存的原始松骨质

临床要点

临床表现

- 儿童恶性型
    - 骨髓腔被取代，导致贫血和中性粒细胞减少
    - 骨质变脆，轻微外伤即可造成骨折
- 成人良性型
    - 可无症状
    - 传导性耳聋较感音神经性耳聋多见
    - 面神经麻痹少见

治疗

- 如果中耳积液，行鼓膜切开术放置引流管

预后

- 严重的常染色体隐性遗传型于儿童期死亡
- 较轻的良性常染色体显性遗传型表现为双侧进行性听力丧失

参考文献

1. Cure JK et al: Cranial MR imaging of osteopetrosis. AJNR 21:1110-5, 2000
2. Elster AD et al: Cranial imaging in autosomal recessive osteopetrosis. Part II. Skull base and brain. Radiology 183:137-44, 1992
3. Andersen PE et al: Heterogeneity of autosomal dominant osteopetrosis. Radiology 164:223-5, 1987

颅底多发性骨髓瘤

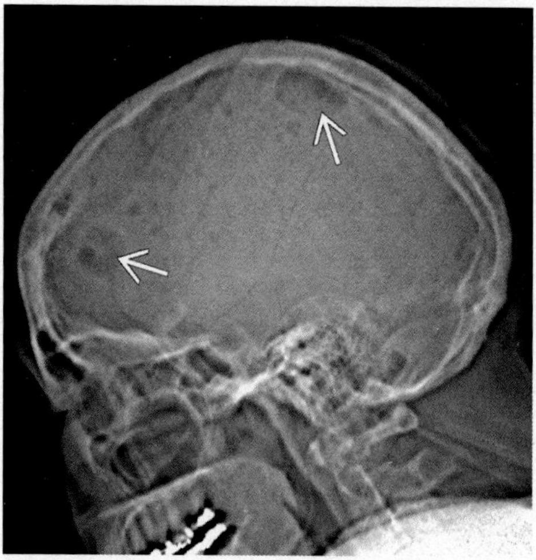

颅盖骨和颅底骨的多发性骨髓瘤。头颅侧位定位片显示颅盖骨多个“穿凿样”病变（箭）。这种表现是多发性骨髓瘤累及颅盖骨骨髓腔的特征性表现

要点

- 同义词
  - 多发性骨髓瘤（MM）：浆细胞恶病质
  - 浆细胞瘤：颅底浆细胞瘤、骨孤立性浆细胞瘤
- 定义：单克隆浆细胞的肿瘤性增生
- 血清和尿 IgG 和 IgA 水平可升高
- 典型影像学表现
  - 多发性骨髓瘤：弥漫的骨髓病变和“穿凿样”颅骨病灶
  - 浆细胞瘤：颅底孤立的边界欠清晰的溶骨性肿块
    - 浆细胞瘤骨外蔓延常累及硬脑膜
    - 浆细胞瘤也可主要累及硬脑膜
- 其他要点
  - 颅底 MM 可伴有或不伴有同时发生的或不是同时发生的浆细胞瘤

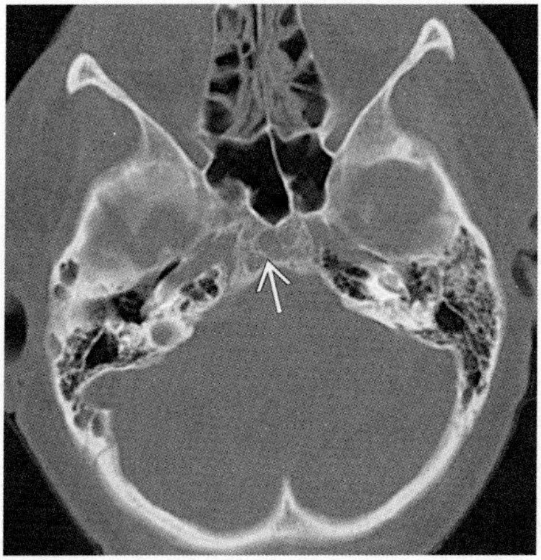

颅底的多发性骨髓瘤。颅底横断面 CT 骨窗显示斜坡骨髓腔内的多个溶骨性病灶（箭）。这些病灶是颅盖骨“穿凿样”病灶较小时的变型

- 当首先发生颅底浆细胞瘤时，只有 50％最终发生 MM

影像学表现

一般影像特征

- 最佳影像线索
  - 多发性骨髓瘤：弥漫的颅底和颅盖骨髓病变，伴有颅盖骨的“穿凿样”病灶
  - 浆细胞瘤：颅底溶骨性软组织肿块
- MM 造成弥漫性骨质稀少和骨质溶解
- 单发病灶为浆细胞瘤

CT 表现

- 平扫 CT
  - 多发性骨髓瘤
    - 颅底骨和颅盖骨的弥漫性斑片状骨质丧失
    - 常可见颅盖骨的“穿凿样”病灶
  - 浆细胞瘤

  - 颅底的溶骨性破坏的、边界不清的肿块
  - 常累及硬膜外间隙
- 增强 CT
  - 多发性骨髓瘤：颅底骨的骨髓不均匀强化
  - 浆细胞瘤：软组织成分不均匀强化

MR 表现

- 多发性骨髓瘤
  - 平扫 T1WI：骨髓内信号不均匀
  - 增强后 T1WI：颅底骨髓不均匀强化
- 浆细胞瘤
  - 平扫 T1WI：均匀的低信号肿块
  - 增强后 T1WI：弥漫性强化，除非采用脂肪抑制技术，否则增强扫描显示病变可能更困难
  - T2WI：呈中等信号，可能由于细胞含量高

推荐的影像检查

- 颅底骨算法重建的 CT
- 颅底平扫 T1WI 和增强后 T1WI
- 当浆细胞瘤伴有多发性骨髓瘤时，联合应用上述方法显示颅底和颅盖骨髓的异常以及软组织的范围最佳

鉴别诊断：颅底和颅盖骨的溶骨性病变

Paget 病

- 累及颞骨和颅盖骨，而非颅面骨
- “棉花絮样”CT 表现以及年龄较大提示 Paget 病

转移性病变

- 影像学：病变较弥漫时，与 MM 相似
  - 骨外蔓延常见
- 比 MM 或浆细胞瘤更多见
- 临床表现：已知的原发恶性肿瘤史

非霍奇金淋巴瘤

- 影像学：通常比 MM 更局限
  - 脑膜强化比 MM 更常见

病理

概述

- 病因及发病机制
  - 单克隆浆细胞的肿瘤性增生
  - 当血清或尿液单克隆免疫球蛋白出现时可作出诊断
- 流行病学
  - 最常见于41～70岁，男∶女＝2∶1

大体病理及手术所见

- 骨质稀少、变软

镜下特点

- 较多浆细胞浸润，特点为偏心性胞核的单一圆形细胞

分期

- 单发的浆细胞瘤是最良性的病变，取决于发生部位
- 可以进展为严重的、播散的多发性骨髓瘤

临床要点

临床表现

- 常见体征/症状：骨痛
  - 耳痛、耳聋是最常见的颞骨表现
  - 伴有第7、第9～11和第12对脑神经麻痹提示弥漫性病变
- 人口统计学
  - 41～70岁

治疗

- 对全身性病变联合采用X线放疗和化疗
- 对局灶性病变（浆细胞瘤）行放射治疗

预后

- MM可不伴浆细胞瘤
- 50％的浆细胞瘤病例最终可进展为多发性骨髓瘤
- 5年生存率低

参考文献

1. Yetiser S et al: Plasmacytoma of the temporal bone: Management with a combination of surgery and radiotherapy. Acta Otolaryngol 121:915-8, 2001
2. Engelsma RJ et al: Plasmacytoma of the mastoid bone: Solitary and systemic. J Laryngol Otol 114:378-80, 2000
3. Li W et al: The temporal bone in multiple myeloma. Laryngoscope 104:675-80, 1994

Langerhans 细胞组织细胞增生症

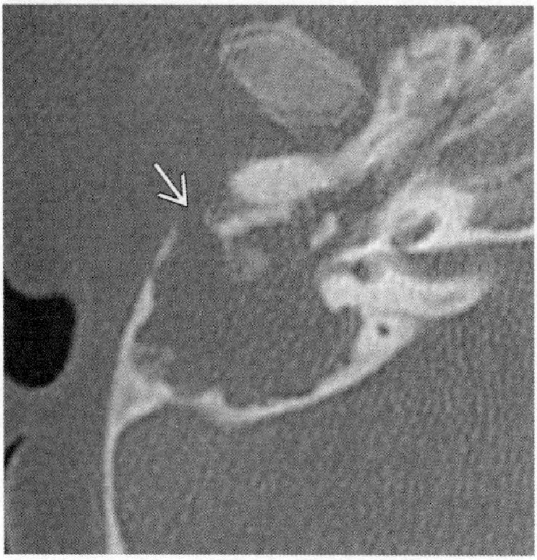

颞骨 Langerhans 细胞组织细胞增生症。右侧颞骨横断面 CT 显示以乳突为中心的破坏性病变。可见病变大多数边缘凹陷。前外侧边缘可见局灶性骨质缺损（箭）

要点

- 缩写：Langerhans 细胞组织细胞增生症＝LCH
- 同义词：组织细胞增生症 X，嗜酸性肉芽肿，Hand-Schüller-Christian 综合征（韩-薛-柯氏综合征）
- 定义：Langerhans 型组织细胞增生，伴骨和/或软组织受累
- 典型影像学表现：儿童颅底或颞骨的溶骨性“穿凿样”病变
- 其他要点
  - 嗜酸性肉芽肿是主要累及骨的最良性的类型
  - 韩-薛-柯氏综合征是较严重的类型伴全身和骨病变
  - Letterer-Siwe 病（勒-雪氏病）是最严重的类型，爆发性的播散到多个器官
  - 耳漏、耳后肿胀、耳痛和传导性耳聋是常见症状

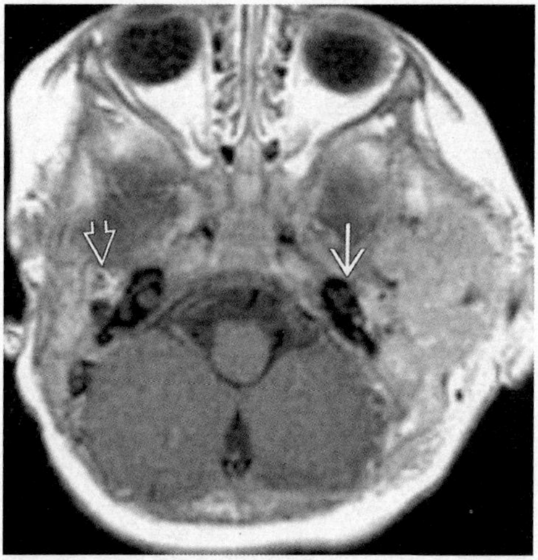

Langerhans 细胞组织细胞增生症。横断面增强后 T1WI 显示双侧强化的肿块，左侧>>右侧。左侧颞骨组织细胞增生症病灶破坏外耳道、中耳和内耳外侧的骨质（箭）。右侧病变破坏性较小，仍可见听小骨存在（空箭）

影像学表现

一般影像特征

- 最佳影像线索：颞骨边界清楚的溶骨性病变，伴有不均匀强化的软组织肿块
- 30％的病例双耳发病
- 影像学表现可能与中耳炎或胆脂瘤相似，但有溶骨性病灶提示 LCH

CT 表现

- CT 骨窗显示乳突和中耳密度增高
- 常见听小骨和听囊破坏
- 乳突和岩尖的骨质破坏边界清楚，伴有“斜”边
- 增强 CT 显示不均匀强化的肿块

MR 表现

- 增强后 T1WI 显示乳突和中耳内不均匀强化的肿块

- T2WI 可显示软组织内的血液产物信号

推荐的影像检查

- 平扫 CT 是最佳影像检查方法
- MR 可显示软组织肿块的边界

鉴别诊断：儿童颞骨的破坏性病变

急性中耳乳突炎

- 患者一般急性发病，对抗生素有效
- 融合性乳突炎可有骨质侵蚀
- 骨小梁缺失和骨皮质缺损通常不如 LCH 广泛
- 除非出现脓肿，一般不出现软组织肿块

横纹肌肉瘤

- 侵袭性软组织肿块，伴骨质破坏
- 可能需要活检与 LCH 鉴别

病理

概述

- 流行病学
  - 罕见
  - 常出现于 10 岁以前
  - 最常见于男孩
  - 70%的病例累及头颈部

大体病理及手术所见

- 软组织活检可能只显示非特异性炎症
- 需行骨活检确诊

组织病理学

- 活检标本可见 Langerhans 细胞
  - Langerhans 细胞
    - 引起破骨细胞激活因子释放和嗜酸性细胞浸润的组织细胞
    - 包含 Birbeck 颗粒（杆状胞浆颗粒）

分级标准

- 嗜酸性肉芽肿
  - 最轻的类型，仅有骨质病变，预后良好
- 韩-薛-柯氏病
  - 较重的全身型
  - 典型的尿崩症、眼球突出和骨关节受累三联征
- 勒-雪氏病
  - 严重的全身性爆发型
  - 死亡率高

临床要点

临床表现

- 常见症状：传导性耳聋
- 其他症状和体征
  - 外耳炎或中耳炎
  - 耳漏
  - 耳息肉
- 通常出现于 10 岁以前

治疗

- 对局灶性乳突/中耳病灶行手术刮除或乳突切除术
- 对较大的破坏性病灶行放射治疗

预后

- 颞骨单灶性病变可达 90%的治愈率
- 可出现局部复发

参考文献

1. Angeli SI et al: Magnetic resonance imaging in the evaluation of Langerhans cell histiocytosis. Otolaryngol Head Neck Surg 114:120-4, 1996
2. Cunningham MJ et al: Otologic manifestations of Langerhans cell histiocytosis. Arch Otolaryngol Head Neck Surg 115:807-13, 1989
3. McCaffrey TV et al: Histiocytosis X of the temporal bone: Review of 22 cases. Laryngoscope 89:1735-42, 1979

颞骨放射后改变

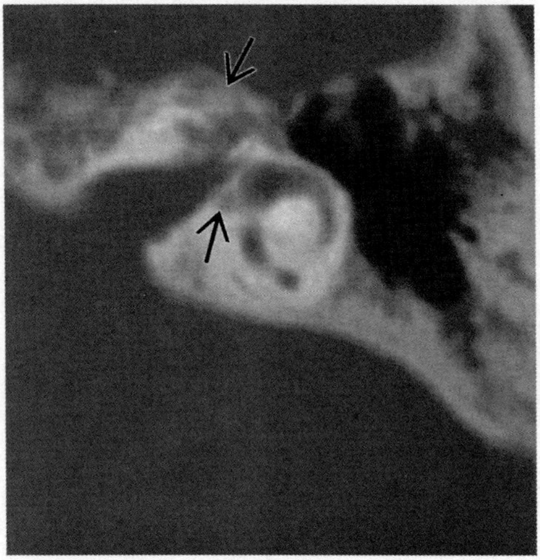

颞骨放射后改变。颞骨的弥漫性骨放射性坏死。左耳横断面 CT 显示听囊（箭）呈弥漫性浸润性脱钙。听囊局灶性低密度区与耳蜗型耳硬化症的耳海绵样变斑块相似

要点

- 同义词：骨放射性坏死（ORN），放射引起的损伤
- 定义：在代偿性修复性纤维化后发生的颞骨的任何部分的缺血性坏死
- 典型影像学表现
    - 放射引起的中耳乳突炎
        - 弥漫性放射损伤的最轻微、最常见的类型
        - 外耳道（EAC）、中耳（ME）和乳突弥漫性粘膜增厚
    - 局灶性放射引起的损伤
        - EAC 死骨
        - 鼓骨放射性坏死
    - 弥漫性放疗引起的损伤
        - 骨迷路严重的虫蚀状改变

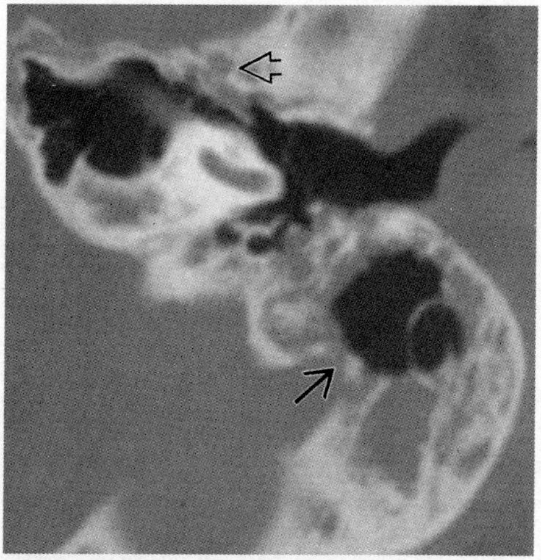

颞骨的弥漫性骨放射性坏死。左侧颞骨横断面 CT 显示乳突骨质碎片及乳突间隔中断，与融合性型乳突炎相似。乙状窦板受累，表现为多处缺损区（箭）。可见鼓骨亦表现为放射后改变（空箭）

- 其他要点
  - 常见的放射损伤；可无骨放射性坏死（ORN）
    - 毛细胞和耳蜗神经元损伤可导致感音神经性耳聋（SNHL）
    - 与剂量相关，＞70Gy
  - 由于颞骨位于照射野内，放射引起的颞骨损伤继发于鼻咽癌和腮腺肿瘤放疗后
  - 早期、轻度的放射引起的损伤
    - 传导性耳聋继发于 EAC、ME 和乳突的炎性改变
  - 晚期、严重的放射引起的损伤
    - 感音神经性耳聋继发于螺旋韧带萎缩/Corti 器变性以及听囊放射性坏死
  - 由于硬脑膜和骨质破坏形成的颅内并发症
    - 脑膜炎、脑脓肿、静脉窦血栓形成和脑脊液（CSF）耳漏
  - 放射引起的继发肿瘤

    ▪ 放射野内的第二种肿瘤；潜伏期通常＞3 年

影像学表现

一般影像特征

- 骨放射性坏死的最佳影像线索：骨迷路、鼓骨和外耳道骨质的“虫蚀状”改变

CT 表现

- 轻度、弥漫的放射引起的损伤
  - 放射引起的中耳乳突炎
    - 外耳道、中耳和乳突的粘膜弥漫性增厚
    - 是放射治疗区域的最常见表现
- 局灶性放射引起的损伤
  - EAC 死骨；鼓骨坏死
- 严重的弥漫性放射引起的损伤
  - 骨放射性坏死
    - 颞骨包括骨性外耳道、中耳乳突、听囊和内耳道周围骨质的虫蚀状局灶性低密度区
    - 死骨（无血管的骨岛），特别是外耳道
    - 鼓骨最敏感
    - 乳突分隔的骨小梁中断
    - 硬脑膜-骨皮质缺损

MR 表现

- 增强后 T1WI 显示肉芽组织为非特异性强化
- 邻近脑组织的局灶性缺血坏死灶
- 硬脑膜窦血栓形成

推荐的影像检查

- 薄层横断面和冠状面 CT 为最佳检查方法
- MR 对较严重病例有用

鉴别诊断

耳梅毒

- 听囊病灶可相同，但临床病史可提供鉴别依据

融合型乳突炎

- 乳突间隔缺失可相同，但临床病史可提供鉴别依据

耳蜗型耳硬化症

- 局限于听囊的病变

病理

概述

- 一般病理特征
  - 由于部位表浅、缺少软组织保护、血供较少以及暴露于呼吸系统致病因子之下，颞骨的危险性较高
- 病因及发病机制
  - 血管暴露于高剂量的放射治疗野，易导致缺血性坏死
  - 随后发生血管壁的平滑肌和胶原变性
  - 闭塞性动脉内膜炎导致缺血

大体病理及手术所见

- 骨坏死伴有死骨形成
- 周围纤维组织包括 TMJ（颞下颌关节）纤维化

镜下特点

- 闭塞性动脉内膜炎和动脉周围炎
  - 骨细胞死亡和骨溶解
  - 新骨形成减少和正常骨髓丧失

临床要点

临床表现

- 常见体征/症状：放疗后中耳乳突炎
- 局部体征/症状
  - 耳痛和耳漏
  - 外耳道炎症伴死骨形成
- 弥漫性体征/症状
  - 深部钻痛、大量耳漏
  - 伴前庭蜗神经损伤、面神经麻痹

自然病程

- 局灶性放疗后损伤平均潜伏期为 12 年
- 弥漫性放疗后损伤平均潜伏期为 8 年
- 放射引起的肿瘤也是后来的并发症

治疗和预后

- 症状较轻时，采用耳道冲洗和耳内滴液
- 局灶性损伤：高压氧和抗生素有帮助
- 弥漫性严重损伤：手术清创；手术皮瓣恢复血供
- 取决于放疗后损伤范围
- 放疗后恶性肿瘤的预后特别差

参考文献

1. Pathak I et al: Temporal bone necrosis: Diagnosis, classification, and management. Otolaryngol H N Surg 123:252-7, 2000
2. Leonetti JP et al: Intracranial complications of temporal bone osteoradionecrosis. Am J Otol 18:223-9, 1997
3. Lustig LR et al: Radiation-induced tumors of the temporal bone. Am J Otol 18:230-5, 1997

索　引

Bell 氏麻痹　269
CPA-IAC 转移瘤　339
CPA 表面铁质沉着症　348
CPA 动脉瘤　344
CPA 脑膜瘤　329
EAC 胆脂瘤　13
EAC 骨瘤　31
EAC 鳞状细胞癌　35
EAC 外生骨疣　27
Langerhans 细胞组织细胞增生症　489
NF2 的内耳道-桥小脑角表现　310
Ramsay Hunt 综合征　315

半规管发育不良　169
半面痉挛（HFS）　353

窗型耳硬化症　135

大内淋巴囊　165

恶性肿瘤沿下颌神经周围扩散　391
耳梅毒　184
耳蜗未发育　151
耳蜗型耳硬化症　199

弓下管　225
共腔畸形　156

骨化性迷路炎　179
骨疡性中耳乳突炎　61
鼓膜紧张部获得性胆脂瘤　81
鼓膜松弛部获得性胆脂瘤　76
鼓室壁胆脂瘤　86
鼓室球瘤　122
鼓室硬化症　71

坏死性外耳道炎　8

颈静脉鼓室球瘤　431
颈静脉孔脑膜瘤　441
颈静脉孔神经鞘瘤　436
颈静脉球骨质缺损　421
颈静脉球假病变　416
颈静脉球憩室　426
颈内动脉外位　99
颈内动脉岩骨段动脉瘤　253
颈内动脉异位　94
巨大垂体腺瘤　381

颅底多发性骨髓瘤　484
颅底软骨肉瘤　412
卵圆窗闭锁　48

迷路内出血　208
迷路未发育　147
面神经鞘瘤　278
面神经脱出　52
面神经血管瘤　274
膜迷路炎　174

囊性耳蜗前庭畸形 161
内耳道内神经缺如 291
内耳神经鞘瘤 189
内淋巴囊肿瘤（ELST） 194
颞骨 Paget 病 474
颞骨放射后改变 493
颞骨骨纤维异常增殖症 469
颞骨骨折 365
颞骨横纹肌肉瘤 127
颞骨外伤后听小骨脱位 370

桥小脑角表皮样囊肿 301
桥小脑角脉络丛乳头状瘤 334
桥小脑角-内耳道神经结节病 319
桥小脑角脂肪瘤 296
桥小脑角蛛网膜囊肿 306

人工耳蜗植入 213

腮腺恶性肿瘤沿面神经周围扩散 283
三叉神经鞘瘤 386
三叉神经痛 357
上半规管骨质缺损 204
舌下神经管内神经鞘瘤 446
石骨症 479
术后脑膨出 131

听神经鞘瘤 324
听小骨固定-融合 56
听小骨假体（人工听小骨） 140

外耳道闭锁 3

外耳道内侧部纤维化　22
外伤后脑脊液耳漏　375

先天性中耳胆脂瘤　43
斜坡脊索瘤　404
斜坡浆细胞瘤　408
斜坡脑膜瘤　399

岩尖胆固醇肉芽肿　248
岩尖胆脂瘤　234
岩尖假病变　221
岩尖脑膨出　229
岩尖炎　243
岩尖潴留液　238
岩尖转移瘤　258
炎症后听小骨侵蚀　66
硬脑膜动静脉瘘　461
硬脑膜窦血栓形成　456
永存镫骨动脉　103

正常面神经强化　265
中耳胆固醇肉芽肿　90
中耳脑膜瘤　112
中耳神经鞘瘤　117
中耳腺瘤　107
蛛网膜颗粒　451
阻塞性角化病　17